Wilhelmer, Wassermann

Simulationsszenarien für die Ausbildung in der Gesundheits- und Krankenpflege

Isabella Wilhelmer
Kathrin Wassermann

Simulationsszenarien für die Ausbildung in der Gesundheits- und Krankenpflege

facultas

Die Autorinnen

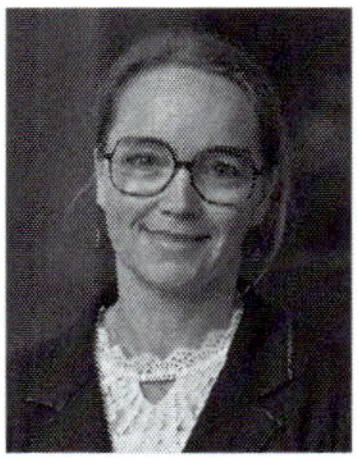

Isabella Wilhelmer, BA, MEd
DGKP, Hochschullehrende an der Fachhochschule Kärnten Studiengang Gesundheits- und Krankenpflege, Pflegepädagogin, Diplom in allgemeiner Gesundheits- und Krankenpflege, Practitioner in Medical Simulation.

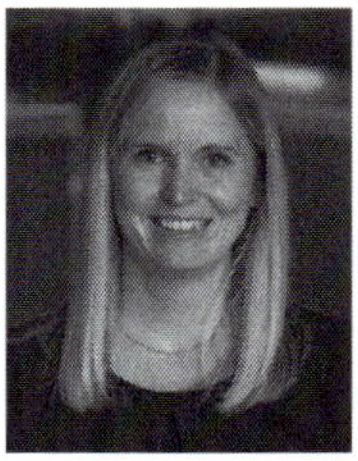

Kathrin Susanne Wassermann, BA, MEd
DGKP, Hochschullehrende an der Fachhochschule Kärnten Studiengang Gesundheits- und Krankenpflege, Pflegepädagogin, Diplom in allgemeiner Gesundheits- und Krankenpflege, Practitioner in Medical Simulation.

*Eine geschlechtergerechte Schreibweise wird in diesem Buch vorwiegend durch die Verwendung der Schreibung mit Stern * realisiert. Ist eine korrekte, alle Endungen berücksichtigende Schreibung auf diese Weise nicht möglich oder erfordert sie Ergänzungen, die den Lesefluss hemmen, so wird – stellvertretend für alle Geschlechter – die weibliche Form gewählt.*

Bibliografische Information der Deutschen Nationalbibliothek
Die Deutsche Nationalbibliothek verzeichnet diese Publikation in der Deutschen Nationalbibliografie; detaillierte bibliografische Daten sind im Internet über http://dnb.dnb.de abrufbar.

1. Auflage 2026

facultas Verlag, 1050 Wien, Österreich
www.facultas.at, office@facultas.at
Umschlagbild: Erstellt mit Gamma
Lektorat: Laura Hödl, Wien
Satz: Florian Spielauer, Wien
Druck und Bindung: Facultas Verlags- und Buchhandels AG
Printed in Austria
ISBN 978-3-7089-2636-0 (Print)
E-ISBN 978-3-99180-028-6 (E-PDF)

Inhalt

1 Einleitung

Die World Health Organisation (WHO) fordert seit dem Jahr 2013 die Durchführung von simulationsbasierter Lehre (SBL) in allen Ausbildungsprogrammen für Angehörige von Gesundheitsberufen (WHO, 2010). Die Vorteile der simulationsbasierten Lehre sind breit gefächert und reichen von der Förderung der klinischen Fähigkeiten über die Erhöhung der Patientensicherheit und des Leistungsniveaus bis hin zur Stärkung kommunikativer Fähigkeiten und des beruflichen Rollenverständnisses (Kirsten & Kagermann, 2018; Roberts & Greene, 2011; Zarifsanaiey et al., 2016). Angesichts der Vielzahl an Definitionsansätzen stützen sich die Autorinnen des vorliegenden Werks auf die Definition der International Nursing Association for Clinical Simulation and Learning (INACL), um ein einheitliches Verständnis für Simulation zu schaffen. Demnach wird Simulation „als Lehr und Lernmethode beschrieben, welche spezielle Situationen aus dem realen Leben kreiert oder repliziert, um Herausforderungen aus dem alltäglichen Leben möglichst realitätsnahe zu imitieren. Dabei können unterschiedliche Maßnahmen zur Förderung, Verbesserung oder Überprüfung der Leistung der Teilnehmenden zum Einsatz kommen" (INACL Standards Committee, 2016).

Ziel ist es, im Rahmen der Ausbildung Möglichkeiten zu schaffen, den Theorie-Praxis-Transfer durch SBL zu fördern und damit Handlungssicherheit zu entwickeln. Dieser Zugang unterstützt angehende Fachpersonen in Gesundheitsberufen dabei, sich auf die zunehmend komplexen Anforderungen des Gesundheitswesens vorzubereiten. Weiters fördert das Simulationstraining die kritische Denkfähigkeit, indem die Auszubildenden gefordert sind, ihre Handlungen zu hinterfragen, kreative Lösungen zu finden und herausfordernde Pflegesituationen zu meistern (Zarifsanaiey et al., 2016).

Mit der Gründung des Vereins SimNAT Pflege im Jahr 2014 in Münster wurde ein Grundstein zur Förderung und Weiterentwicklung von simulationsbasierter Lehre gelegt (Schwermann & Loewenhardt, 2021). Die von SimNAT Pflege entwickelte Leitlinie „Simulation als Lehr und Lernmethode" dient Lehrenden wie Lernenden als Basis für die Erstellung, Einführung in und Überprüfung von simulationsbasierter Lehre (Bensmann & Schwermann, 2024).

Trotz der zunehmenden Anerkennung zeigt sich international eine heterogene curriculare Integration simulationsbasierter Lehre. Eine standardisierte Herangehensweise erscheint sinnvoll, um konsistente und qualitativ hochwertige Lernerfahrungen zu gewährleisten (INACL Standard Committee, 2016; Radl et al., 2022). Hierzu tragen evidenzbasierte Simulationsdesigns, die eine strukturierte, jedoch flexible und zyklisch reflektierte Szenarienentwicklung ermöglichen, bei (INACL Standard Committee, 2016).

Das vorliegende Buch versteht sich als praxisorientiertes Grundlagenwerk für Lehrende der Gesundheits- und Krankenpflege. Es bietet erprobte Szenarien, die dabei helfen sollen, SBL ressourcenschonend um- und gezielt einzusetzen. Besonderes Augenmerk liegt auf den pflegepraktischen Alltagssituationen, wobei eine bewusste Abgrenzung vom Notfall- und Anästhesiemanagement erfolgt. Pflegefachliches Handeln basiert auf der Integration von theoretischem Wissen, praktischen Fertigkeiten und reflexiver Interaktion. Die SBL bietet einen effektiven Rahmen, um diese Kompetenzen ganzheitlich zu stärken (Steinacker et al., 2022). Das Buch führt zuerst in die Grundlagen ein und widmet sich anschließend detailliert der Szenarienerstellung. Den Leser*innen wird dabei die Möglichkeit geboten, entweder eigene Szenarien anhand standardisierter Vorlagen zu entwickeln oder auf die bereitgestellten Szenarien zurückzugreifen.

Ein zentrales Element, dem besondere Aufmerksamkeit geschenkt wird, ist das Debriefing. Es gilt als essenzieller Bestandteil simulationsgestützter Lernprozesse und wird entsprechend differenziert beleuchtet (Al Sabei & Lasater, 2016; Jaye et al., 2015; Lavoie et al., 2015; Mulvogue et al., 2019; Reierson et al., 2017; Secheresse et al., 2021).

Insgesamt umfasst das Buch 21 pflegerelevante Szenarien, die auf den standardisierten Templates der National League for Nursing (NLN) basieren. Diese bieten Kolleg*innen in der Lehre die Möglichkeit, auf standardisierte und bereits getestete Szenarien zurückzugreifen, helfen durch detaillierte Informationen in der Vorbereitung und unterstützen damit ressourcenschonendes Arbeiten. Gleichwohl ist deren Anwendung flexibel genug, um an spezifische Situationen, curriculare Anforderungen und institutionelle Rahmenbedingungen angepasst zu werden – im Sinne der SimNAT-Leitlinie (Bensmann & Schwermann, 2022).

1.1 Simulationsbasierte Lehre

Simulationsmethoden sind seit Jahrzehnten fester Bestandteil der pflegepädagogischen Ausbildung (Kardong-Edgren et al., 2008). Nehring und Lashley (2009) beschreiben eine Vielzahl an Simulationsformen: von anatomischen Modellen, Aufgabentrainern, Rollenspielen und digitalen Lernformaten bis hin zu hochrealistischen Simulationspuppen (Nehring & Lashley, 2009). Simulationstechnologien gelten heute als effektives Mittel zur Förderung von Theorie-Praxis-Transfer sowie zur Entwicklung kognitiver, psychomotorischer und affektiver Lernziele (Alinier et al., 2006; Cordeau, 2010). Eine Vielzahl an Studien belegt den positiven Einfluss von SBL auf Lernergebnisse. Sie fördert kritisches Denken, Problemlösekompetenz sowie das Selbstvertrauen der Auszubildenden in ihre fachlichen Fähigkeiten (Cant & Cooper, 2010; Chabrera et al., 2021; Cooper et al., 2012; Luo et al., 2021; Nwankwo & Hayes, 2016; Orledge et al., 2012; Qayumi et al., 2014; Shin et al., 2014; Torkshavand et al., 2020).

Basierend auf diesen Vorteilen ist es nicht verwunderlich, dass sich viele Bildungsinstitutionen mit Simulation beschäftigen. Eine Implementierung in die Ausbildungseinrichtungen ist sinnvoll und muss strukturiert vollzogen werden, um die Lern-Outcomes der Auszubildenden zu verbessern (Radl et al., 2022).

Auch die NLN, welche die Simulation als Lehrmethode in der Ausbildung der Pflegeberufe seit über einem Jahrzehnt aktiv fördert, setzt sich für den Einsatz der SBL in der Pflegeausbildung ein. Ihr Ziel ist die Förderung pädagogischer Exzellenz und Innovation. Simulation wird dabei als entscheidender Beitrag zur Vorbereitung zukünftiger Pflegekräfte auf die komplexen Herausforderungen des Gesundheitswesens verstanden. Durch den Einsatz unterschiedlicher Simulationstypen – etwa von Mannequins, standardisierten Patient*innen oder virtuellen Simulationen – können klinische Entscheidungsprozesse risikolos geübt und Theorie-Praxis-Verknüpfungen gestärkt werden. Eine Studie des National Council of State Boards of Nursing

(NCSBN) zeigt, dass Simulationen bis zu 50 % der traditionellen klinischen Praxisphasen ersetzen können. Sie unterstützen eine situierte Kognition und fördern die Umstellung von rein inhaltsbasierten auf erfahrungsorientierte Curricula. Voraussetzung für eine gelingende Umsetzung ist die didaktische Kompetenz der Lehrpersonen. Sie müssen in der Lage sein, Simulationen professionell zu planen, durchzuführen und zu reflektieren sowie die Selbstreflexion der Lernenden anzuregen (National League for Nursing, 2015). Zur Unterstützung bietet die NLN die digitale Plattform Simulation Innovation and Resource Center, die praxisnahe Schulungs- und Weiterbildungsangebote bereitstellt.

Die INACL Standards bilden die Grundlage für die Entwicklung und Durchführung simulationsbasierter Lehre (INACL, 2024). Sie gliedern den Simulationsprozess in zentrale Phasen wie das **Pre-Briefing**, die **Durchführung**, das **Debriefing** und die **Evaluation**. Die Standards betonen die Bedeutung einer geplanten, strukturierten Simulation, die auf klar definierten Lernzielen basiert. Ziel ist es, neben technischen Fertigkeiten auch kommunikative und soziale Kompetenzen zu fördern sowie einen geschützten Raum und eine positive Fehlerkultur zu schaffen (INACL, 2024).

1.2 Erstellung von Szenarien

Die Entwicklung von Szenarien stellt einen wesentlichen Bestandteil der SBL dar und bildet die Grundlage für einen erfolgreichen Lernprozess. Ein Szenario beschreibt einen realitätsnahen Fall, der, abhängig vom angestrebten Lernziel, in seiner Komplexität variiert. Er muss nachvollziehbar, lösbar und lebensnah gestaltet sein, um authentische Reaktionen und aktives Lernen bei den Teilnehmenden zu fördern (Regener, 2016b; Schwermann & Loewenhardt, 2021).

Der Szenarien-Entwicklungsprozess beginnt mit der **Festlegung des Outcomes** sowie mit der **Feststellung des Kompetenzniveaus der Teilnehmer*innen** (Moran et al., 2018). Basierend auf dieser Analyse werden klar messbare Ziele und der Zweck des Trainings definiert, was die Grundlage für ein didaktisch fundiertes und handlungsorientiertes Szenario bildet (Regener, 2016a). Neben dem geplanten Ablauf müssen auch unerwartete Handlungen der Lernenden mitbedacht werden. Die Integration von einem sogenannten „Life Saver" (Hilfestellungen) ermöglicht es, auch bei Unsicherheiten oder Fehlern den Lernerfolg zu sichern (Regener, 2016b). Szenarien können entweder auf bestehenden, frei verfügbaren Simulationsdesigns basieren oder eigens erstellt werden (Moran et al., 2018).

Bevor ein Szenario geschrieben wird, ist eine Analyse der vorliegenden Gegebenheiten (**Situations- und Bedarfsanalyse**) durchzuführen und es sind klare Rahmenbedingungen, die eine präzise Planung und Umsetzung simulationsbasierter Erfahrungen ermöglichen, zu schaffen. Diese beinhalten die Zielgruppe, Zielsetzung, technische, räumliche und personelle Ausstattung sowie die zeitlichen Ressourcen (Radl et al., 2022). Erst, wenn diese Parameter definiert sind, kann ein pädagogisch und praktisch stimmiges Szenario konzipiert werden. Dabei wird auch die Wahl der **geeigneten Simulationsmodalität** – sei es virtuelle Realität, ein High-Fidelity-Mannequin oder eine standardisierte Simulationspatient*in – sorgfältig an den Lernzielen ausgerichtet. Dies stellt sicher, dass die Simulation praxisnah und relevant ist (Watts et al., 2021). Ein weiterer zentraler Aspekt ist die Berücksichtigung verschiedener Dimensionen von

Realitätsnähe (Fidelity), um den Lernenden eine authentische Erfahrung zu bieten. Physische, konzeptionelle und psychologische Aspekte tragen dazu bei, die Realität klinischer Umgebungen zu simulieren und die Entscheidungsfähigkeit der Teilnehmenden in realen Situationen zu stärken (Watts et al., 2021).

Im Rahmen der Szenarienplanung kann bereits auf die letzte und entscheidende Phase der Simulation, das Debriefing, Bezug genommen werden. Um Verbesserungspotenziale zu identifizieren, bieten standardisierte Szenarienvorlagen bereits die Möglichkeit, klare Debriefingthemen zu benennen und im Rahmen des Szenarios anzuführen. Nach der Simulation ist eine **strukturierte Reflexions- und Feedbackphase**, das sogenannte Debriefing, also essenziell. Diese Phase ermöglicht es den Lernenden, ihre Erfahrungen zu analysieren, Schwachstellen zu erkennen und Verbesserungspotenziale zu identifizieren. Ergänzt wird dies durch Evaluationsmaßnahmen, die die Qualität der Simulation bewerten und Grundlage für kontinuierliche Verbesserungen bilden (Watts et al., 2021).

Ein strukturierter und standardisierter Zugang zur Szenarienentwicklung fördert die Konsistenz und Vergleichbarkeit simulationsbasierter Lerneinheiten. Durch die standardisierte Gestaltung wird gewährleistet, dass Lernziele eindeutig formuliert, methodisch fundiert umgesetzt und auf evidenzbasierten Prinzipien aufgebaut werden – was die Qualität und Wirksamkeit der Simulationen maßgeblich steigert (Watts et al., 2021). Die Vorteile dieses standardisierten Vorgehens sind vielfältig. Es fördert die Konsistenz und Wiederholbarkeit von Simulationen, was eine zuverlässige Bewertung von Lernergebnissen ermöglicht. Zudem steigert es die Effizienz, da vorgefertigte Vorlagen den Entwicklungsaufwand reduzieren. Gleichzeitig bleibt genügend Flexibilität, um Szenarien an spezifische Lernbedarfe und Zielgruppen anzupassen. Durch die Orientierung an evidenzbasierten Best Practices wird außerdem die Relevanz und Qualität der Simulationen gestärkt (Watts et al., 2021).

Insgesamt leistet die standardisierte Szenarienerstellung einen bedeutenden Beitrag zur Weiterentwicklung der Simulation in der Pflegeausbildung. Sie stellt sicher, dass Pflegekräfte optimal vorbereitet sind, um den komplexen Herausforderungen der Patientenversorgung in einer dynamischen klinischen Umgebung gerecht zu werden.

1.3 Standardisierte Vorlagen

Der Standard „Healthcare Simulation Standards of Best Practice: Simulation Design" legt detaillierte Rahmenbedingungen für die Gestaltung simulationsbasierter Erfahrungen fest. Diese Standards bieten eine systematische Struktur zur Förderung von Lernerfolg, Professionalität und Sicherheit in der Simulation. Ein zentrales Ziel ist die Schaffung effektiver Szenarien durch Vorlagen, die den Bedürfnissen von Lernenden und den Anforderungen klinischer Umgebungen entsprechen (Watts et al., 2021).

Aufbauend auf diesen Standards bildet das Szenarienskript das zentrale Element der Simulationsgestaltung. Es dient nicht nur der strukturierten Vorbereitung, sondern auch der einheitlichen Umsetzung von SBL. Im Folgenden werden die wesentlichen Inhalte beleuchtet, die ein solches Skript enthalten sollte, um den didaktischen und klinischen Anforderungen gerecht zu werden.

1.3.1 Inhalte des Szenarienskripts

Die Szenarien in diesem Buch werden nach dem Simulation Design Template der National League for Nursing erstellt. Dieses basiert auf international anerkannten Standards und wird durch evidenzbasierte Methoden gestützt. Einen besonderen Mehrwert bietet das Template durch seine flexible Anwendbarkeit auf verschiedene Ausbildungsniveaus und Lernumgebungen.[1] Es umfasst zehn klar strukturierte Abschnitte, die eine fundierte Planung, Durchführung und Nachbereitung simulationsbasierter Lehrsequenzen ermöglichen. Es bildet damit das Rückgrat für die im Buch enthaltenen Szenarien und gewährleistet zugleich didaktische Qualität und Anschlussfähigkeit an internationale Bildungsstandards.

1. **Allgemeine Informationen**
   a. Titel des Szenarios
   b. Datum und Standort – Zeitrahmen der Simulation, Disziplin und Reflexionszeit
   c. Level: Ausbildungsstand der Studierenden
2. **Patientenbeschreibung**
   a. Demografische Daten: Name, Alter, Geschlecht, Pronomen
   b. Medizinische Vorgeschichte: Diagnosen, durchgeführte Operationen/Untersuchungen
   c. Sozialanamnese: Lebenssituation, Unterstützungssystem, kulturelle und/oder religiöse Besonderheiten …
3. **Vorausgesetzte Fähig- und Fertigkeiten**
   a. Psychomotorische Fertigkeiten: praktische Fähigkeiten, die vorab geübt sein müssen
   b. Kognitive Vorbereitung: zu studierende Inhalte (z. B. Artikel, Vorlesungen)
4. **Lernziele der Simulation**
   a. Allgemeine Ziele: Kompetenzen, die die Teilnehmer*innen unabhängig von der spezifischen Simulation üben sollen (z. B. Kommunikation, rechtliche Aspekte)
   b. Szenarienspezifische Ziele: begrenzte Anzahl an spezifischen Lernzielen für das Szenario (max. 3–4)
5. **Szenarioumgebung und Ausstattung**
   a. Einstellungen: Ort der Simulation (z. B. Notaufnahme, Intensivstation)
   b. Ausstattung: verwendete Mannequins, Requisiten und benötigte medizinische Geräte (z. B. Perfusor, Sauerstoffversorgung …)
6. **Rollenverteilung**
   a. Definierte Rollen wie Pfleger*innen, Ärzt*innen, Beobachter*innen, Angehörige usw.
   b. Klärung, welche Aufgaben und Verantwortlichkeiten die jeweiligen Rollen übernehmen sollen

---

1 Die Nutzung der Szenarienvorlage erfolgt mit ausdrücklicher Genehmigung der NLN und im Rahmen einer offiziellen Nutzungslizenz, für die eine Gebühr entrichtet wurde. Die Vorlage stellt somit ein urheberrechtlich geschütztes Arbeitsmittel dar. Lehrpersonen oder Institutionen, die an einer Weiterverwendung oder Adaption interessiert sind, werden gebeten, sich im Vorfeld mit der NLN in Verbindung zu setzen. Eine eigenständige Nutzung oder Weitergabe ohne Zustimmung ist nicht zulässig. Die Autorinnen dieses Buches stellen bei Interesse gerne weiterführende Informationen zum Lizenzverfahren zur Verfügung.

7. **Pre-Briefing/Briefing**
   a. Orientierung der Teilnehmenden: Vorbereitung auf Rollen, Sicherheitsvereinbarungen, Vertraulichkeit und Rahmenbedingungen, Einführung in die Technik und Simulationsräume, Umgang mit den Mannequins
   b. Bleibt bei allen Szenarien ident!
8. **Bericht vor der Simulation (SBAR)**
   a. Situation: Ausgangspunkt und Problem
   b. Background: Vorgeschichte der Patient*innen
   c. Assessment: aktueller Zustand
   d. Recommendation: Maßnahmen oder Handlungsoptionen
9. **Szenarienablauf**
   a. Zeitablauf: Zeitrahmen und erwartete Aktionen
   b. Patientenaktionen: geplantes Verhalten der Patient*innen (durch Mannequin oder standardisierte Person)
   c. Hinweise: Informationen oder Aktionen, die das Team zur Zielerreichung lenken
10. **Debriefing/Reflexion**
   a. Reaktionen/Defusion: Emotionen und Probleme während der Simulation
   b. Analyse/Entdeckung: Diskussion über Entscheidungen, Fehler und Verbesserungsmöglichkeiten
   c. Zusammenfassung/Anwendung: Wie die Erkenntnisse in die Praxis übertragen werden können (Childs et al., 2007)

1.4 Debriefing

Im Anschluss an das Szenario findet das Debriefing statt, ein unverzichtbarer Bestandteil simulationsbasierter Lernerfahrung. Während das Skript den Handlungsrahmen vorgibt, in dem bestimmte Kompetenzen gezielt trainiert werden, ermöglicht das Debriefing eine systematische Reflexion dieser Erfahrung. Es stellt den didaktischen Übergang vom Erfahrungssammeln zum Verstehen dar und fungiert als zentrales Element, um den Lerninhalt nachhaltig zu verankern. Der Debriefingprozess ist mehr als nur ein nachgelagertes Gespräch. Er ist essenziell, um das klinische Denken, die Entscheidungsfähigkeit und die professionelle Handlungskompetenz der Teilnehmenden gezielt weiterzuentwickeln (Decker et al., 2021). Der Standard „Healthcare Simulation Standards of Best Practice™ – The Debriefing Process" legt klare Kriterien fest, die erfüllt sein müssen, um ein effektives Debriefing sicherzustellen. Diese Kriterien betonen insbesondere die Notwendigkeit, das Debriefing als methodisch fundierten, geplanten und zielgerichteten Bestandteil jeder Simulation zu gestalten – es muss sorgfältig geplant und als integrales Element einer SBL-Lernerfahrung konzipiert werden. Das Debriefing sollte so gestaltet sein, dass es die Lernenden auf effektive Weise dabei unterstützt, die definierten Lern- oder Bewertungsziele zu erreichen (Decker et al., 2021). Dazu gehört auch, das Debriefing stets in Verbindung mit einer vorbereitenden Phase (**Pre-Briefing**) zu integrieren, um eine fundierte Grundlage für die Reflexion zu schaffen. Je nach Bedarf kann das Debriefing entweder direkt nach der Simulation oder, in besonderen Fällen, während der Simulation als „Debriefing-on-Demand" durchgeführt werden. Um den individuellen Bildungs- und Erfahrungsstand der Teilnehmenden zu berücksichtigen, muss die Struktur des Debriefings entsprechend angepasst werden (Decker et al., 2021).

Die Gestaltung und Durchführung des Debriefings erfordert darüber hinaus qualifizierte Moderator*innen oder Systeme. Diese müssen nicht nur über umfassende Kenntnisse in evidenzbasierten Methoden des Debriefings verfügen, sondern auch gut mit den spezifischen Lernzielen und dem jeweiligen Szenario vertraut sein. Sie sollten von den Teilnehmenden als glaubwürdig und kompetent wahrgenommen werden. Außerdem erfordert ein qualitativ hochwertiges Debriefing den Einsatz effektiver kommunikativer und analytischer Fähigkeiten, die eine gezielte Reflexion und Diskussion ermöglichen. Die Zeitplanung sowie die Verfügbarkeit von Ressourcen spielen ebenfalls eine wichtige Rolle, um die gewünschten Ergebnisse des Debriefings zu erreichen (Decker et al., 2021).

Ein effektives Debriefing berücksichtigt neben dem individuellen Lernfortschritt auch Team- und Systemprozesse. Durch die Integration verschiedener Perspektiven – z. B. von Mitlernenden, Beobachtenden oder standardisierten Patient*innen – wird eine mehrdimensionale Sichtweise gefördert. Dies trägt nicht nur zur Qualitätssicherung bei, sondern fördert auch die Entwicklung kritischer Reflexionsfähigkeit und interprofessioneller Handlungskompetenz (Decker et al., 2021).

Als weitere Anforderung muss das Debriefing auf einer strukturierten und theoretisch fundierten Grundlage basieren. Die Einteilung in klar definierte Phasen (wie die Beschreibung der Simulation, die Reaktion der Teilnehmenden, die Analyse und die abschließende Anwendung der Erkenntnisse) stellt sicher, dass alle wesentlichen Aspekte der Reflexion berücksichtigt werden. Darüber hinaus fördert diese Struktur das kritische Denken der Teilnehmenden und ermutigt sie, nach evidenzbasierten Lösungen zu suchen. Gleichzeitig ermöglicht die flexible Gestaltung des Debriefings, auf die unterschiedlichen Bedürfnisse der Lernenden einzugehen und den Transfer des Gelernten in klinische Praxisumgebungen zu unterstützen. Diese gezielte und systematische Herangehensweise trägt dazu bei, nachhaltige Lernergebnisse zu erzielen und die berufliche Kompetenz der Teilnehmenden zu stärken (Decker et al., 2021).

1.4.1 Phasen des Debriefings

Die Durchführung des Debriefings folgt einem strukturierten Ablauf, der sich in vier Phasen gliedert: Beschreibung, Reaktion, Analyse und Zusammenfassung (Decker et al., 2021).

- **Beschreibung** (Description): In dieser einleitenden Phase wird die Simulation kurz zusammengefasst und die Lernziele werden nochmals benannt. Dies schafft eine gemeinsame Ausgangsbasis für die Reflexion.
- **Reaktionsphase** (Reaction): Die Teilnehmenden erhalten Raum, ihre unmittelbaren emotionalen Reaktionen zu äußern. Dies dient dem Spannungsabbau und fördert ein offenes Lernklima.
- **Analysephase** (Analysis): Den Kern des Debriefings bildet die Analysephase. Hier reflektieren die Lernenden gemeinsam mit der Moderation ihr Handeln, identifizieren Stärken und Verbesserungspotenziale und verknüpfen das Erlebte mit theoretischem Wissen und evidenzbasierten Handlungsempfehlungen.

- **Zusammenfassung und Anwendung** (Summary/Application): Abschließend werden zentrale Erkenntnisse verdichtet und konkrete Transfermöglichkeiten in den beruflichen Alltag diskutiert. Diese Phase zielt darauf ab, nachhaltige Lernprozesse zu initiieren und den Bezug zur klinischen Praxis zu stärken (Decker et al., 2021).

Durch diese systematische Herangehensweise wird der Lernprozess nicht nur gefestigt, sondern auch individualisiert und kontextualisiert. Studien belegen, dass insbesondere strukturiertes Debriefing mit klarer Zielorientierung zu einer signifikanten Verbesserung der Lernleistung und der Versorgungsqualität beiträgt (Ryoo & Ha, 2015; Forneris et al., 2015). Ein qualitativ hochwertiges Debriefing stärkt somit nicht nur die Handlungskompetenz, sondern auch die Fähigkeit zur professionellen Selbstreflexion – und ist damit ein zentrales Instrument moderner Pflegebildung.

1.5 Debriefing-Modelle

Der Einsatz strukturierter Debriefing-Modelle ist zentral für die Qualität und Wirksamkeit simulationsbasierter Lernprozesse. Decker et al. (2021) empfehlen ausdrücklich die Nutzung evidenzbasierter Modelle, die unterschiedliche methodische Ansätze und Zielsetzungen verfolgen. Diese helfen dabei, Reflexionsprozesse gezielt zu gestalten und an die jeweiligen Lernziele, Szenarien und Zielgruppen anzupassen. Zu den international anerkannten und in der Pflegeausbildung etablierten Debriefingansätzen zählen unter anderem:

- Debriefing for Meaningful Learning (DML): betont die Verbindung von Theorie und Praxis durch reflektives Lernen.
- Debriefing with Good Judgment: kombiniert kritisches Feedback mit offenen Fragen, um die Selbstreflexion zu fördern.
- Promoting Excellence and Reflective Learning in Simulation (PEARLS): ein flexibles Modell, das verschiedene Ansätze wie Feedback und Gruppenreflexion integriert.
- The 3D Model (Defusing, Discovering, Deepening): fokussiert auf schrittweises Lernen durch Reflexion und Vertiefung der Inhalte (Watts et al., 2021).

Die Qualität des Debriefings hängt wesentlich von der Kompetenz der Moderatorin ab. Diese muss über fundierte Kenntnisse in evidenzbasierten Methoden verfügen und ein sicheres Lernumfeld schaffen. Tools wie das Debriefing Assessment for Simulation in Healthcare (DASH) unterstützen die standardisierte Bewertung der Debriefing-Qualität in Medizinischen Themenfeldern (Brett-Fleegler et al., 2012).

1.5.1 Debriefing for Meaningful Learning (DML)

Der Ansatz des Debriefing for Meaningful Learning (DML) ist eine Methode, die sowohl in simulationsbasierten als auch in traditionellen, klinischen Umgebungen eingesetzt werden kann, um Pflegefachpersonen in der Ausbildung optimal auf ihre Aufgaben vorzubereiten. Ziel dieses Ansatzes ist es, die Reflexionsfähigkeit der Lernenden zu fördern, das Verständnis für die Zusammenhänge zwischen Denken und Handeln zu vertiefen und nachhaltiges Lernen zu ermöglichen. Durch den Einsatz von Fragen und gezielter Reflexion regt DML die Studierenden dazu an, vorgefasste Annahmen zu hinterfragen und die Beziehung zwischen ihrem Denken und ihren Handlungen zu erkennen. Dies hilft, die Pflegepraxis besser zu verstehen und kritisch zu bewerten (Dreifuerst, 2015). DML bietet ein effektives Werkzeug, um den Transfer von theoretischem Wissen in die klinische Praxis zu unterstützen und Pflegefachpersonen besser auf die Herausforderungen der Patientenversorgung vorzubereiten (Dreifuerst, 2015). Die Anwendung von DML stellt sicher, dass die Simulation neben dem Leistungsfeedback auch zu einem sinnvollen Lernerfolg führt, um eine sichere und qualitativ hochwertige Patientenversorgung zu fördern (Dreifuerst et al., 2021).

Das Modell basiert auf den sechs Phasen **Engage**, **Explore**, **Explain**, **Elaborate**, **Evaluate** und **Extend** (siehe Abbildung 1) und nutzt sokratisches Fragen, um Reflexion und tiefgehendes Verständnis zu ermöglichen (Dreifuerst, 2015). Die Anwendung könnte in der Pflegepraxis wie folgt aussehen:

1. Engage (Einstimmen):
In dieser Phase wird die Simulation abgeschlossen und die Lernenden sammeln sich in einem sicheren Raum für das Debriefing. Sie schreiben erste Eindrücke und die wichtigsten Ereignisse auf, z. B.: *„Die Patientin schien durch die Sauerstoffzufuhr stabiler, aber es gab Unsicherheiten bei der Dosierung."* Dies hilft, Emotionen zu verarbeiten und den Fokus auf die Reflexion zu lenken.

2. Explore (Erkunden):
Die Lernenden diskutieren gemeinsam die Patientensituation, Bewertungen und Entscheidungen. Mit sokratischen Fragen wie *„Warum haben Sie diese Maßnahme ergriffen?"* wird die Denkweise hinter den Handlungen offengelegt. Beispielsweise kann eine Pflegekraft ihre Sauerstoffentscheidung mit bisherigen Erfahrungen begründen, was die Möglichkeit bietet, Annahmen zu überprüfen.

3. Explain (Erklären):
In dieser Phase analysieren die Lernenden Fehler und Missverständnisse. Die Moderatorin hinterfragt unkritisch angenommene Handlungen: *„Was wäre passiert, wenn der Sauerstoff zu hoch eingestellt worden wäre?"* So werden Ursache-Wirkungs-Zusammenhänge verstanden und das klinische Denken geschärft.

4. Elaborate (Vertiefen):
Die Gruppe diskutiert detailliert, was gut funktioniert hat und welche Aspekte verbessert werden können. Positive Ergebnisse, wie die Einhaltung hygienischer Standards, werden hervorgehoben, während Verbesserungspotenziale klar definiert werden.

5. Evaluate (Bewerten):
Gemeinsam bewerten die Lernenden, welche Maßnahmen am effektivsten waren. Sie reflektieren über die Auswirkungen ihrer Handlungen und setzen diese in den Kontext des Patientenergebnisses. Dies führt zu einem abschließenden Überblick, der die Lerninhalte festigt

6. Extend (Erweitern):
Die Lernenden überlegen, wie sie das Gelernte auf neue Situationen anwenden können, z. B. *„Wie würde sich Ihre Herangehensweise ändern, wenn der Patient ein Kind anstatt eines älteren Erwachsenen wäre?"* Diese Phase fördert vorausschauendes Denken und die Anpassung an unterschiedliche klinische Szenarien.

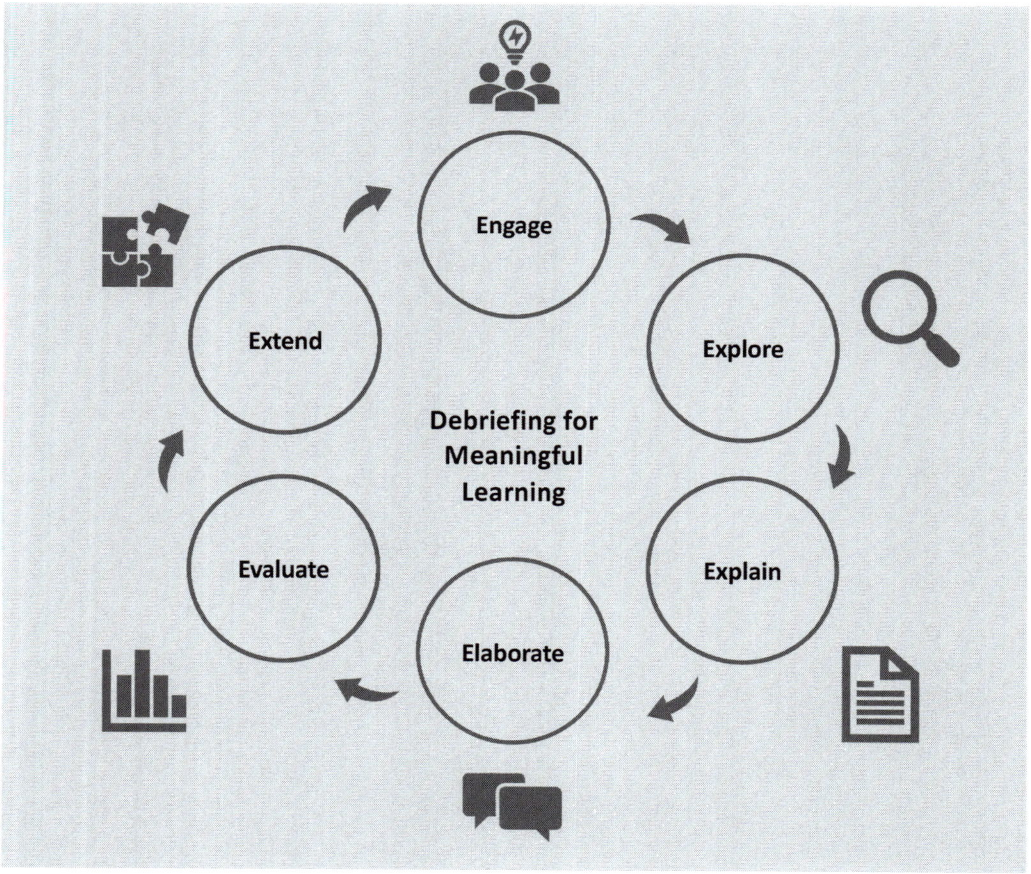

Abbildung 1: Die sechs Phasen des DML (eigene Darstellung nach Dreifuerst, 2015)

Insgesamt zeigt sich das DML durch seine methodische Tiefe geeignet, das Lernen auf der reflexiven Ebene zu fördern, und es bietet eine Grundlage für die Entwicklung von klinischem Denken in SBL.

1.5.2 Promoting Excellence and Reflective Learning in Simulation (PEARLS)

Während das DML stark auf die individuelle kognitive Auseinandersetzung fokussiert, verfolgt das PEARLS-Modell einen integrativen Ansatz. Es kombiniert verschiedene Debriefing-Strategien wie das strukturierte Feedback, Reflexion und analytische Diskussion in einem flexiblen Rahmen. Es zielt darauf ab, die Reflexion der Lernenden zu unterstützen und deren Fähigkeit zu verbessern, klinische Situationen zu analysieren und zu bewerten (Høegh-Larsen et al., 2023). Das PEARLS-Modell umfasst fünf Schritte, die in einer strukturierten und iterativen Weise durchgeführt werden:

1. P – Purposeful Reflection (Zielgerichtete Reflexion)
Der erste Schritt ist die zielgerichtete Reflexion, bei der die Lernenden aktiv dazu angeregt werden, ihre Erfahrungen während der Simulation zu reflektieren. Sie werden aufgefordert, über ihre eigenen Handlungen und Entscheidungen nachzudenken (Høegh-Larsen et al., 2023).

Pflegebeispiel: Nach einer Simulation, bei der eine Pflegekraft einen Patienten mit Atemnot behandelt, könnte der Student gefragt werden: „Was haben Sie bei der Überwachung der Sauerstoffsättigung gemacht und warum?"

2. E – Exploration of Thought Processes (Erforschung der Denkprozesse)
In diesem Schritt wird der Lernende aufgefordert, seine Denkprozesse hinter den getroffenen Entscheidungen zu erläutern. Die Moderatorin hilft dabei, die zugrunde liegenden Annahmen zu identifizieren und die Logik hinter den Handlungen zu hinterfragen (Høegh-Larsen et al., 2023).

Pflegebeispiel: Eine Studentin könnte gefragt werden: „Warum haben Sie entschieden, den Patienten mit Sauerstoff zu versorgen? Was hat Ihre Entscheidung beeinflusst?" Hierbei wird das kritische Denken angeregt und mögliche Missverständnisse oder fehlerhafte Annahmen werden erkannt.

3. A – Action Review (Überprüfung der Handlungen)
Dieser Schritt beinhaltet eine detaillierte Überprüfung der Handlungen und Entscheidungen, die während der Simulation verfolgt wurden. Die Moderatorin hilft dabei, den Zusammenhang zwischen den Handlungen und den daraus resultierenden Ergebnissen zu verstehen.

Pflegebeispiel: Der Student könnte gefragt werden: „Wie haben sich Ihre Handlungen auf den Zustand des Patienten ausgewirkt?" Hier wird der Konnex zwischen klinischen Entscheidungen und deren Auswirkungen auf den Patienten reflektiert (Høegh-Larsen et al., 2023).

4. R – Reinforcement of Key Learnings (Verstärkung der wesentlichen Lernpunkte)
In diesem Schritt werden die wichtigsten Lernpunkte zusammengefasst und bestätigt. Positives Verhalten und korrekte Handlungen werden hervorgehoben, um das Selbstvertrauen der Lernenden zu stärken und zu bestätigen, was gut funktioniert hat (Høegh-Larsen et al., 2023).

Pflegebeispiel: Wenn der Student die Sauerstoffsättigung korrekt überwacht hat, könnte die Moderatorin sagen: „Es war richtig, dass Sie das Sauerstofflevel regelmäßig überprüft haben, da dies eine wichtige Maßnahme bei der Atemnot des Patienten ist."

5. L – Linking to Practice (Verbindung zur Praxis)
Dieser Schritt ermutigt die Lernenden, das Gelernte auf die Praxis zu übertragen. Die Moderatorin hilft, das reflektierte Wissen auf zukünftige klinische Situationen anzuwenden, um sicherzustellen, dass die Lernenden in der Lage sind, ihre Entscheidungen und Handlungen in der realen Pflegeumgebung umzusetzen (Høegh-Larsen et al., 2023).

Pflegebeispiel: Der Student könnte gefragt werden: „Wie würden Sie dieses Wissen auf einen realen Patienten übertragen, der möglicherweise eine ähnliche Atemnot hat?" Dies fördert das kritische Denken und die Anwendung des Gelernten im klinischen Kontext.

Der Unterschied zwischen PEARLS und dem Standard-Debriefing liegt vor allem in der Struktur und der Zielgerichtetheit der Reflexion. Während im Standard-Debriefing meist die allgemeine Diskussion über die Simulation und die Handlungen stattfindet, ist das PEARLS-Modell stärker auf die **gezielte Förderung von Reflexion und klinischem Denken** ausgerichtet. Es legt besonderen Wert auf das Hinterfragen von Annahmen und das Erforschen der zugrunde liegenden Denkprozesse der Lernenden, was zu einer tiefergehenden und nachhaltigeren Reflexion führt (Høegh-Larsen et al., 2023).

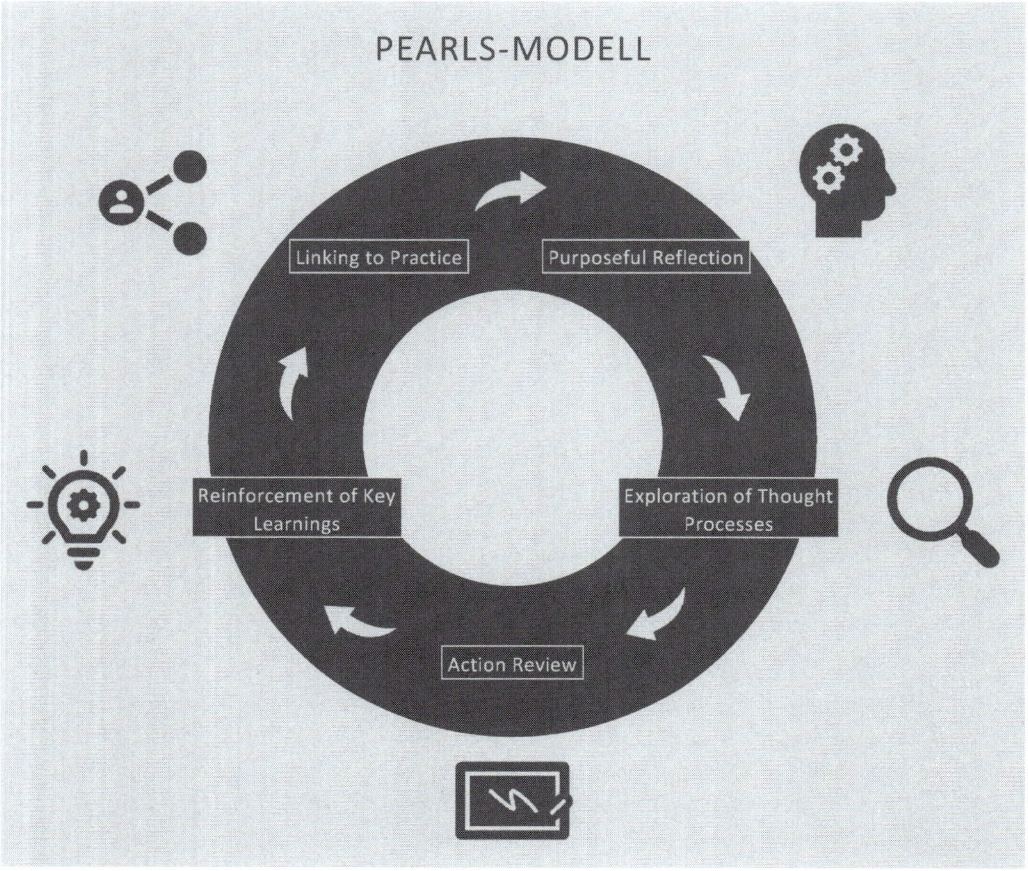

Abbildung 2: Schritte des PEARLS-Modells (eigene Darstellung nach Høegh-Larsen et al., 2023)

Die exemplarisch dargestellten Debriefing-Modelle verdeutlichen, dass es nicht den „einen richtigen" Ansatz gibt, sondern vielmehr eine methodische Vielfalt, die je nach Lernsituation, Zielgruppe und Szenariotyp flexibel angewandt werden sollte. Entscheidend ist dabei, dass das Debriefing nicht nur formal stattfindet, sondern didaktisch fundiert geplant, von qualifizierten Moderator*innen durchgeführt und konsequent auf die angestrebten Lernziele ausgerichtet wird.

Ob DML, PEARLS oder andere Modelle, allen ist die Förderung reflexiver Lernprozesse gemeinsam, die über die bloße Nachbesprechung hinausgehen. Sie fordern die Lernenden heraus, ihr Handeln zu analysieren, in Beziehung zu pflegewissenschaftlichen Konzepten zu setzen und daraus zukünftige Handlungsstrategien abzuleiten. Damit wird das Debriefing zu einem zentralen Element professioneller Kompetenzentwicklung in der simulationsbasierten Lehre.

Das folgende Kapitel widmet sich der praktischen Anwendung des vorliegenden Lehrbuchs. Es zeigt auf, wie Lehrpersonen, Praxisanleitende oder Fachverantwortliche die einzelnen Kapitel, Szenarien und Materialien gezielt in ihre Lehrpraxis integrieren können – sei es zur Konzeption ganzer Lerneinheiten, zur Umsetzung einzelner Simulationen oder als Grundlage für die eigene Weiterqualifizierung im Bereich der simulationsbasierten Pflegebildung.

2 Für Lehrende und Anleitende: Anwendung und didaktische Hinweise

Dieses Buch bietet Ihnen 21 sorgfältig ausgearbeitete Szenarien zur Nutzung in simulationsbasierten Lehr- und Lernformaten in der Pflegeaus- und -weiterbildung. Um den größtmöglichen Nutzen aus diesen Szenarien zu ziehen, ist es wichtig, einige grundlegende pflegepädagogische und methodische Aspekte zu verstehen und zu berücksichtigen.

2.1 Für Lehrpersonen und Praxisanleitende

Als Lehrende oder Praxisanleitende sind Sie mehr als Vermittelnde von Inhalten. Ihre Rolle ist es, den gesamten Lernprozess zu gestalten, zu begleiten und zu reflektieren. Die Szenarien in diesem Buch sind didaktisch so aufgebaut, dass sie flexibel an verschiedene Lernbedarfe und Kontexte angepasst werden können. Um dies erfolgreich zu tun, empfehlen wir die folgenden Schritte:

- **Verstehen Sie die Prinzipien simulationsbasierten Lernens:** Simulation ist ein komplexer Lernprozess, der Vorbereitung, Durchführung und Nachbereitung umfasst. Pre-Briefing und Debriefing sind dabei essenzielle Bestandteile, um die Lernziele zu erreichen und die Reflexion zu fördern.
- **Nutzen Sie die Szenarien als Leitfaden, nicht als starres Skript**: Jedes Szenario bietet eine Grundlage, die an die Bedürfnisse und den Erfahrungsstand Ihrer Lernenden angepasst werden sollte. Formulieren Sie klare Lernziele, die auf den Kompetenzen Ihrer Zielgruppe basieren.
- **Planen Sie die Rahmenbedingungen sorgfältig**: Organisieren Sie Raum, Material, Darstellende (z. B. standardisierte Patient*innen) und Zeit so, dass ein reibungsloser Ablauf möglich ist. Eine gute technische und organisatorische Vorbereitung ist die Basis für ein erfolgreiches Lernsetting.
- **Bereiten Sie sich auf die Rolle als Moderierende*r im Debriefing vor:** Die Qualität des Debriefings entscheidet maßgeblich über den Lernerfolg. Verwenden Sie etablierte Modelle (z. B. PEARLS, DML) und achten Sie auf eine wertschätzende, offene Gesprächskultur.
- **Berücksichtigen Sie ethische und psychologische Aspekte**: Sorgen Sie für ein sicheres Lernumfeld, in dem sich alle Beteiligten respektiert und unterstützt fühlen. Gehen Sie einfühlsam mit emotionalen Reaktionen um und fördern Sie eine konstruktive Feedbackkultur.

2.2 Für alle Nutzenden

- **Verstehen Sie den ganzheitlichen Lernprozess:** Simulationen sind keine isolierten Übungen, sondern Teil eines umfassenden Curriculums, das Theorie und Praxis verbindet.
- **Bleiben Sie flexibel:** Passen Sie die Szenarien an Ihre jeweilige Lerngruppe, das Setting und die aktuellen Lernbedürfnisse an.
- **Nutzen Sie die Reflexion als zentrales Element:** Ob im Pre-Briefing zur Orientierung oder im Debriefing zur vertieften Analyse – die gezielte Reflexion ermöglicht den Transfer in die klinische Praxis.

Mit diesem Wissen ausgestattet können Sie die Szenarien dieses Buches als wirksames Instrument für eine praxisnahe, kompetenzorientierte Pflegeaus- und -weiterbildung einsetzen. Wir wünschen Ihnen viel Erfolg und Freude bei der Umsetzung!

3 Aufbau dieses Buches

Wie bereits einführend beschrieben, bietet die SBL einen sicheren Raum zum Lernen. Die Simulationen sind realitätsnah, reflektiert und praxisorientiert. Folgend finden Sie eine Auswahl an Szenarien, die konkrete Lernsituationen abbilden und verschiedene Kompetenzen fördern.

- Die Skripte sind bewusst flexibel gestaltet, sodass sie an unterschiedliche Lernniveaus und Kontexte angepasst werden können: Passen Sie Inhalte, Rollen und Schwerpunkte an Ihre Gruppe an – immer mit Blick auf die Lernziele.
- Der Begriff „Auszubildende" steht für Auszubildende aus den unterschiedlichen Pflegeberufen in unterschiedlichen Ausbildungsformen (umfasst damit Studierende, Schüler*innen, Lehrlinge ...).
- Für Medikamente werden Beispiele genannt, welche flexibel austauschbar sind.
- Der Aufbau der Szenarien wird anhand der Templates der NLN abgebildet.
- Die für das Szenario gedachten Materialien werden aufgelistet (ohne Anspruch auf Vollständigkeit) und können an die jeweilige Situation angepasst und ggf. adaptiert werden.
- Da sich die Curricula und der Aufbau der Pflegeausbildung von Einrichtung zu Einrichtung unterscheiden, orientieren Sie sich bei der Auswahl der Szenarien an den Lerninhalten und nicht dem Level/den Ausbildungsjahren.
- Thema Simulationstechnik – verwenden Sie, was Ihnen zur Verfügung steht. Angeführt wurden beispielhafte, häufig in der Pflege angewendete Simulatoren. Diese sind nicht zwingend für eine erfolgreiche Durchführung des Szenarios notwendig. Seien Sie kreativ und arbeiten Sie mit den zur Verfügung stehenden Materialien und Techniken.

4 Simulationsszenarien

4.1 Aseptischer Verbandswechsel

Allgemeine Informationen			
Date (Datum)		**Student Level** (Ausbildungsjahr)	Erstes Ausbildungsjahr
Discipline (Studiengang)	Gesundheits- und Krankenpflege	**Guided Reflection Time** (Debriefingdauer)	30 Minuten
Expected Simulation Run Time (Simulationsdauer)	15 Minuten	**Location for Reflection** (Ort des Debriefing)	Seminarraum
Location (Ort der Simulation)	Skills Labs Pflege		

Brief Description of Patient (Patientendaten)			
Name (Name)	Andrea Hohensteiner	**Pronouns** (Pronomen)	Nicht relevant
Date of Birth (Geburts-datum)	12.08.1946	**Age** (Alter)	78
Sex Assigned at Birth (Geschlecht bei Geburt)	Weiblich	**Gender Identity** (Geschlechtsidentität)	Weiblich
Sexual Orientation (sexuelle Orientierung)	Nicht relevant	**Marital Status** (Familienstand)	Verheiratet
Weight (Körpergewicht)	80 kg	**Height** (Körpergröße)	176 cm
Racial Group (kultureller Hintergrund)	Nicht relevant	**Language** (Sprache)	Deutsch
Employment Status (Beschäftigungsstatus)	Pensionistin	**Religion** (Religions-zugehörigkeit)	Röm. Kath.
Veteran Status	Nicht relevant	**Insurance Status** (Versicherungsstatus)	PVA
Support Person (An- und Zugehörige*r)	Gatte Manfred Hohensteiner	**Support Phone** (Telefon Angehörige*r)	+43 668 123456
Allergies (Allergien)	Keine bekannt	**Immunisations** (Impfungen)	Nicht relevant
Attending Provider/ Team (Hausärzt*in, häusliche Pflege)	Dr. Maier, kein Pflege-dienst	**Sonstiges**	
Past Medical History (Med. Vorgeschichte)	Arterielle Hypertonie, Diabetes Mellitus Typ 2, Hyperlipidämie		
History of Present Illness (aktuelle Krankengeschichte)	Coxarthrose		

Brief Description of Patient (Patientendaten)		
Social History (sozialer Hintergrund)	3 Kinder, Einfamilienhaus, gutes Verhältnis zur Familie	
Surgeries/Procedures & Dates (Operationen mit Datum)	Keine Operationen bis jetzt	

Psychomotor Skills Required of Participants Prior to Simulation

(Psychomotorische Fähigkeiten, welche die Teilnehmenden vor der Simulation beherrschen müssen)

- Verbandstechniken
- Aseptische Arbeitsweise
- Arbeiten mit sterilen Materialien
- Kommunikation mit ängstlichen Patient*innen
- Ermitteln von Vitalparametern
- Kommunikation im Team

Cognitive Activities Required of Participants Prior to Simulation

(Kognitive Aktivitäten, welche die Teilnehmenden vor der Simulation absolvieren müssen)

- Theoretische Inhalte zu Verbandstechniken
- Theoretische Inhalte zur Hygiene
- Perioperative Pflegesituation
- Basiswissen zu Beobachtung und Überwachung der Vitalparameter
- Kommunikationsmodelle und -techniken

Simulation Learning Objectives

(Lernziele der Simulation)

General Objectives

(Allgemeine Ziele, welche durch die Simulation gefördert werden. Nicht jede Simulation wird alle angeführten Ziele beinhalten. Sobald die Auszubildenden ein Ziel erreicht haben, geht es darum, diese Kompetenzen beizubehalten.)

1. Befolgen Sie die Standardvorkehrungen.
2. Wenden Sie Strategien an, um das Risiko einer Schädigung des/der Patient*in zu verringern.
3. Führen Sie auf organisierte und systematische Weise Bewertungen durch, die für die Pflege des/der Patient*in angemessen sind.
4. Führen Sie auf der Grundlage der Bewertung und der klinischen Daten vorrangige Pflegemaßnahmen durch.
5. Bewerten Sie den Zustand des/der Patient*in nach den Pflegeinterventionen erneut und überwachen Sie diesen.

6. Kommunizieren Sie mit dem/der Patient*in und den Angehörigen auf eine Weise, die Fürsorge vermittelt, kulturelles Bewusstsein widerspiegelt und psychosoziale Bedürfnisse berücksichtigt.
7. Kommunizieren Sie mit anderen Mitgliedern des Gesundheitsteams auf angemessene, zeitnahe, organisierte und patientenspezifische Weise.
8. Treffen Sie klinische Beurteilungen und Entscheidungen, die evidenzbasiert sind.
9. Arbeiten Sie innerhalb des Pflege- und Betreuungsbereichs.
10. Zeigen Sie Kenntnisse über rechtliche und ethische Verpflichtungen.

Simulation Scenario Objectives

(3–4 konkrete Ziele des vorliegenden Simulationsszenarios)

1. Die Auszubildenden führen den aseptischen Verbandswechsel entsprechend der geltenden Hygienerichtlinien durch.
2. Die Auszubildenden achten in ihren Handlungen auf die Patientensicherheit und Intimsphäre.
3. Die Auszubildenden nehmen die Ängste und Sorgen der Patientin wahr und wenden Techniken an, um diese zu mindern.

Faculty Reference

(Referenzen, Richtlinien, Leitlinien, Fachliteratur ... welche für das Szenario verwendet werden)

- Pflegespezifische Fachbücher (z. B. Pflegetechniken, Pflege Heute ...)
- Geltende Hygienerichtlinie der Institution (z. B. klinikinterne Standards ...)

Setting/Environment

(Simulationsumgebung)

☐ **Emergency Department** (Notfallaufnahme) ☑ **Medical-Surgical Unit** (Chirurgische Station) ☐ **Pediatric Unit** (Pädiatrie) ☐ **Maternity Unit** (Geburtshilfe) ☐ **Behavioral Health Unit** (Psychiatrische Station)	☐ **ICU** (Intensivstation) ☐ **OR/PACU** (OP oder Aufwachraum) ☐ **Rehabilitation Unit** (Rehabilitation) ☐ **Home** (zu Hause) ☐ **Outpatient Clinic** (extramuraler Bereich) ☐ **Other** (Andere):

Equipment/Supplies

(Ausrüstung/Hilfsmittel: Wählen Sie alle aus, die auf das vorliegende Szenario zutreffen)

Simulated Patient/Mannequin(s) needed (erforderliche simulierte Patient*in/Mannequin):	Weibliches Mannequin (z. B. Nursing Anne)
Recommended Mode for Simulator (empfohlener Modus für den Simulator, z. B. manuell, programmiert etc.):	Manuelle Eingabe der Vitalparameter
Other Props & Moulage (andere Requisiten und Moulage):	Wundatrappe: Hüftwunde mit Einzelknopfnaht, leicht blutig sezernierend

Equipment Attached to Mannequin/Simulated Patient (Ausrüstung an Patient*in/Simulator): ☐ Patientenidentifikationsarmband ☐ Venflon ohne Infusion ☐ weibliches Mannequin ☐ Verband blutig sezernierend an rechter Hüfte ☐ Perücke ☐ Brille **Other Essential Equipment** (weitere wesentliche Materialien): ☐ Fieberkurve/Krankengeschichte vorausgefüllt **Medications and Fluids** (Medikamente und Flüssigkeiten): ☐ orale Medikamente: Metformin 1x tgl. 500 mg ☐ i. v. Medikamente: Profenid 100 mg 3x tgl. ☐ orale Medikation: Novalgin 30 gtt bis 3x tgl. bei NRS > 4	**Equipment Available in Room** (Ausrüstung im Zimmer): ☐ Bettpfanne, Urinflasche ☐ Sauerstoffanschluss ☐ Blutdruckmanschette & Stethoskop ☐ Fieberthermometer ☐ Pulsoxymeter ☐ Verbandswagen mit sterilen Kompressen, steriler Pinzette, steriler Schere, Wundspüllösung, NaCl, sterilen Saugkompressen, steriler Handschuhen unterschiedlicher Größe, sterilen Wundschnellverbänden unterschiedlicher Größe, Klebevlies, Wund- und Schleimhautdesinfektionsmittel, Hautdesinfektionsmittel, unsterilen Handschuhen S+M–L, Händedesinfektionsmittel, Abwurfbehältern, Krankenunterlagen, Nierentassen, i. v. Verbänden, Verschlusskonus ☐ Pflegewagen mit Bettwäsche zum Wechseln ☐ Nachtkästchen mit Getränk, Becher, Mobiltelefon der Patientin, Süßigkeiten, Serviette, Gesichtscreme ... ☐ Rufglocke beim Bett ☐ Telefon mit Nummer von diensthabender Ärztin und DGKP ☐ Bettkärtchen

Roles

(Rollen)

☐ **Nurse 1** (Pflegeperson 1): Auszubildende*r 1 ☐ **Nurse 2** (Pflegeperson 2): Auszubildende*r 2 ☐ **Nurse 3** (Pflegeperson 3): ☐ **Provider** (Ärzt*in): Lehrende*r 1 ☐ **Other Healthcare professionals** (Sonstige Gesundheitsberufe):	☐ **Observer** (Beobachter*innen): restliche Gruppe ☐ **Standardized Patient** (Schauspielpatient*in) ☐ **Teacher** (Lehrende*r): ☐ **Patient** (Patient*in): Lehrende*r 2

Guidelines/Information Related to Roles

(Information zu den Rollen: Vorab festlegen, wer welche Rolle übernimmt und für was verantwortlich ist. Informationen zu den Verhaltensweisen, Emotionalitäten etc. werden klar kommuniziert.)

Pflegeperson 1	Hauptaufgabe im Rahmen des Verbandswechsels, Durchführung Verbandswechsel, Anleitung Assistenz, Kommunikation und Aufklärung/Information der Patientin
Pflegeperson 2	Assistenz im Rahmen des Verbandswechsels, Kommunikation und Aufklärung/Information der Patientin
Pflegeperson 3	
Ärzt*in	Reagiert bei Anruf entsprechend der Anfrage, gibt Anweisung zur Durchführung des aseptischen Verbandswechsels entsprechend der geltenden Hygienerichtlinie, bei starker Verunsicherung der Auszubildenden Hilfestellung durch Betreten des Patientenzimmers

Beobach-ter*innen	Aktive Beobachtung von: • Kommunikation mit Patientin und zwischen den Auszubildenden • Durchführung des Verbandswechsels
Lehrende*r	
Patientin	• Wohnt mit dem Gatten in einem Einfamilienhaus • Kinder wohnen nicht mehr zu Hause • Patientin ist in allen Ebenen orientiert • Kein Kennwort vereinbart • Keine Pflegedienste oder hauswirtschaftlichen Dienste • Schlafen ► kein Defizit • Bewegung Jones Grad 1 ► Einschränkung in der Mobilität aufgrund zunehmender Schmerzen • Sich Sauberhalten und Kleiden & Essen und Trinken ► braucht keine Unterstützung beim An- und Auskleiden sowie bei der Körperpflege, Zahnvollersatz oben und unten, DM Typ 2 oral eingestellt, keine Unverträglichkeiten, keine Wunden, kein Dekubitusrisiko • Ausscheidung ► keine Defizite, Stuhlgang täglich • Körpertemperatur Regulieren ► kein Gesundheitsdefizit • Atmen ► kein Gesundheitsdefizit • Sicherheit ► kein Gesundheitsdefizit • Arbeiten und Spielen ► führt den Haushalt nach wie vor alleine, früher großer Garten, dieser wurde vor einigen Jahren aufgegeben • Kommunikation ► Brille, ansonsten keine Einschränkungen • Rollenwahrnehmung ► 3 Kinder, 2 Enkelkinder, guter Kontakt zur Familie, liebevolles Verhältnis zum Gatten • Sterben/derzeitige Lebenssituation ► hat eine Sterbeversicherung, alles bereits geregelt

Pre-Briefing/Briefing (Vorbesprechung)

(Vor dem Szenario benötigen die Teilnehmenden ein Pre-Briefing/Briefing. Während dieser Zeit sollten die Vortragenden einen sicheren Rahmen für das Lernen schaffen, den Fiktionsvertrag und die Vertraulichkeit besprechen und die Teilnehmer*innen mit der Umgebung, den Rollen, der Zeiteinteilung und den Zielen vertraut machen.)

Vorbereitung	• Begrüßung der Teilnehmer*innen und für ein positives Lernklima sorgen • Wiederholen der vorab mitgeteilten Themenkomplexe, welche in der Simulation vorkommen könnten (Brainstorming) • Erwartungen klären und Grundregeln festlegen
Fiktionsvertrag	• Einlassen auf nicht reale Situationen, welche im Simulationstraining vorkommen, wie z. B. die Mimik des/der Patient*in oder mangelnde Anzeichen von Schweiß oder Hautveränderungen • Stärken und Schwächen des Simulators darstellen • Teilnehmer*innen bitten, in der Simulationsumgebung so zu handeln, wie sie es in der Praxis tun würden • Erklären, dass Instruktionen und Teilnehmer*innen gemeinsam Sorge tragen müssen, dass eine effektive Simulationsatmosphäre herrscht
Vertraulichkeit	• Bedeutung der Vertraulichkeit im Rahmen der Simulation besprechen – **Las Vegas Prinzip** ► „Was in Vegas passiert, bleibt in Vegas."

Familiarisation/ Einarbeitung	◦ Orientierung schaffen • Raum zeigen, Ausrüstung und Simulator vorstellen • Einschränkungen besprechen (Fiktionsvertrag) • Zweck und Ziel der Simulation klären • Rollen zuweisen ▶ klären, wer den aktiven Part in der Simulation übernimmt (freiwillig, ausgewählt, reihum ...); Wer ist wer? Wer sind die anderen? Wo wird jede*r eingesetzt? • Technikcheck ▶ Überprüfen der technischen Gegebenheiten – Tonqualität, Übertragung ... ◦ Fallvorstellung • Hintergrund zum Fall (aktueller realistischer Fall) • Patientenakte vorbereiten
Sichere Lernumgebung schaffen	◦ Wiederholen, dass davon ausgegangen wird, dass jede*r Einzelne von uns sein Bestes gibt. ◦ Auf wertschätzende Kommunikation achten. ◦ Fehlerkultur besprechen ▶ Ein Training ohne Fehler ist kein Training. • Der Fehler ist erwünscht und in Ordnung. • Fehler sind Freunde, welche das Handlungspotenzial fördern. • Es geht nicht darum, herauszufinden, wer an etwas schuld ist ▶ im Interesse steht, wie eine Situation im Kontext entsteht und welche Gedanken sich Beteiligte machen. ◦ Vorteile der Lernmethode = wie Lernen am eigenen Wissensstand. ◦ Wir glauben, dass jede Teilnehmerin intelligent ist, fähig in dem, was sie tut, ihr Bestes gibt und sich verbessern möchte. ◦ Teilnehmende können aus ihrer Komfortzone herausgehen, sich ganz auf die Diskussion und Reflexion einlassen.
Ziele der Simulation	◦ Zweck des Trainings, ohne auf die bevorstehenden Szenarien einzugehen. ◦ Den zeitlichen und organisatorischen Ablauf des Trainings besprechen. ◦ Teilnehmer*innen informieren, dass es KEINE Bewertung gibt.

Report Students Will Receive Before Simulation

(Informationen für die Auszubildenden vor der Simulation nach dem SBAR-Format)

Time (Zeit)	5 Minuten
Person providing report (welche Person übergibt die Informationen)	Lehrende*r, die/der die Patientenrolle übernimmt
Situation (Situation)	Frau Hohensteiner Andrea, 78 Jahre alt, Patientin auf der orthopädischen Station. Vor 4 Tagen wurde eine Hüfttotalendoprothese (H-TEP) durchgeführt. Die Operation ist gut verlaufen, erster Verbandswechsel wurde am 2. postoperativen Tag durchgeführt.
Background (Hintergrund)	Einweisungsdiagnose: Coxarthrose, in den letzten Monaten zunehmende Verschlechterung, Schmerzen und massive Einschränkungen in der Mobilität OP: H-TEP wurde vor 4 Tagen durchgeführt
Assessment (Bewertung, Einschätzung)	Wunde ist frei von Entzündungszeichen Sekretion: blutig serös Patientin ist mit 1 PP und Unterarmstützkrücken mobil Schmerz: 3x tgl. Perfenid Kurzinfusion, bei Bedarf Novalgin Tropfen (30 gtt bis zu 3x tgl. bei VAS > 3)

Recommendation (Maßnahmen)	Täglicher Verbandswechsel: Reinigung mit physiologischer Kochsalzlösung, trockener Verband mit Kompressen bzw. Saugkompressen je nach Sekretion
Medical History (Med. Vorgeschichte)	• Arterielle Hypertonie • Diabetes Mellitus Typ 2 • Hyperlipidämie • Coxarthrose
Nursing Diagnosis (Pflegediagnose)	• Schmerzsyndrom • Angst • Beeinträchtigte Gehfähigkeit

Scenario Progression Outline

(Szenarienverlauf)

Timing (approx.) (Zeitl. Planung)	**Mannequin/SP Actions** (Aktivitäten durch Simulator*in, Patient*in)	**Expected Interventions** (Erwartete Interventionen durch Auszubildende)	**May Use the Following Cues** (Hinweise/Life Saver)
Einstieg	• Fragen, wozu Geburtsdatum notwendig	• Händedesinfektion vor Patientenkontakt • Vorstellen • Patienteninformation • Patientenidentifikation • Beziehungsaufbau	
Durchführung Maßnahme/n	Fragen: • Wie lange noch Unterarmstützkrücken notwendig? • Wann kommen Klammern/Nähte raus? • Verband auch zu Hause erforderlich? • Ist Duschen erlaubt?	• Vorbereiten der Materialien • Vorbereitung Arbeitsplatz • Ergonomie • Aseptische Arbeitsweise wird eingehalten • Kontinuierliche Patienteninformation • Dokumentation	**Hinweis von Simulator*in:** • „Beim letzten Mal wurde eine Pinzette verwendet." • „Brauchen Sie mein *Nachtkästchen*?"
Evtl. weitere erforderliche Maßnahmen		• Schmerzassessment vor Verbandswechsel • ...	**Hinweis von Simulator*in:** „Das tut heute aber weh!"
Nachbereitung/ Ausstieg/Verabschiedung		• Fachgerechte Entsorgung der Materialien • Bett nach unten stellen • Rufglocke in Reichweite • Verabschiedung • Händedesinfektion bei Verlassen des Zimmers • ...	
Szenarienende	Szenario ist beendet, wenn der Verbandswechsel durchgeführt und Materialien entsorgt wurden.		

Debriefing/Guided Reflection
(Nachbesprechung, geleitete Reflexion)

Note to Faculty
(Hinweis für Lehrpersonal und Trainer*innen)

Themes for this Scenario
(Debriefingthemen für dieses Szenario)

- Aseptische Arbeitsweise
- Versorgung von postoperativen Patient*innen
- Informationsgespräche und Kommunikation

Guided Debriefing Tool
(Leitfaden für die Nachbesprechung)

Die NLN hat ein Guided Debriefing Tool entwickelt, um eine Struktur zu schaffen, anhand derer Moderator*innen objektive Notizen über das Verhalten der Lernenden in der Simulation in direktem Zusammenhang mit den Lernergebnissen machen können. Laden Sie das NLN Guided Debriefing Tool hier herunter: https://www.nln.org/docs/default-source/uploadedfiles/professional-development-programs/sirc/guided-debriefing-tool.docx?sfvrsn=f659d27e_3

4.2 Patientenhemd- und Inkontinenzversorgungswechsel

Allgemeine Informationen			
Date (Datum)		**Student Level** (Ausbildungsjahr)	Erstes Ausbildungsjahr
Discipline (Studiengang)	Gesundheits- und Krankenpflege	**Guided Reflection Time** (Debriefingdauer)	45 Minuten
Expected Simulation Run Time (Simulationsdauer)	15 Minuten	**Location for Reflection** (Ort des Debriefing)	Debriefingraum
Location (Ort der Simulation)	Skills Labs Pflege		

Brief Description of Patient (Patientendaten)			
Name (Name)	Wilhelmine Augustus	**Pronouns** (Pronomen)	Nicht relevant
Date of Birth (Geburtsdatum)	30.04.1926	**Age** (Alter)	98
Sex Assigned at Birth (Geschlecht bei Geburt)	Weiblich	**Gender Identity** (Geschlechtsidentität)	Weiblich
Sexual Orientation (sexuelle Orientierung)	Nicht relevant	**Marital Status** (Familienstand)	Verwitwet

Weight (Körpergewicht)	55 kg	**Height** (Körpergröße)	158 cm
Racial Group (kultureller Hintergrund)	Nicht relevant	**Language (Sprache)**	Deutsch
Employment Status (Beschäftigungsstatus)	Pensionistin	**Religion** (Religionszugehörigkeit)	Röm. Kath.
Veteran Status	Nicht relevant	**Insurance Status** (Versicherungsstatus)	ÖGK
Support Person (An- und Zugehörige*r)	Sohn Paul und Schwiegertochter Susanne	**Support Phone** (Telefonnr. Angehörige*r)	+43 664 1235641
Allergies (Allergien)	Keine bekannt	**Immunisations** (Impfungen)	Siehe Impfpass
Attending Provider/ Team (Hausärzt*in, häusliche Pflege)	Mobile Pflege seit 4 Jahren, Hausärztin Dr. Michaela Skoff	**Sonstiges**	
Past Medical History (Med. Vorgeschichte)	St. p. Insult 2015 mit Hemiplegie li OE, Hypakusis (Versorgung mit Hörgeräten beidseits), Herzinsuffizienz, Hypertonie, Osteoporose, Beinkrämpfe		
History of Present Illness (aktuelle Krankengeschichte)	Patientin hat Schmerzen beim Urinieren, trinkt wenig, Fieber, AZ verschlechtert		
Social History (sozialer Hintergrund)	Ein Sohn, Unterstützung durch mobilen Dienst 1x tgl. zur Körperpflege, Ehemann seit 4 Jahren tot		
Surgeries/Procedures & Dates (Operationen mit Datum)	3 Tage nach Antibiose Harnkontrolle mittels Harnkultur und POC		

Psychomotor Skills Required of Participants Prior to Simulation

(Psychomotorische Fähigkeiten, welche die Teilnehmenden vor der Simulation beherrschen müssen)

- Kommunikation mit Schwerhörigen
- Fachgerechter Inkontinenzversorgungswechsel
- Beratung zur Zystitisprophylaxe durchführen
- Verwendung von Hörhilfen

Cognitive Activities Required of Participants Prior to Simulation

(Kognitive Aktivitäten, welche die Teilnehmenden vor der Simulation absolvieren müssen)

- Expertenstandard Kontinenzförderung in der Pflege
- S3-Leitlinie Epidemiologie, Diagnostik, Therapie, Prävention und Management unkomplizierter, bakterieller, ambulant erworbener Harnwegsinfektionen bei Erwachsenen (HWI)

- Umgang mit Veränderungen in der Kommunikation
- Theoretische Inhalte zur Nutzung und Verwendung von Hilfsmitteln (Hörgeräte)
- Theoretische Inhalte zum Themenkomplex Ausscheidung, Beobachtung & Wahrnehmung

Simulation Learning Objectives

(Lernziele der Simulation)

General Objectives

(Allgemeine Ziele, welche durch die Simulation gefördert werden. Nicht jede Simulation wird alle angeführten Ziele beinhalten. Sobald die Auszubildenden ein Ziel erreicht haben, geht es darum, diese Kompetenzen beizubehalten.)

1. Befolgen Sie die Standardvorkehrungen.
2. Wenden Sie Strategien an, um das Risiko einer Schädigung des/der Patient*in zu verringern.
3. Führen Sie auf organisierte und systematische Weise Bewertungen durch, die für die Pflege des/der Patient*in angemessen sind.
4. Führen Sie auf der Grundlage der Bewertung und der klinischen Daten vorrangige Pflegemaßnahmen durch.
5. Bewerten Sie den Zustand des/der Patient*in nach den Pflegeinterventionen erneut und überwachen Sie diesen.
6. Kommunizieren Sie mit dem/der Patient*in und den Angehörigen auf eine Weise, die Fürsorge vermittelt, kulturelles Bewusstsein widerspiegelt und psychosoziale Bedürfnisse berücksichtigt.
7. Kommunizieren Sie mit anderen Mitgliedern des Gesundheitsteams auf angemessene, zeitnahe, organisierte und patientenspezifische Weise.
8. Treffen Sie klinische Beurteilungen und Entscheidungen, die evidenzbasiert sind.
9. Arbeiten Sie innerhalb des Pflege- und Betreuungsbereichs.
10. Zeigen Sie Kenntnisse über rechtliche und ethische Verpflichtungen.

1. Practice standard precautions.
2. Employ strategies to reduce risk of harm to the patient.
3. Conduct assessments appropriate for care of patient in an organized and systematic manner.
4. Perform priority nursing actions based on assessment and clinical data.
5. Reassess/monitor patient status following nursing interventions.
6. Communicate with patient and family in a manner that illustrates caring, reflects cultural awareness, and addresses psychosocial needs.
7. Communicate appropriately with other health care team members in a timely, organized patient-specific manner.
8. Make clinical judgments and decisions that are evidence-based.
9. Practice within nursing scope of practice.
10. Demonstrate knowledge of legal and ethical obligations.

Simulation Scenario Objectives

(3–4 konkrete Ziele des vorliegenden Simulationsszenarios)

1. Die Auszubildenden informieren die Patientin über den geplanten Inkontinenzversorgungswechsel und achten auf die Patientensicherheit.
2. Die Auszubildenden sind in der Lage, den Inkontinenzversorgungswechsel unter Berücksichtigung der hygienischen Prinzipien und dem DNQP Standard 2024 entsprechend durchzuführen.
3. Die Auszubildenden wahren beim Versorgungswechsel die Intimsphäre der Patientin.
4. Die Auszubildenden beraten die Patientin hinsichtlich der Flüssigkeitszufuhr im Zusammenhang mit dem Harnwegsinfekt.

Faculty Reference

(Referenzen, Richtlinien, Leitlinien, Fachliteratur ... welche für das Szenario verwendet werden)

- DNQP Expertenstandard Kontinenzförderung in der Pflege
- Pflegespezifische Fachbücher (z. B. Pflegetechniken, Pflege Heute ...)
- S3-Leitlinie Epidemiologie, Diagnostik, Therapie, Prävention und Management unkomplizierter, bakterieller, ambulant erworbener Harnwegsinfektionen bei Erwachsenen (HWI)
- Deutscher Schwerhörigenbund e. V. Der Interessensverband der Schwerhörigen und Ertaubten in Deutschland (2022). Leitfaden für eine gelingende Kommunikation zwischen Pflegekraft und hörbeeinträchtigten Patienten/Bewohnern.

Setting/Environment

(Simulationsumgebung)

☐ **Emergency Department** (Notfallaufnahme)	☐ **ICU** (Intensivstation)
☐ **Medical-Surgical Unit** (Chirurgische Station)	☐ **OR/PACU** (OP oder Aufwachraum)
☐ **Pediatric Unit** (Pädiatrie)	☐ **Rehabilitation Unit** (Rehabilitation)
☐ **Maternity Unit** (Geburtshilfe)	☐ **Home** (zu Hause)
☐ **Behavioral Health Unit** (Psychiatrische Station)	☐ **Outpatient Clinic** (extramuraler Bereich)
	☑ **Other** (Andere): Internistische Abteilung

Equipment/Supplies

(Ausrüstung/Hilfsmittel: Wählen Sie alle aus, die auf das vorliegende Szenario zutreffen)

Simulated Patient/Mannequin(s) needed (erforderliche simulierte Patient*in/Mannequin):	Weibliches Mannequin (z. B. Nursing Anne ...)
Recommended Mode for Simulator (empfohlener Modus für den Simulator, z. B. manuell, programmiert etc.):	Manuelle Eingabe der Vitalparameter
Other Props & Moulage (andere Requisiten und Moulage):	Künstlicher/simulierter Stuhl (Schuhcreme oder Nussschokolade, Schokopudding ...)

Equipment Attached to Mannequin/Simulated Patient (Ausrüstung an Patient*in/Simulator):

- ☐ Patientenidentifikationsarmband
- ☐ i. v. Zugang linker UA mit Infusion
- ☐ Verschmutztes Patientenhemd

Other Essential Equipment (weitere wesentliche Materialien):

- ☐ Etiketten zur Beschriftung (Pulsoxymeter, Fieberthermometer)
- ☐ Fieberkurve/Krankengeschichte mit Pflegeanamnese, Aufnahmelabor, Harnbefund

Medications and Fluids (Medikamente und Flüssigkeiten):

- ☐ orale Medikamente: Candesartan 16 mg ½-0-0
- ☐ orale Medikamente: Norvasc 5 mg 0-0-1
- ☐ orale Medikamente: Cal D Vita 1-0-0
- ☐ orale Medikamente: Concor 2.5 mg 1-0-0
- ☐ orale Medikamente: Magnosolv Granulat 1-0-0
- ☐ i. v. Medikation: Elomel Isoton 500 ml 1-1-0
- ☐ i.v Medikation: Ciprofloxacin 400 mg/d 1-1-1

Equipment Available in Room (Ausrüstung im Zimmer):

- ☐ Pflegewagen mit ausreichend Wäsche, Pflegeutensilien (Waschlappen, Handtücher, Pflegelotion, Waschschüssel ...), Händedesinfektionsmittel
- ☐ Steckbecken
- ☐ Hörgeräte im Nachtkästchen
- ☐ Becher/Tasse
- ☐ Thermoskanne/Krug
- ☐ RR-Manschette
- ☐ Stethoskop
- ☐ Fieberthermometer
- ☐ Rufglocke beim Bett
- ☐ Nachtkästchen vollgestellt mit Essen
- ☐ Bettkärtchen
- ☐ Telefon mit Rufnummern zur diensthabenden Pflege bzw. diensthabenden Ärztin
- ☐ Flächendesinfektion
- ☐ Handschuhe in unterschiedlichen Größen
- ☐ Inkontinenzmaterialien in unterschiedlicher Form und Größe
- ☐ Einmalschürzen
- ☐ Abwurf

Roles

(Rollen)

- ☐ **Nurse 1** (Pflegeperson 1): Auszubildende*r 1
- ☐ **Nurse 2** (Pflegeperson 2): Auszubildende*r 2
- ☐ **Nurse 3** (Pflegeperson 3):
- ☐ **Provider** (Ärzt*in): Lehrende*r 1
- ☐ **Other Healthcare professionals** (Sonstige Gesundheitsberufe):
- ☐ **Observer** (Beobachter*innen): restliche Gruppe
- ☐ **Standardized Patient** (Schauspielpatient*in)
- ☐ **Teacher** (Lehrende*r):
- ☐ **Patient** (Patient*in): Lehrende*r 2

Guidelines/Information Related to Roles

(Information zu den Rollen: Vorab festlegen, wer welche welche Rolle übernimmt und für was verantwortlich ist. Informationen zu den Verhaltensweisen, Emotionalitäten etc. werden klar kommuniziert.)

Pflege-person 1	Übernimmt die Hauptaufgabe des Patientenhemdwechsels, erkennt die Notwendigkeit des Inkontinenzwechsels und übernimmt die Leitung der pflegerischen Maßnahmen
Pflege-person 2	Erkennt die Notwendigkeit des Inkontinenzwechsels und übernimmt die Assistenz bei den Aufgaben, übernimmt die fachgerechte Kommunikation und Aufklärung der Patientin
Pflege-person 3	
Ärzt*in	Reagiert bei Anruf entsprechend der Anfrage, gibt Anweisung zur weiteren pflegerischen und medizinischen Versorgung

Beobach-ter*innen	Aktive Beobachtung von: • Kommunikation mit der Patientin und im Team • Hygienischer Arbeitsweise • Fachlicher Handlungsempfehlung zum Wechsel von Inkontinenzversorgung und Patientenhemd
Lehrende*r	
Patientin	• Wohnt bei Sohn und Schwiegertochter • Sohn heißt Paul und Schwiegertochter Susanne • Patientin ist orientiert in allen Ebenen • Kein Kennwort vereinbart • Mobiler Dienst kommt einmal täglich • Schlafen ▶ kein Defizit • Bewegung Jones Grad 2 ▶ braucht Gehstock, manchmal Rollator, Gleichgewichtsprobleme und Gangunsicherheit, hat Angst, Sturzrisiko erhöht (Morse Fall Scale 60 Punkte) • Sich Sauberhalten und Kleiden & Essen und Trinken ▶ Jones Grad 2, braucht Unterstützung beim An- und Auskleiden sowie der Körperpflege; keine Diät oder Unverträglichkeiten; keine Wunden; kein Dekubitusrisiko; trinkt wenig • Ausscheidung ▶ Jones Grad 2, derzeit Schmerzen beim Wasserlassen und Inkontinenzepisoden, bestehender HWI, Stuhlgang regelmäßig jeden zweiten Tag • Körpertemperatur Regulieren ▶ kein Gesundheitsdefizit • Atmen ▶ kein Gesundheitsdefizit • Sicherheit ▶ Sturzrisiko erhöht, siehe Pflegediagnose • Arbeiten und Spielen ▶ war früher Hausfrau und hatte gerne Handarbeit (Stricken und Häkeln) • Kommunikation ▶ braucht Hörgeräte beidseits und eine Lesebrille; verbale Kommunikation eingeschränkt möglich • Rollenwahrnehmung ▶ Großmutter mit Leib und Seele, unterstützt Sohn in allen Bereichen • Sterben/derzeitige Lebenssituation ▶ hat eine Sterbeversicherung

Pre-Briefing/Briefing (Vorbesprechung)

(Vor dem Szenario benötigen die Teilnehmenden ein Pre-Briefing/Briefing. Während dieser Zeit sollten die Vortragenden einen sicheren Rahmen für das Lernen schaffen, den Fiktionsvertrag und die Vertraulichkeit besprechen und die Teilnehmer*innen mit der Umgebung, den Rollen, der Zeiteinteilung und den Zielen vertraut machen.)

Vorbereitung	• Begrüßung der Teilnehmer*innen und für ein positives Lernklima sorgen • Wiederholen der vorab mitgeteilten Themenkomplexe, welche in der Simulation vorkommen könnten (Brainstorming) • Erwartungen klären und Grundregeln festlegen
Fiktionsvertrag	• Einlassen auf nicht reale Situationen, welche im Simulationstraining vorkommen, wie z. B. die Mimik des/der Patient*in oder mangelnde Anzeichen von Schweiß oder Hautveränderungen • Stärken und Schwächen des Simulators darstellen • Teilnehmer*innen bitten, in der Simulationsumgebung so zu handeln, wie sie es in der Praxis tun würden • Erklären, dass Instruktionen und Teilnehmer*innen gemeinsam Sorge tragen müssen, dass eine effektive Simulationsatmosphäre herrscht
Vertraulichkeit	• Bedeutung der Vertraulichkeit im Rahmen der Simulation besprechen – **Las Vegas Prinzip** ▶ „Was in Vegas passiert, bleibt in Vegas."

Familiarisation/ Einarbeitung	▪ Orientierung schaffen • Raum zeigen, Ausrüstung und Simulator vorstellen • Einschränkungen besprechen (Fiktionsvertrag) • Zweck und Ziel der Simulation klären • Rollen zuweisen ▶ klären, wer den aktiven Part in der Simulation übernimmt (freiwillig, ausgewählt, reihum ...); Wer ist wer? Wer sind die anderen? Wo wird jede*r eingesetzt? • Technikcheck ▶ Überprüfen der technischen Gegebenheiten – Tonqualität, Übertragung ... ▪ Fallvorstellung • Hintergrund zum Fall (aktueller realistischer Fall) • Patientenakte vorbereiten
Sichere Lern-umgebung schaffen	▪ Wiederholen, dass davon ausgegangen wird, dass jede*r Einzelne von uns sein Bestes gibt. ▪ Auf wertschätzende Kommunikation achten. ▪ Fehlerkultur besprechen ▶ Ein Training ohne Fehler ist kein Training. • Der Fehler ist erwünscht und in Ordnung. • Fehler sind Freunde, welche das Handlungspotenzial fördern. • Es geht nicht darum, herauszufinden, wer an etwas schuld ist ▶ im Interesse steht, wie eine Situation im Kontext entsteht und welche Gedanken sich Beteiligte machen. ▪ Vorteile der Lernmethode = wie Lernen am eigenen Wissensstand. ▪ Wir glauben, dass jede Teilnehmerin intelligent ist, fähig in dem, was sie tut, ihr Bestes gibt und sich verbessern möchte. ▪ Teilnehmende können aus ihrer Komfortzone herausgehen, sich ganz auf die Diskussion und Reflexion einlassen.
Ziele der Simulation	▪ Zweck des Trainings, ohne auf die bevorstehenden Szenarien einzugehen. ▪ Den zeitlichen und organisatorischen Ablauf des Trainings besprechen. ▪ Teilnehmer*innen informieren, dass es KEINE Bewertung gibt.

Report Students Will Receive Before Simulation

(Informationen für die Auszubildenden vor der Simulation nach dem SBAR-Format)

Time (Zeit)	5 Minuten
Person providing report (welche Person übergibt die Informationen)	Lehrende*r, die/der die Patientenrolle übernimmt
Situation (Situation)	Frau Augustus wurde vor 2 Tagen wegen eines starken Harnweginfekts im Krankenhaus auf der Internen Station B aufgenommen. Die Therapie (Antibiotikum und Flüssigkeit i. v.) schlägt gut an. Frau Augustus ist aufgrund ihres Alters sowie eines Insults vor 5 Jahren in ihrer Beweglichkeit stark eingeschränkt – v. a. linke OE. Frau Augustus isst und trinkt nach Vorbereitung selbstständig.
Background (Hintergrund)	Frau Augustus hat zu Hause kaum noch etwas getrunken oder gegessen. Sie war ständig auf der Toilette und hatte starke Schmerzen beim Wasserlassen. Nach zwei Tagen hat sie Fieber bekommen und ist nur noch im Bett geblieben. Der Sohn hat nach Rücksprache mit dem Hausarzt veranlasst, dass seine Mutter ins Krankenhaus kommt, da sich ihr Allgemeinzustand massiv verschlechtert hat.

Assessment (Bewertung, Einschätzung)	Frau Augustus hat gerade gegessen und sich beim Essen das Patientenhemd verschmutzt.
Recommendation (Maßnahmen)	Sie befinden sich im Praktikum auf der Station und werden von der diensthabenden DGKP gebeten, bei Frau Augustus das Patientenhemd zu wechseln, da dieses verschmutzt ist.
Medical history (Med. Vorgeschichte)	• Harnwegsinfekt bei Harninkontinenz • Hypakusis • St. p. Insult mit Hemiplegie linke OE • Hypertonie • Herzinsuffizienz • Osteoporose
Nursing Diagnosis (Pflegediagnose)	• Selbstversorgungsdefizit Waschen und Kleiden, Essen und Trinken • beeinträchtigte Hörfähigkeit und Gehfähigkeit • körperliche Sturzgefahr • Gefahr eines Flüssigkeitsdefizites

Scenario Progression Outline

(Szenarienverlauf)

Timing (approx.) (Zeitl. Planung)	**Mannequin/SP Actions** (Aktivitäten durch Simulator*in, Patient*in)	**Expected Interventions** (Erwartete Interventionen durch Auszubildende)	**May Use the Following Cues** (Hinweise/Life Saver)
Einstieg	• Patientin liegt im Bett mit tropfender Infusion • Oberkörper hoch positioniert • Fragen, wozu Geburtsdatum notwendig • Patientin hört sehr schlecht – wiederholt alles, was die Studierenden sagen	• Korrekt betreten (anklopfen) • Patientin begrüßen • Händedesinfektion vor Patientenkontakt • Vorstellung • Bestätigen der Patienten-ID • Patienteninformation zum Wechsel des Patientenhemds	Laut Pflegeanamnese hat Patientin ein Hörgerät – wird danach gefragt, kann es vom Nachttisch herausgenommen und eingesetzt werden – dann hört die Patientin sehr gut. **Hinweis von Simulator*in:** • Wenn mehrfach das gleiche gesagt wird, mit „jaja" antworten – damit die Studierenden weiterarbeiten können (Debriefing dann aufnehmen). **Hinweis von Simulator*in zum Erkennen des Inkontinenzwechsels:** • Patientin äußert, dass es im Zimmer nach Urin riecht. • Patientin gibt ein warmes Gefühl im Intimbereich an. • Patientin fragt aktiv, ob die Inkontinenzversorgung gewechselt werden kann.

Durchführung Maßnahme/n	• Hört schlecht, äußert immer wieder: • „Wie bitte?" • „Was?" • „Jaja."	• Wechsel der Inko, von Patientenhemd und Leintuch • Ergonomisches Arbeiten • Mit Patientin in Kontakt bleiben • Intimpflege unter hygienischen Standards • Fragen nach Schmerzen • Ggf. Vitalzeichenerhebung • Aufklärung und Beratung zur Flüssigkeitsaufnahme	
Nachbereitung/Ausstieg/Verabschiedung		• Entsorgung der Materialien • Patientin nach Wünschen fragen • Patientensicherheit gewährleisten (Betthöhe) • Händedesinfektion vor Verlassen des Raumes • Getränke anbieten • Rufglocke in Reichweite	
Szenarienende	Szenario ist beendet, wenn der Inkontinenzversorgungswechsel und Wechsel des Leintuchs (ggf.) sowie des Patientenhemdes durchgeführt wurden.		

Debriefing/Guided Reflection

(Nachbesprechung, geleitete Reflexion)

Note to Faculty

(Hinweis für Lehrpersonal und Trainer*innen)

Themes for this Scenario

(Debriefingthemen für dieses Szenario)

- Inkontinenzversorgung und Umgang mit Inkontinenz (Produktanpassung, Auswahl der Produkte ...)
- Harnbeobachtung
- Umgang mit Schwerhörigkeit und Kommunikationsstrategien
- Durchführung der Intimhygiene
- Beratung und theoretische Inhalte Zystitisprophylaxe inkl. Rezidivprophylaxe

Guided Debriefing Tool

(Leitfaden für die Nachbesprechung)

Die NLN hat ein Guided Debriefing Tool entwickelt, um eine Struktur zu schaffen, anhand derer Moderator*innen objektive Notizen über das Verhalten der Lernenden in der Simulation in direktem Zusammenhang mit den Lernergebnissen machen können. Laden Sie das NLN Guided Debriefing Tool hier herunter: https://www.nln.org/docs/default-source/uploadedfiles/professional-development-programs/sirc/guided-debriefing-tool.docx?sfvrsn=f659d27e_3

4.3 Präoperative Vorbereitung

Allgemeine Informationen			
Date (Datum)		**Student Level** (Ausbildungsjahr)	Erstes Ausbildungsjahr
Discipline (Studiengang)	Gesundheits- und Krankenpflege	**Guided Reflection Time** (Debriefingdauer)	30 Minuten
Expected Simulation Run Time (Simulationsdauer)	15 Minuten	**Location for Reflection** (Ort des Debriefing)	Seminarraum
Location (Ort der Simulation)	Skills Labs Pflege		

Brief Description of Patient (Patientendaten)			
Name (Name)	Herta Schubert	**Pronouns** (Pronomen)	Nicht relevant
Date of Birth (Geburtsdatum)	30.04.1974	**Age** (Alter)	50
Sex Assigned at Birth (Geschlecht bei Geburt)	Weiblich	**Gender Identity** (Geschlechtsidentität)	Weiblich
Sexual Orientation (sexuelle Orientierung)	Nicht relevant	**Marital Status** (Familienstand)	Geschieden
Weight (Körpergewicht)	98 kg	**Height** (Körpergröße)	170 cm
Racial Group (kultureller Hintergrund)	Nicht relevant	**Language** (Sprache)	Deutsch
Employment Status (Beschäftigungsstatus)	Köchin	**Religion** (Religionszugehörigkeit)	Ohne Bekenntnis
Veteran Status	Nicht relevant	**Insurance Status** (Versicherungsstatus)	ÖGK
Support Person (An- und Zugehörige*r)	Sohn Matthias Schubert (20 Jahre)	**Support Phone** (Telefonnr. Angehörige*r)	+43 668 123456
Allergies (Allergien)	Keine bekannt	**Immunisations** (Impfungen)	Nicht relevant
Attending Provider/ Team (Hausärzt*in, häusliche Pflege)	Dr. Moser, kein Pflegedienst	**Sonstiges**	
Past Medical History (Med. Vorgeschichte)	Arterielle Hypertonie, Hyperlipidämie		
History of Present Illness (aktuelle Krankengeschichte)	Cholezystolithiasis		
Social History (sozialer Hintergrund)	1 Kind, Mietwohnung, gutes Verhältnis zu Eltern – wohnen in der Nähe		
Surgeries/Procedures & Dates (Operationen mit Datum)	Keine Operationen bis jetzt		

Psychomotor Skills Required of Participants Prior to Simulation

(Psychomotorische Fähigkeiten, welche die Teilnehmenden vor der Simulation beherrschen müssen)

- Kommunikation mit ängstlichen Patient*innen
- Ermitteln von Vitalparametern
- Kommunikation im Team
- Medikamentenmanagement (6-R-Regel)
- Kinästhetische Arbeitsweise
- Dokumentenmanagement (Aufklärungen, Checklisten etc.)

Cognitive Activities Required of Participants Prior to Simulation

(Kognitive Aktivitäten, welche die Teilnehmenden vor der Simulation absolvieren müssen)

- Allgemeine Hygiene
- Kommunikation mit ängstlichen Patient*innen
- Teamarbeit
- Medikamentenmanagement
- Verständnis des perioperativen Prozesses

Simulation Learning Objectives

(Lernziele der Simulation)

General Objectives

(Allgemeine Ziele, welche durch die Simulation gefördert werden. Nicht jede Simulation wird alle angeführten Ziele beinhalten. Sobald die Auszubildenden ein Ziel erreicht haben, geht es darum, diese Kompetenzen beizubehalten.)

1. Befolgen Sie die Standardvorkehrungen.
2. Wenden Sie Strategien an, um das Risiko einer Schädigung des/der Patient*in zu verringern.
3. Führen Sie auf organisierte und systematische Weise Bewertungen durch, die für die Pflege des/der Patient*in angemessen sind.
4. Führen Sie auf der Grundlage der Bewertung und der klinischen Daten vorrangige Pflegemaßnahmen durch.
5. Bewerten Sie den Zustand des/der Patient*in nach den Pflegeinterventionen erneut und überwachen Sie diesen.
6. Kommunizieren Sie mit dem/der Patient*in und den Angehörigen auf eine Weise, die Fürsorge vermittelt, kulturelles Bewusstsein widerspiegelt und psychosoziale Bedürfnisse berücksichtigt.
7. Kommunizieren Sie mit anderen Mitgliedern des Gesundheitsteams auf angemessene, zeitnahe, organisierte und patientenspezifische Weise.
8. Treffen Sie klinische Beurteilungen und Entscheidungen, die evidenzbasiert sind.
9. Arbeiten Sie innerhalb des Pflege- und Betreuungsbereichs.
10. Zeigen Sie Kenntnisse über rechtliche und ethische Verpflichtungen.

1. Practice standard precautions.
2. Employ strategies to reduce risk of harm to the patient.
3. Conduct assessments appropriate for care of patient in an organized and systematic manner.
4. Perform priority nursing actions based on assessment and clinical data.
5. Reassess/monitor patient status following nursing interventions.
6. Communicate with patient and family in a manner that illustrates caring, reflects cultural awareness, and addresses psychosocial needs.
7. Communicate appropriately with other health care team members in a timely, organized, patient-specific manner.
8. Make clinical judgments and decisions that are evidence-based.
9. Practice within nursing scope of practice.
10. Demonstrate knowledge of legal and ethical obligations.

Simulation Scenario Objectives

(3–4 konkrete Ziele des vorliegenden Simulationsszenarios)

1. Die Auszubildenden bereiten die Patientin auf die Operation vor und verwenden dafür die vorgegebene präoperative Checkliste.
2. Die Auszubildenden achten in ihren Handlungen auf die Patientensicherheit.
3. Die Auszubildenden nehmen die Ängste und Sorgen der Patientin wahr und wenden angstlösende Techniken an, um diese zu mindern.

Faculty Reference

(Referenzen, Richtlinien, Leitlinien, Fachliteratur ... welche für das Szenario verwendet werden)

- Pflegespezifische Fachbücher (z. B. Pflegetechniken, Pflege Heute ...)
- Geltende Hygienerichtlinie und andere Leitlinien der Institution (z. B. klinikinterne Standards, Checklisten ...)
- Prävention postoperativer Infektionen im Operationsgebiet – Empfehlungen des RKI

Setting/Environment

(Simulationsumgebung)

☐ **Emergency Department** (Notfallaufnahme)	☐ **ICU** (Intensivstation)
☑ **Medical-Surgical Unit** (Chirurgische Station)	☐ **OR/PACU** (OP oder Aufwachraum)
☐ **Pediatric Unit** (Pädiatrie)	☐ **Rehabilitation Unit** (Rehabilitation)
☐ **Maternity Unit** (Geburtshilfe)	☐ **Home** (zu Hause)
☐ **Behavioral Health Unit** (Psychiatrische Station)	☐ **Outpatient Clinic** (extramuraler Bereich)
	☐ **Other** (Andere):

Equipment/Supplies

(Ausrüstung/Hilfsmittel: Wählen Sie alle aus, die auf das vorliegende Szenario zutreffen)

Simulated Patient/Mannequin(s) needed (erforderliche simulierte Patient*in/Mannequin):	Weibliches Mannequin z. B. Nursing Anne oder Nursing Anne Simulator
Recommended Mode for Simulator (empfohlener Modus für den Simulator, z. B. manuell, programmiert etc.):	Manuelle Eingabe der Vitalparameter
Other Props & Moulage (andere Requisiten und Moulage):	

Equipment Attached to Mannequin/Simulated Patient (Ausrüstung an Patient*in/Simulator):

- ☐ Patientenidentifikationsarmband
- ☐ weibliches Mannequin
- ☐ Perücke
- ☐ Brille
- ☐ präoperative Markierung rechter Oberbauch
- ☐ Armband oder anderer Schmuck

Other Essential Equipment (weitere wesentliche Materialien):

- ☐ Fieberkurve/Krankengeschichte vorausgefüllt & Pflegeanamnese
- ☐ chir. Aufklärung, Anästhesieaufklärung & angeordnete Prämedikation (7,5 mg Dormicum)
- ☐ präoperative Checkliste
- ☐ aktuelle Laborbefunde
- ☐ Klebeetiketten für Fieberthermometer und Pulsoxymeter

Medications and Fluids (Medikamente und Flüssigkeiten):

- ☐ orale Medikamente: T-Ass 100 mg 0-1-0 (Pause); Norvasc 5 mg (1-0-1); Simvastatin 20 mg (0-0-1); Trittico ret. 75 mg (0-0-2/3)
- ☐ i. v. Flüssigkeiten: Novalgin 1 g/Kl bei VAS > 4 bis 3x tgl.
- ☐ weitere Medikamente: Inhixa 8000 IE s. c. (0-0-1)

Equipment Available in Room (Ausrüstung im Zimmer):

- ☐ Sauerstoffanschluss
- ☐ Pulsoxymeter
- ☐ Blutdruckmanschette & Stethoskop
- ☐ Fieberthermometer
- ☐ Bettkärtchen
- ☐ Pflegewagen mit Bettwäsche zum Wechseln, Nachthemd
- ☐ Nachtkästchen mit Getränk, Becher, Handy der Patientin, Süßigkeiten, Serviette, Gesichtscreme ...
- ☐ Patientenrufglocke
- ☐ Telefon mit Nummern von diensthabender Ärztin, DGKP

Roles

(Rollen)

- ☐ **Nurse 1** (Pflegeperson 1): Auszubildende*r 1
- ☐ **Nurse 2** (Pflegeperson 2): Auszubildende*r 2
- ☐ **Nurse 3** (Pflegeperson 3):
- ☐ **Provider** (Ärzt*in): Lehrende*r 1
- ☐ **Other Healthcare professionals** (Sonstige Gesundheitsberufe):
- ☐ **Observer** (Beobachter*innen): restliche Gruppe
- ☐ **Standardized Patient** (Schauspielpatient*in)
- ☐ **Teacher** (Lehrende):
- ☐ **Patient** (Patient*in): Lehrende*r 2

Guidelines/Information Related to Roles

(Information zu den Rollen: Vorab festlegen, wer welche Rolle übernimmt und für was verantwortlich ist. Informationen zu den Verhaltensweisen, Emotionalitäten etc. werden klar kommuniziert.)

Pflegeperson 1	Übernimmt die Durchführung der präoperativen Vorbereitung, informiert die Patientin und klärt diese über alle notwendigen Schritte auf
Pflegeperson 2	Übernimmt die Assistenz im Rahmen der Vorbereitung und unterstützt die Kollegin
Pflegeperson 3	
Ärzt*in	Reagiert bei Anruf entsprechend der Anfrage, gibt Anweisung zur Durchführung der präoperativen Vorbereitung
Beobachter*innen	Aktive Beobachtung von: • Kommunikation mit Patientin und zwischen den Auszubildenden • Verwendung der zur Verfügung gestellten Hilfsmittel (Checklisten)
Lehrende*r	
Patientin	• Wohnt mit Sohn Schubert Matthias (20 Jahre) in einer Mietwohnung • Köchin • Gutes Verhältnis zu Eltern, diese wohnen in der Nähe • Patientin ist in allen Ebenen orientiert • Kein Kennwort vereinbart • Keine Pflegedienste oder hauswirtschaftlichen Dienste • Schlafen ▸ kein Defizit • Bewegung ▸ keine Einschränkung in der Mobilität • Sich Sauberhalten und Kleiden & Essen und Trinken ▸ keine Gesundheitsdefizite • Ausscheidung ▸ keine Defizite, Stuhlgang täglich • Schmerz ▸ Schmerzen im Oberbauch, bei Aufnahme VAS 6 • Körpertemperatur Regulieren ▸ kein Gesundheitsdefizit • Atmen ▸ kein Gesundheitsdefizit • Sicherheit ▸ kein Gesundheitsdefizit • Arbeiten und Spielen ▸ nicht relevant • Kommunikation ▸ Brille, ansonsten keine Einschränkungen • Rollenwahrnehmung ▸ nicht relevant • Sterben/derzeitige Lebenssituation ▸ keine Angaben

Pre-Briefing/Briefing (Vorbesprechung)

(Vor dem Szenario benötigen die Teilnehmer*innen ein Pre-Briefing/Briefing. Während dieser Zeit sollten die Vortragenden einen sicheren Rahmen für das Lernen schaffen, den Fiktionsvertrag und die Vertraulichkeit besprechen und die Teilnehmer*innen mit der Umgebung, den Rollen, der Zeiteinteilung und den Zielen vertraut machen.)

Vorbereitung	• Begrüßung der Teilnehmer*innen und für ein positives Lernklima sorgen • Wiederholen der vorab mitgeteilten Themenkomplexe, welche in der Simulation vorkommen könnten (Brainstorming) • Erwartungen klären und Grundregeln festlegen
Fiktionsvertrag	• Einlassen auf nicht reale Situationen, welche im Simulationstraining vorkommen, wie z. B. die Mimik des/der Patient*in oder mangelnde Anzeichen von Schweiß oder Hautveränderungen • Stärken und Schwächen des Simulators darstellen • Teilnehmer*innen bitten, in der Simulationsumgebung so zu handeln, wie sie es in der Praxis tun würden • Erklären, dass Instruktionen und Teilnehmer*innen gemeinsam Sorge tragen müssen, dass eine effektive Simulationsatmosphäre herrscht
Vertraulichkeit	• Bedeutung der Vertraulichkeit im Rahmen der Simulation besprechen – **Las Vegas Prinzip** ▶ „Was in Vegas passiert, bleibt in Vegas."

Familiarisation/ Einarbeitung	• Orientierung schaffen
	  ◦ Raum zeigen, Ausrüstung und Simulator vorstellen
	  ◦ Einschränkungen besprechen (Fiktionsvertrag)
	  ◦ Zweck und Ziel der Simulation klären
	  ◦ Rollen zuweisen ▶ klären, wer den aktiven Part in der Simulation übernimmt (freiwillig, ausgewählt, reihum ...); Wer ist wer? Wer sind die anderen? Wo wird jede*r eingesetzt?
	  ◦ Technikcheck ▶ Überprüfen der technischen Gegebenheiten – Tonqualität, Übertragung ...
	• Fallvorstellung
	  ◦ Hintergrund zum Fall (aktueller realistischer Fall)
	  ◦ Patientenakte vorbereiten

Sichere Lern-umgebung schaffen	• Wiederholen, dass davon ausgegangen wird, dass jede*r Einzelne von uns sein Bestes gibt.
	• Auf wertschätzende Kommunikation achten.
	• Fehlerkultur besprechen ▶ Ein Training ohne Fehler ist kein Training.
	  ◦ Der Fehler ist erwünscht und in Ordnung.
	  ◦ Fehler sind Freunde, welche das Handlungspotenzial fördern.
	  ◦ Es geht nicht darum, herauszufinden, wer an etwas schuld ist ▶ im Interesse steht, wie eine Situation im Kontext entsteht und welche Gedanken sich Beteiligte machen.
	• Vorteile der Lernmethode = wie Lernen am eigenen Wissensstand.
	• Wir glauben, dass jede Teilnehmerin intelligent ist, fähig in dem, was sie tut, ihr Bestes gibt und sich verbessern möchte.
	• Teilnehmende können aus ihrer Komfortzone herausgehen, sich ganz auf die Diskussion und Reflexion einlassen.

Ziele der Simulation	• Zweck des Trainings, ohne auf die bevorstehenden Szenarien einzugehen. • Den zeitlichen und organisatorischen Ablauf des Trainings besprechen. • Teilnehmer*innen informieren, dass es KEINE Bewertung gibt.

Report Students Will Receive Before Simulation

(Informationen für die Auszubildenden vor der Simulation nach dem SBAR-Format)

Time (Zeit)	5 Minuten
Person providing report (welche Person übergibt die Informationen)	Lehrende*r, die/der die Patientenrolle übernimmt
Situation (Situation)	Frau Herta Schubert ist Patientin auf der allgemein chirurgischen Station. Für heute ist eine laparoskopische Cholezystektomie (CHE) geplant. Die Studierenden müssen die Patientin auf diese OP vorbereiten, der Krankentransportdienst kommt in 30 Minuten, um die Patientin abzuholen.
Background (Hintergrund)	Einweisungsdiagnose: unklare Oberbauchschmerzen. Die Patientin wurde gestern Abend über die Ambulanz aufgenommen, eine Cholezystitis wurde diagnostiziert und die Operation für den heutigen Tag fixiert. Die Patientin wurde am Vorabend noch von der Abteilung für Anästhesie aufgeklärt sowie von der diensthabenden Chirurgin. Die Aufklärungen finden sich in der Krankengeschichte. Die Operation sollte laparoskopisch stattfinden, bei Komplikationen und Notwendigkeit wurde die Patientin auch für eine offene OP aufgeklärt.
Assessment (Bewertung, Einschätzung)	Patientin ist selbstständig und mobil, führt die Aktivitäten des täglichen Lebens selbstständig und ohne Hilfe durch. Sie wurde bereits vom Nachtdienst aufgeklärt, die Körperreinigung durchzuführen, das Bett wurde frisch bezogen. Die Patientin ist sehr nervös, da sie noch nie im Krankenhaus war und noch keine Narkose erhalten hat. Sie kennt nur Geschichten, dass jemand nicht mehr aus der Narkose aufgewacht ist bzw. zu früh während der OP munter wurde.
Recommendation (Maßnahmen)	Präoperative Vorbereitung anhand einer präoperativen Checkliste durchführen sowie eine erneute Vitalzeichenkontrolle vor OP-Beginn.
Medical History (Med. Vorgeschichte)	• Arterielle Hypertonie • Hyperlipidämie • Cholezyoslithiasis
Nursing Diagnosis (Pflegediagnose)	• Schmerz, akut • Angst

Scenario Progression Outline

(Szenarienverlauf)

Timing (approx.) (Zeitl. Planung)	**Mannequin/SP Actions** (Aktivitäten durch Simulator*in, Patient*in)	**Expected Interventions** (Erwartete Interventionen durch Auszubildende)	**May Use the Following Cues** (Hinweise/Life Saver)
Einstieg	• Mannequin liegt im Bett, Patientenhemd an und Brille auf • Fragen, wozu Geburtsdatum notwendig ist	• Händedesinfektion vor Patientenkontakt • Vorstellen • Patienteninformation • Beziehungsaufbau	

Durchführung Maßnahme/n	**Fragen:** ◦ „Wie lange dauert die OP?" ◦ „Kann es passieren, dass ich während der OP wach werde?" ◦ „Was ist, wenn ich nach der Narkose nicht mehr aufwache?" ◦ „Werde ich nach der OP Schmerzen haben?" ◦ „Komme ich heute wieder auf die Station zurück?"	◦ PIDA-Kontrolle an Patient*in und Bett ◦ Ergonomisches Arbeiten ◦ Vorbereitung anhand der Checkliste: • Vitalzeichen • OP-Markierung • Entfernen von Schmuck • Brille beschriften und mit in OP nehmen • Info über Nüchternheit • Verabreichen von Prämedikation ◦ Patienteninfo, nicht aufzustehen	◦ „Ich müsste noch einmal auf die Toilette", nachdem Prämed verabreicht wurde. Mögliche Abwandlung: ◦ Patiententransport klopft an ◦ OP-Markierung nicht vorhanden
Nachbereitung/ Ausstieg/Verabschiedung		◦ Fachgerechte Entsorgung der Verbrauchsmaterialien ◦ Desinfektion der Gebrauchsmaterialien ◦ Bett nach unten stellen ◦ Rufglocke in Reichweite platzieren ◦ Verabschiedung ◦ Händedesinfektion bei Verlassen des Zimmers	
Szenarienende	Szenario ist beendet, wenn die präoperative Checkliste ausgefüllt ist und die Vitalparameter erhoben wurden.		

Debriefing/Guided Reflection

(Nachbesprechung, geleitete Reflexion)

Note to Faculty

(Hinweis für Lehrpersonal und Trainer*innen)

Themes for this Scenario

(Debriefingthemen für dieses Szenario)

- Präoperative Vorbereitung
- Patientensicherheit, Patientensicherheitsziele (WHO Sicherheitscheckliste)
- Kommunikation und Umgang mit ängstlichen Patient*innen

Guided Debriefing Tool

(Leitfaden für die Nachbesprechung)

Die NLN hat ein Guided Debriefing Tool entwickelt, um eine Struktur zu schaffen, anhand derer Moderator*innen objektive Notizen über das Verhalten der Lernenden in der Simulation in direktem Zusammenhang mit den Lernergebnissen machen können. Laden Sie das NLN Guided Debriefing Tool hier herunter: https://www.nln.org/docs/default-source/uploadedfiles/professional-development-programs/sirc/guided-debriefing-tool.docx?sfvrsn=f659d27e_3

4.4 Postoperative Übernahme – Harnretention

Allgemeine Informationen			
Date (Datum)		**Student Level** (Ausbildungsjahr)	Zweites Ausbildungsjahr
Discipline (Studiengang)	Gesundheits- und Krankenpflege	**Guided Reflection Time** (Debriefingdauer)	45 Minuten
Expected Simulation Run Time (Simulations-dauer)	15 Minuten	**Location for Reflection** (Ort des Debriefing)	Debriefingraum
Location (Ort der Simulation)	Skills Labs Pflege		

Brief Description of Patient (Patientendaten)			
Name (Name)	Marianne Wastian	**Pronouns** (Pronomen)	Nicht relevant
Date of Birth (Geburtsdatum)	30.07.1975	**Age** (Alter)	50
Sex Assigned at Birth (Geschlecht bei Geburt)	Weiblich	**Gender Identity** (Geschlechtsidentität)	Weiblich
Sexual Orientation (sexuelle Orientierung)	Nicht relevant	**Marital Status** (Familienstand)	Verheiratet
Weight (Körpergewicht)	68 kg	**Height** (Körpergröße)	164 cm
Racial Group (kultureller Hintergrund)	Nicht relevant	**Language (Sprache)**	Deutsch
Employment Status (Beschäftigungsstatus)	Angestellte, Volksschul-lehrerin	**Religion** (Religions-zugehörigkeit)	Röm. Kath.
Veteran Status	Nicht relevant	**Insurance Status** (Versicherungsstatus)	ÖGK
Support Person (An- und Zugehörige*r)	Gatte Manfred Wastian	**Support Phone** (Telefonnr. Angehörige*r)	+43 666 999888777
Allergies (Allergien)	Keine bekannt	**Immunisations** (Impfungen)	Siehe Impfkarte
Attending Provider/ Team (Hausärzt*in, häusliche Pflege)	Dr. Marika Grell, keine häusliche Pflege notwendig	**Sonstiges**	
Past Medical History (Med. Vorgeschichte)	Mb. Crohn – Diagnose-stellung 1995		
History of Present Illness (aktuelle Krankengeschichte)	Teilresektion Colon ohne Stomaanlage, OP keine Probleme, im Rahmen der Aufwach-phase instabile Kreis-laufsituation – daher strikte Bettruhe bis zum 1. postoperativen Tag		

Social History (sozialer Hintergrund)	Wohnt mit Gatten und 2 Kindern in einem Einfamilienhaus, versorgt sich selbstständig
Surgeries/Procedures & Dates (Operationen mit Datum)	Heute Colonteilresektion

Psychomotor Skills Required of Participants Prior to Simulation

(Psychomotorische Fähigkeiten, welche die Teilnehmenden vor der Simulation beherrschen müssen)

- Vitalzeichen erheben
- Kommunikation mit der Patientin
- Blasenkatheterismus
- Aseptische Arbeitsweise
- Dokumentationsmanagement
- Kinästhetische Arbeitsweise
- Kommunikation im interdisziplinären Team

Cognitive Activities Required of Participants Prior to Simulation

(Kognitive Aktivitäten, welche die Teilnehmenden vor der Simulation absolvieren müssen)

- Perioperativer Prozess und postoperative Überwachung
- Theoretische Inhalte zu rechtlichen Aspekten (§ 15 GuKG)
- Theoretische Inhalte zum Blasenkatheterismus
- Techniken der Gesprächsführung
- Zystitisprophylaxe

Simulation Learning Objectives

(Lernziele der Simulation)

General Objectives

(Allgemeine Ziele, welche durch die Simulation gefördert werden. Nicht jede Simulation wird alle angeführten Ziele beinhalten. Sobald die Auszubildenden ein Ziel erreicht haben, geht es darum, diese Kompetenzen beizubehalten.)

1. Befolgen Sie die Standardvorkehrungen.
2. Wenden Sie Strategien an, um das Risiko einer Schädigung des/der Patient*in zu verringern.
3. Führen Sie auf organisierte und systematische Weise Bewertungen durch, die für die Pflege des/der Patient*in angemessen sind.
4. Führen Sie auf der Grundlage der Bewertung und der klinischen Daten vorrangige Pflegemaßnahmen durch.
5. Bewerten Sie den Zustand des/der Patient*in nach den Pflegeinterventionen erneut und überwachen Sie diesen.

6. Kommunizieren Sie mit dem/der Patient*in und den Angehörigen auf eine Weise, die Fürsorge vermittelt, kulturelles Bewusstsein widerspiegelt und psychosoziale Bedürfnisse berücksichtigt.
7. Kommunizieren Sie mit anderen Mitgliedern des Gesundheitsteams auf angemessene, zeitnahe, organisierte und patientenspezifische Weise.
8. Treffen Sie klinische Beurteilungen und Entscheidungen, die evidenzbasiert sind.
9. Arbeiten Sie innerhalb des Pflege- und Betreuungsbereichs.
10. Zeigen Sie Kenntnisse über rechtliche und ethische Verpflichtungen.

1. Practice standard precautions.
2. Employ strategies to reduce risk of harm to the patient.
3. Conduct assessments appropriate for care of patient in an organized and systematic manner.
4. Perform priority nursing actions based on assessment and clinical data.
5. Reassess/monitor patient status following nursing interventions.
6. Communicate with patient and family in a manner that illustrates caring, reflects cultural awareness, and addresses psychosocial needs.
7. Communicate appropriately with other health care team members in a timely, organized, patient-specific manner.
8. Make clinical judgments and decisions that are evidence-based.
9. Practice within nursing scope of practice.
10. Demonstrate knowledge of legal and ethical obligations.

Simulation Scenario Objectives

(3–4 konkrete Ziele des vorliegenden Simulationsszenarios)

1. Die Auszubildenden führen die postoperativen Kontrollen durch, analysieren die Situation und erkennen die postoperative Harnretention.
2. Die Auszubildenden geben die gesammelten Informationen an die Ärztin weiter und holen sich die Anordnung für den Einmalkatheterismus ein.
3. Die Auszubildenden führen den Einmalkatheterismus entsprechend der hygienischen Richtlinien durch.
4. Die Auszubildenden bewerten den Zustand der Patientin kontinuierlich, identifizieren mögliche Komplikationen und leiten angemessene pflegerische Maßnahmen zur Sicherstellung der Privatsphäre und der Patientensicherheit ein.

Faculty Reference

(Referenzen, Richtlinien, Leitlinien, Fachliteratur ... welche für das Szenario verwendet werden)

1. Pflegespezifische Fachbücher (z. B. Pflegetechniken, Pflege Heute ...)
2. Hygienerichtlinie Transurethrale Harnableitung der Medizinischen Universität Wien (2019)
3. Prävention und Kontrolle Katheter-assoziierter Harnwegsinfektionen. Empfehlungen der Kommission für Krankenhaushygiene und Infektionsprävention (KRINKO) beim RKI. DOI: 10.1007/s00103-015-2152-3.

Setting/Environment

(Simulationsumgebung)

☐ **Emergency Department** (Notfallaufnahme) ☑ **Medical-Surgical Unit** (Chirurgische Station) ☐ **Pediatric Unit** (Pädiatrie) ☐ **Maternity Unit** (Geburtshilfe) ☐ **Behavioral Health Unit** (Psychiatrische Station)	☐ **ICU** (Intensivstation) ☐ **OR/PACU** (OP oder Aufwachraum) ☐ **Rehabilitation Unit** (Rehabilitation) ☐ **Home** (zu Hause) ☐ **Outpatient Clinic** (extramuraler Bereich) ☐ **Other** (Andere):

Equipment/Supplies

(Ausrüstung/Hilfsmittel: Wählen Sie alle aus, die auf das vorliegende Szenario zutreffen)

Simulated Patient/Mannequin(s) needed (erforderliche simulierte Patient*in/Mannequin):	Weibliches Mannequin (z. B. Nursing Anne oder Nursing Anne Simulator ...)
Recommended Mode for Simulator (empfohlener Modus für den Simulator, z. B. manuell, programmiert etc.):	Manuelle Eingabe der Vitalparameter (Blutdruck und Puls leicht erhöht)
Other Props & Moulage (andere Requisiten und Moulage):	Blase gefüllt, Bauchverband nach Teilresektion Colon

Equipment Attached to Mannequin/Simulated Patient (Ausrüstung an Patient*in/Simulator): ☐ Patientenidentifikationsarmband ☐ i. v. Zugang linker UA ☐ Patientenhemd ☐ event. Brille, Perücke ... **Other Essential Equipment** (weitere wesentliche Materialien): ☐ Etiketten zur Beschriftung (Pulsoxymeter, Fieberthermometer) ☐ Fieberkurve/Krankengeschichte mit Pflegeanamnese, Aufnahmelabor, OP-Protokoll, Dokumentation aus Aufwachzimmer **Medications and Fluids** (Medikamente und Flüssigkeiten): ☐ orale Medikamente: Azathioprin 75 mg 0-1-0 ☐ orale Medikamente: Pantoloc 40 mg 1-0-0 ☐ i. v. Medikation: Ciprofloxazin 500 mg 1-1-1 ☐ weitere Medikation: Piritramid ½ Ampulle s. c. bei NRS > 4 ► letzte Gabe 2 Stunden vor Beginn des Szenarios	**Equipment Available in Room** (Ausrüstung im Zimmer): ☐ Pflegewagen mit ausreichend Wäsche & Pflegeutensilien (Waschlappen, Handtücher, Pflegelotion, Waschschüssel ...) ☐ Händedesinfektionsmittel ☐ Steckbecken ☐ Bladder Scan ☐ Becher/Tasse ☐ Thermoskanne/Krug ☐ Utensilien für die Vitalzeichenüberprüfung: RR-Manschette, Stethoskop, Fieberthermometer ... ☐ Rufglocke beim Bett ☐ Nachtkästchen mit persönlichen Utensilien wie Mobiltelefon, Zeitschrift, Creme ... ☐ Bettkärtchen ☐ Telefon mit Rufnummern zur diensthabenden Pflege bzw. diensthabender Ärztin ☐ Flächendesinfektionsmittel ☐ Handschuhe steril und unsteril in unterschiedlichen Größen ☐ Einmalschürzen ☐ Abwurf ☐ Utensilien für Katheterismus: Einmalkatheter, Blasenverweilkatheter unterschiedlicher Größen, Katheterset, steriles Gleitgel mit und ohne Lidocain, sterile Pinzetten, sterile Kompressen oder Kugeltupfer, Schleimhautdesinfektionsmittel, sterile Tücher, Auffangbeutel, Nierentassen

Roles

(Rollen)

☐ **Nurse 1** (Pflegeperson 1): Auszubildende*r 1 ☐ **Nurse 2** (Pflegeperson 2): Auszubildende*r 2 ☐ **Nurse 3** (Pflegeperson 3): ☐ **Provider** (Ärzt*in): Lehrende*r 1 ☐ **Other Healthcare professionals** (Sonstige Gesundheitsberufe):	☐ **Observer** (Beobachter*innen): restliche Gruppe ☐ **Standardized Patient** (Schauspielpatient*in): ☐ **Teacher** (Lehrende*r): ☐ **Patient** (Patient*in): Lehrende*r 2

Guidelines/Information Related to Roles

(Information zu den Rollen: Vorab festlegen, wer welche Rolle übernimmt und für was verantwortlich ist. Informationen zu den Verhaltensweisen, Emotionalitäten etc. werden klar kommuniziert.)

Pflegeperson 1	Übernimmt die Hauptaufgabe der postoperativen Übernahme und Kommunikation mit der Patientin, erkennt die Notwendigkeit des Einmalkatheterismus und führt das weitere Vorgehen an
Pflegeperson 2	Übernimmt die Rolle der Assistenz, unterstützt die Kollegin und hält die Kommunikation mit der Patientin aufrecht
Pflegeperson 3	
Ärzt*in	Reagiert bei Anruf entsprechend der Anfrage, gibt Anweisung zur weiteren pflegerischen und medizinischen Versorgung, fordert klare Informationen und Daten ein
Beobachter*innen	Aktive Beobachtung von: • Kommunikation mit der Patientin, der Ärztin und im Team • Hygienischer Arbeitsweise • Fachlicher Handlungsempfehlung zum Einmalkatheterismus
Lehrende*r	
Patientin	• In allen Ebenen orientiert • Verheiratet und 2 Kinder (12 und 10), wohnt mit ihrer Familie in einem Einfamilienhaus am Stadtrand • Codewort: Paris • PIDA rechtes Handgelenk • Brille mitgebracht • Schlafen ► kein Gesundheitsdefizit • Bewegung ► kein Gesundheitsdefizit • Sich Sauberhalten und Kleiden ► kein Gesundheitsdefizit • Essen und Trinken ► kein Gesundheitsdefizit, isst abends meist nur kleine Portionen, in der Früh Kaffee und Müsli oder Porridge, wenig Fleisch • Ausscheidung ► kein Gesundheitsdefizit, letzter Stuhlgang am OP-Tag • Körpertemperatur ► kein Gesundheitsdefizit, letzte erhöhte Temperatur vor 2 Jahren (grippaler Infekt) • Atmen ► kein Gesundheitsdefizit, Nichtraucherin • Für eine sichere Umgebung sorgen ► kein Gesundheitsdefizit, Räume erläutert, Tagesablauf bekanntgegeben • Arbeiten und Spielen ► Patientin berufstätig, zusätzlich kümmert sie sich um Haushalt und Garten, verbringt ihre Freizeit mit der Familie • Kommunikation ► kein Gesundheitsdefizit, Brille • Rollenwahrnehmung ► kein Gesundheitsdefizit • Sterben, derzeitige Lebenssituation ► kommt mit ihrer Erkrankung gut zurecht, ist darüber sehr gut aufgeklärt und informiert, auch die Familie unterstützt sie dabei

Pre-Briefing/Briefing (Vorbesprechung)

(Vor dem Szenario benötigen die Teilnehmenden ein Pre-Briefing/Briefing. Während dieser Zeit sollten die Vortragenden einen sicheren Rahmen für das Lernen schaffen, den Fiktionsvertrag und die Vertraulichkeit besprechen und die Teilnehmer*innen mit der Umgebung, den Rollen, der Zeiteinteilung und den Zielen vertraut machen.)

Vorbereitung	• Begrüßung der Teilnehmer*innen und für ein positives Lernklima sorgen • Wiederholen der vorab mitgeteilten Themenkomplexe, welche in der Simulation vorkommen könnten (Brainstorming) • Erwartungen klären und Grundregeln festlegen
Fiktionsvertrag	• Einlassen auf nicht reale Situationen, welche im Simulationstraining vorkommen, wie z. B. die Mimik des/der Patient*in oder mangelnde Anzeichen von Schweiß oder Hautveränderungen • Stärken und Schwächen des Simulators darstellen • Teilnehmer*innen bitten, in der Simulationsumgebung so zu handeln, wie sie es in der Praxis tun würden • Erklären, dass Instruktionen und Teilnehmer*innen gemeinsam Sorge tragen müssen, dass eine effektive Simulationsatmosphäre herrscht
Vertraulichkeit	• Bedeutung der Vertraulichkeit im Rahmen der Simulation besprechen – **Las Vegas Prinzip** ▸ „Was in Vegas passiert, bleibt in Vegas."

Familiarisation/ Einarbeitung	• Orientierung schaffen
	  ◦ Raum zeigen, Ausrüstung und Simulator vorstellen
	  ◦ Einschränkungen besprechen (Fiktionsvertrag)
	  ◦ Zweck und Ziel der Simulation klären
	  ◦ Rollen zuweisen ▸ klären, wer den aktiven Part in der Simulation übernimmt (freiwillig, ausgewählt, reihum ...); Wer ist wer? Wer sind die anderen? Wo wird wer eingesetzt?
	  ◦ Technikcheck ▸ Überprüfen der technischen Gegebenheiten – Tonqualität, Übertragung ...
	• Fallvorstellung
	  ◦ Hintergrund zum Fall (aktueller realistischer Fall)
	  ◦ Patientenakte vorbereiten

Sichere Lern-umgebung schaffen	• Wiederholen, dass davon ausgegangen wird, dass jede*r Einzelne sein Bestes gibt
	• Auf wertschätzende Kommunikation achten.
	• Fehlerkultur besprechen ▸ Ein Training ohne Fehler ist kein Training.
	  ◦ Der Fehler ist erwünscht und in Ordnung.
	  ◦ Fehler sind Freunde, welche das Handlungspotenzial fördern.
	  ◦ Es geht nicht darum, herauszufinden, wer an etwas schuld ist ▸ im Interesse steht, wie eine Situation im Kontext entsteht und welche Gedanken sich Beteiligte machen.
	• Vorteile der Lernmethode = wie Lernen am eigenen Wissensstand.
	• Wir glauben, dass jede Teilnehmerin intelligent ist, fähig in dem, was sie tut, ihr Bestes gibt und sich verbessern möchte.
	• Teilnehmende können aus ihrer Komfortzone herausgehen, sich ganz auf die Diskussion und Reflexion einlassen.

Ziele der Simulation	• Zweck des Trainings, ohne auf die bevorstehenden Szenarien einzugehen. • Den zeitlichen und organisatorischen Ablauf des Trainings besprechen. • Teilnehmer*innen informieren, dass es KEINE Bewertung gibt.

Report Students Will Receive Before Simulation

(Informationen für die Auszubildenden vor der Simulation nach dem SBAR-Format)

Time (Zeit)	5 Minuten
Person providing report (welche Person übergibt die Informationen)	Lehrende*r, die/der die Patientenrolle übernimmt
Situation (Situation)	Frau Wastian ist eine 50-jährige Patientin. Mit 20 Jahren wurde bei ihr Morbus Crohn diagnostiziert. Heute wurde eine Teilresektion des Colons durchgeführt. Frau Wastian befindet sich schon wieder auf der allgemeinen Bettenstation.
Background (Hintergrund)	Die CED wurde bei Frau Wastian bereits mit 20 Jahren diagnostiziert. Sie hält sich streng an die Therapien und achtet auf ihren Lebensstil. Über die Erkrankung, die Auslöser und Folgen sind sowohl die Patientin als auch die gesamte Familie gut informiert. Trotz der Therapien und der Einhaltung der Einschränkungen musste eine Teilresektion durchgeführt werden.
Assessment (Bewertung, Einschätzung)	Frau Wastian wurde heute operiert und befindet sich bereits seit 6 Stunden auf der Station. Der Eingriff selbst verlief ohne Probleme, allerdings kam es im Rahmen der Aufwachphase zu einer Kreislaufinstabilität. Aus diesem Grund wurde von der diensthabenden Ärztin entschieden, dass Frau Wastian bis zum 1. postoperativen Tag strikte Bettruhe einhalten muss. Die Patientin hat bereits getrunken, die Vitalparameter der Patientin sind seit der Übernahme auf die Station unauffällig. Die Patientin hat keine Drainagen, einen peripheren Venenkatheter am linken Unterarm, Spontanharn ist noch ausständig. Der Wundverband ist sauber, die Wundumgebung ohne Auffälligkeiten. Die Patientin äußert, sich wohl zu fühlen. Gegen die postoperativen Schmerzen wurde vor ca. 2 Stunden ½ Ampulle Piritramid s. c. verabreicht.
Recommendation (Maßnahmen)	Sie befinden sich in Ihrem Praktikum auf der Station und bekommen den Auftrag, die postoperative Kontrolle bei Frau Wastian durchzuführen.
Medical history (Med. Vorgeschichte)	Morbus Crohn mit Colonteilresektion
Nursing Diagnosis (Pflegediagnose)	Infektionsgefahr

Scenario Progression Outline

(Szenarienverlauf)

Timing (approx.) (Zeitl. Planung)	**Mannequin/SP Actions** (Aktivitäten durch Simulator*in, Patient*in)	**Expected Interventions** (Erwartete Interventionen durch Auszubildende)	**May Use the Following Cues** (Hinweise/Life Saver)
Einstieg	○ Patientin ist im Bett mit Patientenhemd	○ Korrekt betreten (anklopfen) ○ Patientin begrüßen und Vorstellung ○ Händedesinfektion vor Patientenkontakt ○ Information über die bevorstehende Tätigkeit ○ Patientenidentifikation durchführen	

Durchführung Maßnahme/n	• Patientin ist leicht unruhig, gibt leichten Druck im Unterbauch an
	• Patientin fragt, ob sie nicht gleich einen Blasenverweilkatheter haben kann
	• „Warum passiert es, dass ich nicht auf die Toilette kann?"
		• Durchführen der postoperativen Kontrollen
		  ◦ Wunde
		  ◦ Vitalparameter
		  ◦ Bewusstsein/Orientierung
		  ◦ Schmerz
		  ◦ Frage nach Spontanharn
		• Spontanharn noch ausständig – Erstmaßnahmen
		  ◦ Steckbecken
		  ◦ Wasserhahn aufdrehen
		  ◦ Feuchter Waschlappen
		  ◦ Blase palpieren
		  ◦ Bladder-Scan
		• Telefonat mit Ärzt*in
		  ◦ Weitergeben der erhobenen Daten
		  ◦ Frage nach Einmalkatheter
		• Patienteninformation
		• Vorbereiten der Materialien
		• Durchführen des Einmalkatheterismus
			Hinweise von Simulator*in:
			• „Bei der letzten OP brauchte ich einen Katheter, es hat nicht funktioniert auf der Toilette."
			• „Kann der Katheter nicht über Nacht belassen werden? Nicht, dass das ganze Prozedere noch einmal gemacht werden muss."

Nachbereitung/Ausstieg/Verabschiedung	• Patientin ist dankbar für Unterstützung und Durchführung • Fragt, wie sie sich das nächste Mal verhalten soll, wenn sie auf die Toilette muss	• Patientin nach Befinden fragen • Material fachgerecht entsorgen • Dokumentation des Einmalkatheterismus und der Harnmenge	
Szenarienende	Szenario ist beendet, wenn Katheterismus durchgeführt wurde und die Dokumentation stattgefunden hat.		

Debriefing/Guided Reflection

(Nachbesprechung, geleitete Reflexion)

Note to Faculty

(Hinweis für Lehrpersonal und Trainer*innen)

Themes for this Scenario

(Debriefingthemen für dieses Szenario)

- Postoperative Beobachtung und Überwachung
- Blasenkatheterismus – Einmal- vs. Blasenverweilkatheter
- Aseptische Arbeitsweise
- Patientenkommunikation
- Kommunikation im multiprofessionellen Team
- Übernahme von ärztlichen Tätigkeiten

Guided Debriefing Tool
(Leitfaden für die Nachbesprechung)

Die NLN hat ein Guided Debriefing Tool entwickelt, um eine Struktur zu schaffen, anhand derer Moderator*innen objektive Notizen über das Verhalten der Lernenden in der Simulation in direktem Zusammenhang mit den Lernergebnissen machen können. Laden Sie das NLN Guided Debriefing Tool hier herunter: https://www.nln.org/docs/default-source/uploadedfiles/professional-development-programs/sirc/guided-debriefing-tool.docx?sfvrsn=f659d27e_3

4.5 Postoperative Übernahme – Nachblutung

Allgemeine Informationen			
Date (Datum)		**Student Level** (Ausbildungsjahr)	Zweites Ausbildungsjahr
Discipline (Studiengang)	Gesundheits- und Krankenpflege	**Guided Reflection Time** (Debriefingdauer)	45 Minuten
Expected Simulation Run Time (Simulationsdauer)	15 Minuten	**Location for Reflection** (Ort des Debriefing)	Debriefingraum
Location (Ort der Simulation)	Skills Labs Pflege		

Brief Description of Patient (Patientendaten)			
Name (Name)	Manuel Koitz	**Pronouns** (Pronomen)	Nicht relevant
Date of Birth (Geburtsdatum)	15.05.2005	**Age** (Alter)	20
Sex Assigned at Birth (Geschlecht bei Geburt)	Männlich	**Gender Identity** (Geschlechtsidentität)	Männlich
Sexual Orientation (sexuelle Orientierung)	Nicht relevant	**Marital Status** (Familienstand)	Ledig
Weight (Körpergewicht)	66 kg	**Height** (Körpergröße)	180 cm
Racial Group (kultureller Hintergrund)	Nicht relevant	**Language** (Sprache)	Deutsch
Employment Status (Beschäftigungsstatus)	Student	**Religion** (Religionszugehörigkeit)	Ohne Bekenntnis
Veteran Status	Nicht relevant	**Insurance Status** (Versicherungsstatus)	ÖGK
Support Person (An- und Zugehörige*r)	Eltern Thomas und Maria Koitz	**Support Phone** (Telefonnr. Angehörige*r)	Thomas Koitz +43 567 5588221
Allergies (Allergien)	Bienen	**Immunisations** (Impfungen)	Siehe Impfkarte

Attending Provider/ Team (Hausärzt*in, häusliche Pflege)	Dr. Peter Maurer	**Sonstiges**	
Past Medical History (Med. Vorgeschichte)	Appendektomie 2012, Spontanpneumothorax 2022		
History of Present Illness (aktuelle Krankengeschichte)	Rez. Spontanpneumothorax		
Social History (sozialer Hintergrund)	Lebt mit 2 Freunden in einer WG in Klagenfurt, gutes Verhältnis zu Eltern und jüngerer Schwester (21 Jahre), fährt oft übers Wochenende zur Familie nach Wolfsberg		
Surgeries/Procedures & Dates (Operationen mit Datum)	Videoassistierte Thorakotomie aufgrund des rez. Spontanpneumothorax heute Früh		

Psychomotor Skills Required of Participants Prior to Simulation

(Psychomotorische Fähigkeiten, welche die Teilnehmenden vor der Simulation beherrschen müssen)

- Vitalzeichen erheben
- Patientenkommunikation
- Versorgung von Drainagen (Pleuradrainage)
- Kinästhetische Arbeitsweise
- Dokumentationsmanagement
- Kommunikation im multiprofessionellen Team

Cognitive Activities Required of Participants Prior to Simulation

(Kognitive Aktivitäten, welche die Teilnehmenden vor der Simulation absolvieren müssen)

- Perioperativer Prozess und postoperative Übernahme
- Versorgung von Drainagen
- Lungenerkrankungen
- Techniken der Gesprächsführung

Simulation Learning Objectives

(Lernziele der Simulation)

General Objectives

(Allgemeine Ziele, welche durch die Simulation gefördert werden. Nicht jede Simulation wird alle angeführten Ziele beinhalten. Sobald die Auszubildenden ein Ziel erreicht haben, geht es darum, diese Kompetenzen beizubehalten.)

1. Befolgen Sie die Standardvorkehrungen.
2. Wenden Sie Strategien an, um das Risiko einer Schädigung des/der Patient*in zu verringern.
3. Führen Sie auf organisierte und systematische Weise Bewertungen durch, die für die Pflege des/der Patient*in angemessen sind.
4. Führen Sie auf der Grundlage der Bewertung und der klinischen Daten vorrangige Pflegemaßnahmen durch.
5. Bewerten Sie den Zustand des/der Patient*in nach den Pflegeinterventionen erneut und überwachen Sie diesen.
6. Kommunizieren Sie mit dem/der Patient*in und den Angehörigen auf eine Weise, die Fürsorge vermittelt, kulturelles Bewusstsein widerspiegelt und psychosoziale Bedürfnisse berücksichtigt.
7. Kommunizieren Sie mit anderen Mitgliedern des Gesundheitsteams auf angemessene, zeitnahe, organisierte und patientenspezifische Weise.
8. Treffen Sie klinische Beurteilungen und Entscheidungen, die evidenzbasiert sind.
9. Arbeiten Sie innerhalb des Pflege- und Betreuungsbereichs.
10. Zeigen Sie Kenntnisse über rechtliche und ethische Verpflichtungen.

1. Practice standard precautions.
2. Employ strategies to reduce risk of harm to the patient.
3. Conduct assessments appropriate for care of patient in an organized and systematic manner.
4. Perform priority nursing actions based on assessment and clinical data.
5. Reassess/monitor patient status following nursing interventions.
6. Communicate with patient and family in a manner that illustrates caring, reflects cultural awareness, and addresses psychosocial needs.
7. Communicate appropriately with other health care team members in a timely, organized, patient-specific manner.
8. Make clinical judgments and decisions that are evidence-based.
9. Practice within nursing scope of practice.
10. Demonstrate knowledge of legal and ethical obligations.

Simulation Scenario Objectives

(3–4 konkrete Ziele des vorliegenden Simulationsszenarios)

1. Die Auszubildenden führen die postoperativen Kontrollen durch, analysieren die Situation und erkennen die postoperative Nachblutung.
2. Die Auszubildenden bewerten den Zustand des Patienten kontinuierlich, identifizieren mögliche Komplikationen und leiten angemessene pflegerische Maßnahmen zur Sicherstellung der Privatsphäre und der Patientensicherheit ein.
3. Die Auszubildenden geben die gesammelten Informationen an die Ärztin weiter und holen Anweisungen für das weitere Vorgehen ein.
4. Die Auszubildenden geben die notwendigen Informationen an den Patienten weiter, gehen auf dessen Ängste und Sorgen ein.

Faculty Reference

(Referenzen, Richtlinien, Leitlinien, Fachliteratur ... welche für das Szenario verwendet werden)

- Pflegespezifische Fachbücher (z. B. Pflegetechniken, Pflege Heute ...)
- S3-Leitlinie Diagnostik und Therapie von Spontanpneumothorax und postinterventionellem Pneumothorax (2018; zur Zeit in Überarbeitung)

Setting/Environment

(Simulationsumgebung)

☐ **Emergency Department** (Notfallaufnahme) ☑ **Medical-Surgical Unit** (Chirurgische Station) ☐ **Pediatric Unit** (Pädiatrie) ☐ **Maternity Unit** (Geburtshilfe) ☐ **Behavioral Health Unit** (Psychiatrische Station)	☐ **ICU** (Intensivstation) ☐ **OR/PACU** (OP oder Aufwachraum) ☐ **Rehabilitation Unit** (Rehabilitation) ☐ **Home** (zu Hause) ☐ **Outpatient Clinic** (extramuraler Bereich) ☐ **Other** (Andere):

Equipment/Supplies

(Ausrüstung/Hilfsmittel: Wählen Sie alle aus, die auf das vorliegende Szenario zutreffen)

Simulated Patient/Mannequin(s) needed (erforderliche simulierte Patient*in/Mannequin):	Männliches Mannequin (z. B. Nursing Anne ...)
Recommended Mode for Simulator (empfohlener Modus für den Simulator, z. B. manuell, programmiert etc.):	Manuelle Eingabe der Vitalparameter (Hypotonie, leichte Tachykardie – als Hinweis auf die Blutung ...)
Other Props & Moulage (andere Requisiten und Moulage):	Liegende Thoraxdrainage rechts, Drainage gefüllt mit Kunstblut (ca. 400 ml), Verband Thorakotomie rechts

Equipment Attached to Mannequin/Simulated Patient (Ausrüstung an Patient*in/Simulator)	Equipment Available in Room (Ausrüstung im Zimmer)
Equipment Attached to Mannequin/Simulated Patient (Ausrüstung an Patient*in/Simulator): ☐ Patientenidentifikationsarmband ☐ i. v. Zugang linker UA mit Elomel 500 ml ☐ Patientenhemd **Other Essential Equipment** (weitere wesentliche Materialien): ☐ Etiketten zur Beschriftung (Pulsoxymeter, Fieberthermometer) ☐ Fieberkurve/Krankengeschichte mit Pflegeanamnese, Aufnahmelabor, OP- und Aufwachraumdokumentation, Fördermenge Drainage 200 ml **Medications and Fluids** (Medikamente und Flüssigkeiten): ☐ orale Medikamente: Pantoloc 40 mg 1-0-0 ☐ i. v. Medikation: Elomel Isoton 500 ml 1-1-0 ☐ i.v Medikation: Neo Dolpasse 3x tgl. 1-1-1 ☐ weitere Medikation: Piritramid 3,75 mg bis zu 3x tgl. s. c. bei VAS > 4 (letzte Gabe im AWZ 45 Minuten vor Überstellung)	**Equipment Available in Room** (Ausrüstung im Zimmer): ☐ Pflegewagen mit ausreichend Wäsche, Pflegeutensilien (Waschlappen, Handtücher, Pflegelotion, Waschschüssel ...) ☐ Händedesinfektionsmittel ☐ Handschuhe in unterschiedlichen Größen ☐ Becher/Tasse ☐ Thermoskanne/Krug ☐ Utensilien für Vitalzeichenkontrolle: RR-Manschette, Stethoskop, Fieberthermometer, Pulsoxymeter ... ☐ Rufglocke beim Bett ☐ Nachtkästchen mit persönlichen Gegenständen ☐ Bettkärtchen ☐ Telefon mit Rufnummern zur diensthabenden Pflege bzw. diensthabenden Ärztin ☐ Flächendesinfektionsmittel ☐ Verbandswagen mit gängigen Verbandsmaterialien wie sterilen und unsterilen Kompressen, Wundschnellverbänden, Klebevlies ... ☐ Einmalschürzen ☐ Abwurf

Roles

(Rollen)

☐ **Nurse 1** (Pflegeperson 1): Auszubildende*r 1 ☐ **Nurse 2** (Pflegeperson 2): Auszubildende*r 2 ☐ **Nurse 3** (Pflegeperson 3): ☐ **Provider** (Ärzt*in): Lehrende*r 1 ☐ **Other Healthcare professionals** (Sonstige Gesundheitsberufe):	☐ **Observer** (Beobachter*innen): restliche Gruppe ☐ **Standardized Patient** (Schauspielpatient*in) ☐ **Teacher** (Lehrende*r): ☐ **Patient** (Patient*in): Lehrende*r 2

Guidelines/Information Related to Roles

(Information zu den Rollen: Vorab festlegen, wer welche Rolle übernimmt und für was verantwortlich ist. Informationen zu den Verhaltensweisen, Emotionalitäten etc. werden klar kommuniziert.)

Pflegeperson 1	Übernimmt die Hauptaufgabe im Rahmen der postoperativen Übernahme, koordiniert die Tätigkeiten und leitet die Kollegin an, informiert den Patienten über alle notwendigen Schritte
Pflegeperson 2	Übernimmt die Assistenz, führt Tätigkeiten auf Anordnung durch, unterstützt im Rahmen der Übernahme und bei der Kommunikation mit dem Patienten
Pflegeperson 3	
Ärzt*in	Reagiert bei Anruf entsprechend der Anfrage, gibt Anweisung zur weiteren pflegerischen und medizinischen Versorgung, hinterfragt die Vitalparameter, Fördermenge ... Anweisung: Vorbereiten einer Blutabnahme, Bettruhe, nüchtern belassen, bei Patient bleiben – kommt auf die Station

Beobachter*innen	Aktive Beobachtung von: • Kommunikation mit dem Patienten, im Team und mit der Ärztin • Hygienischer Arbeitsweise • Fachlicher Handlungsempfehlung zur postoperativen Übernahme
Lehrende*r	
Patient	• In allen Ebenen orientiert • Student, wohnt mit 2 Freunden in WG in Klagenfurt, besucht am Wochenende häufig Eltern und Schwester in Wolfsberg, Codewort: Lisa (Name der Schwester) • PIDA rechtes Handgelenk • Keine Hilfsmittel • Schlafen ► kein Gesundheitsdefizit • Bewegung ► kein Gesundheitsdefizit • Sich Sauberhalten und Kleiden ► kein Gesundheitsdefizit • Essen und Trinken ► kein Gesundheitsdefizit, isst abends meist nur kleine Portionen, in der Früh Kaffee und Müsli oder Porridge • Ausscheidung ► kein Gesundheitsdefizit, letzter Stuhlgang am OP-Tag • Körpertemperatur ► kein Gesundheitsdefizit • Atmen ► kein Gesundheitsdefizit, Nichtraucher • Für eine sichere Umgebung sorgen ► kein Gesundheitsdefizit, Räume erläutert, Tagesablauf bekanntgegeben • Arbeiten und Spielen ► Student (Informatik), sehr sportlich – Fußball, joggen, Fitnessstudio, am Wochenende viel unterwegs auf Konzerten • Kommunikation ► kein Gesundheitsdefizit • Rollenwahrnehmung ► kein Gesundheitsdefizit • Sterben, derzeitige Lebenssituation ► hatte bereits einmal einen Spontanpneumothorax – damals konservativ nur mit Drainage versorgt, kennt Pleuradrainage und Umgang damit bereits

Pre-Briefing/Briefing (Vorbesprechung)

(Vor dem Szenario benötigen die Teilnehmenden ein Pre-Briefing/Briefing. Während dieser Zeit sollten die Vortragenden einen sicheren Rahmen für das Lernen schaffen, den Fiktionsvertrag und die Vertraulichkeit besprechen und die Teilnehmer*innen mit der Umgebung, den Rollen, der Zeiteinteilung und den Zielen vertraut machen.)

Vorbereitung	• Begrüßung der Teilnehmer*innen und für ein positives Lernklima sorgen • Wiederholen der vorab mitgeteilten Themenkomplexe, welche in der Simulation vorkommen könnten (Brainstorming) • Erwartungen klären und Grundregeln festlegen
Fiktionsvertrag	• Einlassen auf nicht reale Situationen, welche im Simulationstraining vorkommen, wie z. B. die Mimik des/der Patient*in oder mangelnde Anzeichen von Schweiß oder Hautveränderungen • Stärken und Schwächen des Simulators darstellen • Teilnehmer*innen bitten, in der Simulationsumgebung so zu handeln, wie sie es in der Praxis tun würden • Erklären, dass Instruktionen und Teilnehmer*innen gemeinsam Sorge tragen müssen, dass eine effektive Simulationsatmosphäre herrscht
Vertraulichkeit	• Bedeutung der Vertraulichkeit im Rahmen der Simulation besprechen – **Las Vegas Prinzip** ► „Was in Vegas passiert, bleibt in Vegas."

Familiarisation/ Einarbeitung	◦ Orientierung schaffen • Raum zeigen, Ausrüstung und Simulator vorstellen • Einschränkungen besprechen (Fiktionsvertrag) • Zweck und Ziel der Simulation klären • Rollen zuweisen ▸ klären, wer den aktiven Part in der Simulation übernimmt (freiwillig, ausgewählt, reihum ...); Wer ist wer? Wer sind die anderen? Wo wird wer eingesetzt? • Technikcheck ▸ Überprüfen der technischen Gegebenheiten – Tonqualität, Übertragung ... ◦ Fallvorstellung • Hintergrund zum Fall (aktueller realistischer Fall) • Patientenakte vorbereiten
Sichere Lern-umgebung schaffen	◦ Wiederholen, dass davon ausgegangen wird, dass jede*r Einzelne sein Bestes gibt. ◦ Auf wertschätzende Kommunikation achten. ◦ Fehlerkultur besprechen ▸ Ein Training ohne Fehler ist kein Training. • Der Fehler ist erwünscht und in Ordnung. • Fehler sind Freunde, welche das Handlungspotenzial fördern. • Es geht nicht darum, herauszufinden, wer an etwas schuld ist ▸ im Interesse steht, wie eine Situation im Kontext entsteht und welche Gedanken sich Beteiligte machen. ◦ Vorteile der Lernmethode = wie Lernen am eigenen Wissensstand. ◦ Wir glauben, dass jede Teilnehmerin intelligent ist, fähig in dem, was sie tut, ihr Bestes gibt und sich verbessern möchte. ◦ Teilnehmende können aus ihrer Komfortzone herausgehen, sich ganz auf die Diskussion und Reflexion einlassen.
Ziele der Simulation	◦ Zweck des Trainings, ohne auf die bevorstehenden Szenarien einzugehen. ◦ Den zeitlichen und organisatorischen Ablauf des Trainings besprechen. ◦ Teilnehmer*innen informieren, dass es KEINE Bewertung gibt.

Report Students Will Receive Before Simulation

(Informationen für die Auszubildenden vor der Simulation nach dem SBAR-Format)

Time (Zeit)	5 Minuten
Person providing report (welche Person übergibt die Informationen)	Lehrende*r, die/der die Patientenrolle übernimmt
Situation (Situation)	Herr Koitz, 20-jähriger Patient, wird nach einer VAT bei rez. Spontanpneumothorax vom AWZ retour auf die Station überstellt. Sowohl Operation als auch Aufwachphase waren unauffällig und ohne Komplikationen.
Background (Hintergrund)	Herr Koitz ist gestern aufgrund eines rez. Spontanpneumothorax auf der Thoraxchirurgie des Klinikum Klagenfurt aufgenommen worden. Heute Vormittag wurde eine VAT durchgeführt. Soeben kam der Anruf aus dem AWZ, dass der Patient retour auf die Station transferiert wird. Herr Koitz ist 20 Jahre alt, Student, versorgt sich selbstständig und hat keine Nebendiagnosen.

Assessment (Bewertung, Einschätzung)	Laut telefonischer Übergabe vom Aufwachraum verlief die Aufwachphase ohne Komplikationen. Die letzten gemessenen Vitalparameter sind: Blutdruck 125/70, Puls 76, O_2 Sättigung ohne Sauerstoffgabe 96 %, AF 14. Die liegende Thoraxdrainage weist eine Fördermenge von 200 ml blutig serösem Sekret auf, laut Anordnung −15 cm H_2O Sog. Herr Koitz hat einmalig 3,75 mg Piritramid s. c. erhalten, daraufhin Besserung der Schmerzen angegeben. Er ist ansprechbar, hat bereits ein paar Schlucke Wasser getrunken. SPH ist noch ausständig. Eine periphere Venenverweilkanüle liegt am linken Unterarm, darüber wird gerade eine Infusion (Elomel Isoton 500 ml) verabreicht. Der Patient kommt mit dem Transportdienst auf die Station.
Recommendation (Maßnahmen)	Sie befinden sich in Ihrem Praktikum auf der Station und bekommen den Auftrag, die postoperative Übernahme bei Herrn Koitz durchzuführen.
Medical history (Med. Vorgeschichte)	Rez. Spontanpneumothorax
Nursing Diagnosis (Pflegediagnose)	Infektionsgefahr

Scenario Progression Outline
(Szenarienverlauf)

Timing (approx.) (Zeitl. Planung)	Mannequin/SP Actions (Aktivitäten durch Simulator*in, Patient*in)	Expected Interventions (Erwartete Interventionen durch Auszubildende)	May Use the Following Cues (Hinweise/Life Saver)
Einstieg	• Patient gibt auf Nachfrage, ob alles in Ordnung sei, leichten Schwindel an – fragt, ob es von der Fahrt sein kann.	• Korrekt betreten (anklopfen) • Patient begrüßen und Vorstellung • Händedesinfektion vor Patientenkontakt • Information über die bevorstehende Tätigkeit • Patientenidentifikation durchführen	
Durchführung Maßnahme/n	• Patient gibt immer wieder Schwindel an, sagt, ihm geht es nicht so gut, irgendwie komisch, Flimmern vor den Augen. • Nach Kontrolle der Drainage und Arztgespräch ist Patient sehr nervös und unruhig – bessert sich bei klarer Patienteninformation.	• Durchführen der postoperativen Kontrollen • Bewusstsein/Orientierung • Wunde • Vitalparameter • Schmerz • Frage nach Spontanharn • Drainage – hier 200 ml mehr Fördermenge als vom AWZ übergeben • Nach Drainagekontrolle Information an Ärztin über Fördermenge und gemessene Vitalparameter	• Patient sagt immer wieder, ihm ist nicht gut, ganz komisch. • Patient fragt, warum auf einmal so viel Blut aus dem Schlauch fließt – ob das normal sei. • DGKP betritt Raum und sieht das Blut in der Drainage – fragt, wie viel laut Übergabe im AWZ gefördert hat und wie die Vitalparameter aussehen.

Nachbereitung/Ausstieg/Verabschiedung		• Patient über Arztgespräch und weiteres Prozedere informieren • Ärztin kommt • Bis dahin nichts mehr trinken • Bei Patient bleiben • Evtl. Positionierung anpassen	
Szenarienende	Szenario ist beendet, wenn Studierende Gefahr der Nachblutung erkannt und Ärztin oder DGKP informiert haben.		

Debriefing/Guided Reflection
(Nachbesprechung, geleitete Reflexion)

Note to Faculty
(Hinweis für Lehrpersonal und Trainer*innen)

Themes for this Scenario
(Debriefingthemen für dieses Szenario)

- Postoperative Beobachtung und Übernahme
- Komplikation Nachblutung
- Patientenkommunikation
- Kommunikation im multiprofessionellen Team

Guided Debriefing Tool
(Leitfaden für die Nachbesprechung)

Die NLN hat ein Guided Debriefing Tool entwickelt, um eine Struktur zu schaffen, anhand derer Moderator*innen objektive Notizen über das Verhalten der Lernenden in der Simulation in direktem Zusammenhang mit den Lernergebnissen machen können. Laden Sie das NLN Guided Debriefing Tool hier herunter: https://www.nln.org/docs/default-source/uploadedfiles/professional-development-programs/sirc/guided-debriefing-tool.docx?sfvrsn=f659d27e_3

4.6 Postoperative Übernahme – einfach

Allgemeine Informationen			
Date (Datum)		**Student Level** (Ausbildungsjahr)	Zweites Ausbildungsjahr
Discipline (Studiengang)	Gesundheits- und Krankenpflege	**Guided Reflection Time** (Debriefingdauer)	30 Minuten
Expected Simulation Run Time (Simulationsdauer)	10 Minuten	**Location for Reflection** (Ort des Debriefing)	Debriefingraum
Location (Ort der Simulation)	Skills Labs Pflege		

Brief Description of Patient (Patientendaten)			
Name (Name)	Michaela Koller	**Pronouns** (Pronomen)	Nicht relevant
Date of Birth (Geburtsdatum)	30.07.1983	**Age** (Alter)	43
Sex Assigned at Birth (Geschlecht bei Geburt)	Weiblich	**Gender Identity** (Geschlechtsidentität)	Weiblich
Sexual Orientation (sexuelle Orientierung)	Nicht relevant	**Marital Status** (Familienstand)	Verheiratet
Weight (Körpergewicht)	75 kg	**Height** (Körpergröße)	164 cm
Racial Group (kultureller Hintergrund)	Nicht relevant	**Language (Sprache)**	Deutsch
Employment Status (Beschäftigungsstatus)	Angestellte	**Religion** (Religionszugehörigkeit)	Nicht relevant
Veteran Status	Nicht relevant	**Insurance Status** (Versicherungsstatus)	ÖGK
Support Person (An- und Zugehörige*r)	Gatte Karl-Heinz Koller	**Support Phone** (Telefonnr. Angehörige*r)	+43 655 1122335
Allergies (Allergien)	Penicillin	**Immunisations** (Impfungen)	Siehe Impfkarte
Attending Provider/ Team (Hausärzt*in, häusliche Pflege)	Hausarzt Dr. Martin Hirm	**Sonstiges**	
Past Medical History (Med. Vorgeschichte)	Mandel-OP als 5-Jährige, ansonsten keine relevanten Diagnosen		
History of Present Illness (aktuelle Krankengeschichte)	Appendizitis		
Social History (sozialer Hintergrund)	Patientin lebt gemeinsam mit ihrem Gatten in einer Mietwohnung in Villach. 1 Sohn, 5 Jahre alt.		
Surgeries/Procedures & Dates (Operationen mit Datum)	Appendektomie am heutigen Tag		

Psychomotor Skills Required of Participants Prior to Simulation

(Psychomotorische Fähigkeiten, welche die Teilnehmenden vor der Simulation beherrschen müssen)

- Vitalzeichen erheben
- Kommunikation mit der Patientin
- Hygienische Arbeitsweise
- Dokumentationsmanagement
- Kinästhetische Arbeitsweise

Cognitive Activities Required of Participants Prior to Simulation

(Kognitive Aktivitäten, welche die Teilnehmenden vor der Simulation absolvieren müssen)

- Perioperativer Prozess und postoperative Patientenübernahme
- Techniken der Gesprächsführung
- Umgang mit ängstlichen Patient*innen

Simulation Learning Objectives

(Lernziele der Simulation)

General Objectives

(Allgemeine Ziele, welche durch die Simulation gefördert werden. Nicht jede Simulation wird alle angeführten Ziele beinhalten. Sobald die Auszubildenden ein Ziel erreicht haben, geht es darum, diese Kompetenzen beizubehalten.)

1. Befolgen Sie die Standardvorkehrungen.
2. Wenden Sie Strategien an, um das Risiko einer Schädigung des/der Patient*in zu verringern.
3. Führen Sie auf organisierte und systematische Weise Bewertungen durch, die für die Pflege des/der Patient*in angemessen sind.
4. Führen Sie auf der Grundlage der Bewertung und der klinischen Daten vorrangige Pflegemaßnahmen durch.
5. Bewerten Sie den Zustand des/der Patient*in nach den Pflegeinterventionen erneut und überwachen Sie diesen.
6. Kommunizieren Sie mit dem/der Patient*in und den Angehörigen auf eine Weise, die Fürsorge vermittelt, kulturelles Bewusstsein widerspiegelt und psychosoziale Bedürfnisse berücksichtigt.
7. Kommunizieren Sie mit anderen Mitgliedern des Gesundheitsteams auf angemessene, zeitnahe, organisierte und patientenspezifische Weise.
8. Treffen Sie klinische Beurteilungen und Entscheidungen, die evidenzbasiert sind.
9. Arbeiten Sie innerhalb des Pflege- und Betreuungsbereichs.
10. Zeigen Sie Kenntnisse über rechtliche und ethische Verpflichtungen.

1. Practice standard precautions.
2. Employ strategies to reduce risk of harm to the patient.
3. Conduct assessments appropriate for care of patient in an organized and systematic manner.
4. Perform priority nursing actions based on assessment and clinical data.
5. Reassess/monitor patient status following nursing interventions.
6. Communicate with patient and family in a manner that illustrates caring, reflects cultural awareness, and addresses psychosocial needs.
7. Communicate appropriately with other health care team members in a timely, organized, patient-specific manner.

8. Make clinical judgments and decisions that are evidence-based.
9. Practice within nursing scope of practice.
10. Demonstrate knowledge of legal and ethical obligations.

Simulation Scenario Objectives

(3–4 konkrete Ziele des vorliegenden Simulationsszenarios)

1. Die Auszubildenden führen die im Rahmen der postoperativen Übernahme wesentlichen Kontrollen durch und dokumentieren die Ergebnisse in der Patientendokumentation.
2. Die Auszubildenden bewerten kontinuierlich den Zustand der Patientin, identifizieren mögliche Komplikationen und leiten angemessene pflegerische Maßnahmen zur Sicherstellung der Privatsphäre und der Patientensicherheit ein.
3. Die Auszubildenden erkennen die Angst und Sorge der Patientin und gestalten die Kommunikation entsprechend.

Faculty Reference

(Referenzen, Richtlinien, Leitlinien, Fachliteratur ... welche für das Szenario verwendet werden)

- Pflegespezifische Fachbücher (z. B. Pflege Heute, Thiemes Pflege ...)

Setting/Environment

(Simulationsumgebung)

☐ **Emergency Department** (Notfallaufnahme)	☐ **ICU** (Intensivstation)
☑ **Medical-Surgical Unit** (Chirurgische Station)	☐ **OR/PACU** (OP oder Aufwachraum)
☐ **Pediatric Unit** (Pädiatrie)	☐ **Rehabilitation Unit** (Rehabilitation)
☐ **Maternity Unit** (Geburtshilfe)	☐ **Home** (zu Hause)
☐ **Behavioral Health Unit** (Psychiatrische Station)	☐ **Outpatient Clinic** (extramuraler Bereich)
	☐ **Other** (Andere):

Equipment/Supplies

(Ausrüstung/Hilfsmittel: Wählen Sie alle aus, die auf das vorliegende Szenario zutreffen)

Simulated Patient/Mannequin(s) needed (erforderliche simulierte Patient*in/Mannequin):	Weibliches Mannequin (z. B. Nursing Anne oder Nursing Anne Simulator ...)
Recommended Mode for Simulator (empfohlener Modus für den Simulator, z. B. manuell, programmiert etc.):	Manuelle Eingabe der Vitalparameter
Other Props & Moulage (andere Requisiten und Moulage):	Bauchverband nach Appendektomie

Equipment Attached to Mannequin/Simulated Patient (Ausrüstung an Patient*in/Simulator):
- ☐ Patientenidentifikationsarmband
- ☐ i. v. Zugang linker UA mit Infusion
- ☐ Patientenhemd

Other Essential Equipment (weitere wesentliche Materialien):
- ☐ Etiketten zur Beschriftung (Pulsoxymeter, Fieberthermometer)
- ☐ Fieberkurve/Krankengeschichte mit Pflegeanamnese, Aufnahmelabor, Harnbefund, OP-Protokoll, AWZ-Protokoll bzw. Dokumentation aus dem Aufwachzimmer

Medications and Fluids (Medikamente und Flüssigkeiten):
- ☐ orale Medikamente: Pantoloc 40 mg 1-0-0
- ☐ orale Medikamente: Zolpidem 10 mg 0-0-0-1 bei Schlafstörungen
- ☐ i. v. Medikation: Paracetamol 1 g 4x tgl. 1-1-1-1
- ☐ i. v. Medikation: Novalgin 1 g als KI bei NRS > 5 ► letzte Gabe vor 45 Minuten im Aufwachraum

Equipment Available in Room (Ausrüstung im Zimmer):
- ☐ Pflegewagen mit ausreichend Wäsche, Pflegeutensilien (Waschlappen, Handtücher, Pflegelotion, Waschschüssel ...)
- ☐ Händedesinfektionsmittel
- ☐ Steckbecken
- ☐ Becher/Tasse
- ☐ Thermoskanne/Krug
- ☐ Utensilien für die Vitalzeichenkontrolle: RR-Manschette, Stethoskop, Fieberthermometer, Pulsoxymeter ...
- ☐ Rufglocke beim Bett
- ☐ Nachtkästchen mit persönlichen Gegenständen wie Mobiltelefon, Brille ...
- ☐ Bettkärtchen
- ☐ Telefon mit Rufnummern zur diensthabenden Pflege bzw. diensthabenden Ärztin
- ☐ Flächendesinfektionsmittel
- ☐ Handschuhe steril und unsteril in unterschiedlichen Größen
- ☐ Verbandswagen mit sterilen und unsterilen Kompressen, Wundschnellverbänden in unterschiedlichen Größen, Gazeverbänden ...
- ☐ Einmalschürzen
- ☐ Abwurf

Roles

(Rollen)

- ☐ **Nurse 1** (Pflegeperson 1): Auszubildende*r 1
- ☐ **Nurse 2** (Pflegeperson 2): Auszubildende*r 2
- ☐ **Nurse 3** (Pflegeperson 3):
- ☐ **Provider** (Ärzt*in): Lehrende*r 1
- ☐ **Other Healthcare professionals** (Sonstige Gesundheitsberufe):
- ☐ **Observer** (Beobachter*innen): restliche Gruppe
- ☐ **Standardized Patient** (Schauspielpatient*in):
- ☐ **Teacher** (Lehrende*r):
- ☐ **Patient** (Patient*in): Lehrende*r 2

Guidelines/Information Related to Roles

(Information zu den Rollen: Vorab festlegen, wer welche Rolle übernimmt und für was verantwortlich ist. Informationen zu den Verhaltensweisen, Emotionalitäten etc. werden klar kommuniziert.)

Pflegeperson 1	Übernimmt die Hauptaufgabe der postoperativen Übernahme, informiert die Patientin und klärt über weitere Schritte auf
Pflegeperson 2	Übernimmt die Assistenz im Rahmen der postoperativen Übernahme
Pflegeperson 3	
Ärzt*in	Reagiert bei Anruf entsprechend der Anfrage, gibt Anweisung zur weiteren pflegerischen und medizinischen Versorgung

Beobach-ter*innen	Aktive Beobachtung von: • Kommunikation mit der Patientin und im Team • Hygienischer Arbeitsweise • Fachlicher Handlungsempfehlung zur postoperativen Übernahme
Lehrende*r	
Patientin	• In allen Ebenen orientiert • Verheiratet und 1 Sohn, 5 Jahre alt • Wohnt mit ihrer Familie in einer Mietwohnung in Villach • PIDA rechtes Handgelenk • Brille mitgebracht • Schlafen ▸ kein Gesundheitsdefizit • Bewegung ▸ kein Gesundheitsdefizit • Sich Sauberhalten und Kleiden ▸ kein Gesundheitsdefizit • Essen und Trinken ▸ kein Gesundheitsdefizit, isst alles, sehr gerne Süßes, möchte gerne Abnehmen, gelingt aber nicht; morgens Kaffee und Marmeladesemmel • Ausscheidung ▸ kein Gesundheitsdefizit, letzter Stuhlgang am OP-Tag • Körpertemperatur ▸ kein Gesundheitsdefizit, selten Fieber oder fieberhafte Infekte • Atmen ▸ kein Gesundheitsdefizit, hat bis zur Schwangerschaft geraucht • Für eine sichere Umgebung sorgen ▸ kein Gesundheitsdefizit, Räume erläutert, Tagesablauf bekanntgegeben • Arbeiten und Spielen ▸ Patientin ist berufstätig, zusätzlich kümmert sie sich um den Haushalt, verbringt die Freizeit mit der Familie • Kommunikation ▸ kein Gesundheitsdefizit, Brille • Rollenwahrnehmung ▸ kein Gesundheitsdefizit • Sterben, derzeitige Lebenssituation ▸ ist in Bezug auf den Krankenhausaufenthalt und die Operation sehr ängstlich, ihre Mutter ist nach einer schweren Operation vor einigen Jahren im Krankenhaus verstorben

Pre-Briefing/Briefing (Vorbesprechung)

(Vor dem Szenario benötigen die Teilnehmenden ein Pre-Briefing/Briefing. Während dieser Zeit sollten die Vortragenden einen sicheren Rahmen für das Lernen schaffen, den Fiktionsvertrag und die Vertraulichkeit besprechen und die Teilnehmer*innen mit der Umgebung, den Rollen, der Zeiteinteilung und den Zielen vertraut machen.)

Vorbereitung	• Begrüßung der Teilnehmer*innen und für ein positives Lernklima sorgen • Wiederholen der vorab mitgeteilten Themenkomplexe, welche in der Simulation vorkommen könnten (Brainstorming) • Erwartungen klären und Grundregeln festlegen
Fiktionsvertrag	• Einlassen auf nicht reale Situationen, welche im Simulationstraining vorkommen, wie z. B. die Mimik des/der Patient*in oder mangelnde Anzeichen von Schweiß oder Hautveränderungen • Stärken und Schwächen des Simulators darstellen • Teilnehmer*innen bitten, in der Simulationsumgebung so zu handeln, wie sie es in der Praxis tun würden • Erklären, dass Instruktionen und Teilnehmer*innen gemeinsam Sorge tragen müssen, dass eine effektive Simulationsatmosphäre herrscht
Vertraulichkeit	• Bedeutung der Vertraulichkeit im Rahmen der Simulation besprechen – **Las Vegas Prinzip** ▸ „Was in Vegas passiert, bleibt in Vegas."

Familiarisation/ Einarbeitung	◦ Orientierung schaffen • Raum zeigen, Ausrüstung und Simulator vorstellen • Einschränkungen besprechen (Fiktionsvertrag) • Zweck und Ziel der Simulation klären • Rollen zuweisen ▶ klären, wer den aktiven Part in der Simulation übernimmt (freiwillig, ausgewählt, reihum ...); Wer ist wer? Wer sind die anderen? Wo wird wer eingesetzt? • Technikcheck ▶ Überprüfen der technischen Gegebenheiten – Tonqualität, Übertragung ... ◦ Fallvorstellung • Hintergrund zum Fall (aktueller realistischer Fall) • Patientenakte vorbereiten
Sichere Lern-umgebung schaffen	◦ Wiederholen, dass davon ausgegangen wird, dass jede*r Einzelne sein Bestes gibt. ◦ Auf wertschätzende Kommunikation achten. ◦ Fehlerkultur besprechen ▶ Ein Training ohne Fehler ist kein Training. • Der Fehler ist erwünscht und in Ordnung. • Fehler sind Freunde, welche das Handlungspotenzial fördern. • Es geht nicht darum, herauszufinden, wer an etwas schuld ist ▶ im Interesse steht, wie eine Situation im Kontext entsteht und welche Gedanken sich Beteiligte machen. ◦ Vorteile der Lernmethode = wie Lernen am eigenen Wissensstand. ◦ Wir glauben, dass jede Teilnehmerin intelligent ist, fähig in dem, was sie tut, ihr Bestes gibt und sich verbessern möchte. ◦ Teilnehmende können aus ihrer Komfortzone herausgehen, sich ganz auf die Diskussion und Reflexion einlassen.
Ziele der Simulation	◦ Zweck des Trainings, ohne auf die bevorstehenden Szenarien einzugehen. ◦ Den zeitlichen und organisatorischen Ablauf des Trainings besprechen. ◦ Teilnehmer*innen informieren, dass es KEINE Bewertung gibt.

Report Students Will Receive Before Simulation

(Informationen für die Auszubildenden vor der Simulation nach dem SBAR-Format)

Time (Zeit)	5 Minuten
Person providing report (welche Person übergibt die Informationen)	Lehrende*r, die/der die Patientenrolle übernimmt
Situation (Situation)	Frau Koller, 43-jährige Patientin, wird nach einer komplikationslosen Appendektomie und einer 1,5-stündigen Überwachung im Aufwachraum auf die allgemeine Bettenstation retour überstellt.
Background (Hintergrund)	Frau Koller ist eine 43-jährige Patientin, die gestern akut aufgenommen wurde. Der Grund für die Aufnahme waren starke Unterbauchschmerzen links – eine Appendizitis wurde diagnostiziert. Die Operation hat heute Morgen stattgefunden. Präoperativ hatte Frau Koller starke Ängste und nachts auch kaum geschlafen. Im Rahmen der Aufnahme hat sie erzählt, dass ihre Mutter vor einigen Jahren nach einer Operation verstorben sei. Frau Koller versorgt sich selbstständig, hört und sieht gut.
Assessment (Bewertung, Einschätzung)	Laut telefonischer Übergabe ist die Operation ohne Komplikationen verlaufen. Die Aufwachphase war unauffällig. Frau Koller hat einmalig im Aufwachraum eine Novalgin-Kurzinfusion (1 g) über den liegenden peripheren Venenweg erhalten. Vor der Überstellung hat die Patientin deutliche Besserung der Schmerzen (NRS 2) angegeben. Der Transportdienst bringt die Patientin auf die Station.

Recommendation (Maßnahmen)	Sie befinden sich in Ihrem Praktikum auf der Station und bekommen den Auftrag, die postoperative Kontrolle bei Frau Koller durchzuführen.
Medical history (Med. Vorgeschichte)	• Keine relevanten Informationen
Nursing Diagnosis (Pflegediagnose)	• Angst • Infektionsgefahr

Scenario Progression Outline

(Szenarienverlauf)

Timing (approx.) (Zeitl. Planung)	**Mannequin/SP Actions** (Aktivitäten durch Simulator*in, Patient*in)	**Expected Interventions** (Erwartete Interventionen durch Auszubildende)	**May Use the Following Cues** (Hinweise/Life Saver)
Einstieg	• Patientin fragt, ob schon alles vorbei sei? Ob die Operation stattgefunden habe – sie kann sich nicht erinnern …	• Korrekt betreten (anklopfen) • Patientin begrüßen und Vorstellung • Händedesinfektion vor Patientenkontakt • Information über die bevorstehende Tätigkeit • Patientenidentifikation durchführen	

Durchführung Maßnahme/n	• Patientin ist leicht verunsichert, dass alles vorbei ist – fragt mehrmals, ob alles gut gegangen ist? Ob alle Werte in Ordnung sind – ist sehr ängstlich.	• Durchführen der postoperativen Kontrollen
		  • Bewusstsein/Orientierung
		  • Wunde
		  • Vitalparameter
		  • Schmerz
		  • Frage nach Spontanharn
		• Getränk anbieten
		• Persönliche Gegenstände anbieten
		• Laufende Patienteninformation
		• Kontrolle, ob Rufglocke in Reichweite
			• Sollte etwas im Rahmen der postoperativen Übernahme nicht kontrolliert worden sein – **evtl. Hinweis von Simulator*in,** z. B.: „Wie sieht die Wunde aus, habe ich Fieber … ?"

Nachbereitung/Ausstieg/Verabschiedung	• Patientin ist dankbar und beruhigt, wenn Auszubildende auf die Ängste eingegangen sind, ansonsten noch immer sehr verunsichert und stellt weiterhin Fragen, oder sie wird ganz ruhig.	• Patientin fragen, ob sie noch etwas benötigt • Material fachgerecht entsorgen bzw. desinfizieren • Dokumentation	
Szenarienende	Szenario ist beendet, wenn die postoperativen Kontrollen durchgeführt und die Beobachtungsergebnisse und gemessenen Werte dokumentiert wurden.		

Debriefing/Guided Reflection
(Nachbesprechung, geleitete Reflexion)

Note to Faculty
(Hinweis für Lehrpersonal und Trainer*innen)

Themes for this Scenario
(Debriefingthemen für dieses Szenario)

- Postoperative Beobachtung und Überwachung
- Übernahme von Patient*innen
- Patientenkommunikation
- Umgang mit ängstlichen Patient*innen
- Dokumentation

Guided Debriefing Tool
(Leitfaden für die Nachbesprechung)

Die NLN hat ein Guided Debriefing Tool entwickelt, um eine Struktur zu schaffen, anhand derer Moderator*innen objektive Notizen über das Verhalten der Lernenden in der Simulation in direktem Zusammenhang mit den Lernergebnissen machen können. Laden Sie das NLN Guided Debriefing Tool hier herunter: https://www.nln.org/docs/default-source/uploadedfiles/professional-development-programs/sirc/guided-debriefing-tool.docx?sfvrsn=f659d27e_3

4.7 Postoperative Versorgung nach H-TEP

Allgemeine Informationen			
Date (Datum)		**Student Level** (Ausbildungsjahr)	Zweites Ausbildungsjahr
Discipline (Studiengang)	Gesundheits- und Krankenpflege	**Guided Reflection Time** (Debriefingdauer)	30 Minuten
Expected Simulation Run Time (Simulationsdauer)	10 Minuten	**Location for Reflection** (Ort des Debriefing)	Debriefingraum
Location (Ort der Simulation)	Skills Labs Pflege		

Brief Description of Patient (Patientendaten)			
Name (Name)	Michael Karner	**Pronouns** (Pronomen)	Nicht relevant
Date of Birth (Geburtsdatum)	24.03.1960	**Age** (Alter)	65
Sex Assigned at Birth (Geschlecht bei Geburt)	Männlich	**Gender Identity** (Geschlechtsidentität)	Männlich

Sexual Orientation (sexuelle Orientierung)	Nicht relevant	**Marital Status** (Familienstand)	In Partnerschaft
Weight (Körpergewicht)	80 kg	**Height** (Körpergröße)	176 cm
Racial Group (kultureller Hintergrund)	Nicht relevant	**Language (Sprache)**	Deutsch
Employment Status (Beschäftigungsstatus)	Pensionist (Jurist)	**Religion** (Religionszugehörigkeit)	Röm. Kath.
Veteran Status	Nicht relevant	**Insurance Status** (Versicherungsstatus)	PVA
Support Person (An- und Zugehörige*r)	Lebensgefährtin Brigitte Maier	**Support Phone** (Telefonnr. Angehörige*r)	+43 666 884455
Allergies (Allergien)	Gräser, keine Medikamente	**Immunisations** (Impfungen)	Siehe Impfkarte
Attending Provider/ Team (Hausärzt*in, häusliche Pflege)	Hausarzt Dr. Heribert Hauser	**Sonstiges**	
Past Medical History (Med. Vorgeschichte)	Arterielle Hypertonie, DM Typ 2		
History of Present Illness (aktuelle Krankengeschichte)	Coxarthrose rechts		
Social History (sozialer Hintergrund)	Lebt mit Lebensgefährtin in einer Eigentumswohnung im 2. Stock, kein Lift		
Surgeries/Procedures & Dates (Operationen mit Datum)	Hüfttotalendoprothese am Vortag		

Psychomotor Skills Required of Participants Prior to Simulation

(Psychomotorische Fähigkeiten, welche die Teilnehmenden vor der Simulation beherrschen müssen)

- Vitalzeichen erheben
- Kommunikation mit Patient*innen
- Aseptische Arbeitsweise
- Dokumentationsmanagement
- Kinästhetisches Arbeiten

Cognitive Activities Required of Participants Prior to Simulation

(Kognitive Aktivitäten, welche die Teilnehmenden vor der Simulation absolvieren müssen)

- Perioperativer Prozess und postoperative Überwachung
- Theoretische Inhalte zur Versorgung von Patient*innen auf der Orthopädie/Traumatologie
- Techniken der Gesprächsführung

Simulation Learning Objectives

(Lernziele der Simulation)

General Objectives

(Allgemeine Ziele, welche durch die Simulation gefördert werden. Nicht jede Simulation wird alle angeführten Ziele beinhalten. Sobald die Auszubildenden ein Ziel erreicht haben, geht es darum, diese Kompetenzen beizubehalten.)

1. Befolgen Sie die Standardvorkehrungen.
2. Wenden Sie Strategien an, um das Risiko einer Schädigung des/der Patient*in zu verringern.
3. Führen Sie auf organisierte und systematische Weise Bewertungen durch, die für die Pflege des/der Patient*in angemessen sind.
4. Führen Sie auf der Grundlage der Bewertung und der klinischen Daten vorrangige Pflegemaßnahmen durch.
5. Bewerten Sie den Zustand des/der Patient*in nach den Pflegeinterventionen erneut und überwachen Sie diesen.
6. Kommunizieren Sie mit dem/der Patient*in und den Angehörigen auf eine Weise, die Fürsorge vermittelt, kulturelles Bewusstsein widerspiegelt und psychosoziale Bedürfnisse berücksichtigt.
7. Kommunizieren Sie mit anderen Mitgliedern des Gesundheitsteams auf angemessene, zeitnahe, organisierte und patientenspezifische Weise.
8. Treffen Sie klinische Beurteilungen und Entscheidungen, die evidenzbasiert sind.
9. Arbeiten Sie innerhalb des Pflege- und Betreuungsbereichs.
10. Zeigen Sie Kenntnisse über rechtliche und ethische Verpflichtungen.

1. Practice standard precautions.
2. Employ strategies to reduce risk of harm to the patient.
3. Conduct assessments appropriate for care of patient in an organized and systematic manner.
4. Perform priority nursing actions based on assessment and clinical data.
5. Reassess/monitor patient status following nursing interventions.
6. Communicate with patient and family in a manner that illustrates caring, reflects cultural awareness, and addresses psychosocial needs.
7. Communicate appropriately with other health care team members in a timely, organized, patient-specific manner.
8. Make clinical judgments and decisions that are evidence-based.
9. Practice within nursing scope of practice.
10. Demonstrate knowledge of legal and ethical obligations.

Simulation Scenario Objectives

(3–4 konkrete Ziele des vorliegenden Simulationsszenarios)

1. Die Auszubildenden führen die postoperativen Kontrollen durch, analysieren die Situation und erkennen die falsche Positionierung.
2. Die Auszubildenden führen die Positionierung fachgerecht und unter Sicherstellung der Privatsphäre und Patientensicherheit durch.
3. Die Auszubildenden bewerten den Zustand des Patienten kontinuierlich, identifizieren mögliche Komplikationen und leiten angemessene pflegerische Maßnahmen ab.
4. Die Auszubildenden kommunizieren mit dem Patienten und geben klare Informationen weiter.

Faculty Reference

(Referenzen, Richtlinien, Leitlinien, Fachliteratur … welche für das Szenario verwendet werden)

- Pflegespezifische Fachbücher (z. B. Pflegetechniken, Pflege Heute …)
- PQSG *Pflege von Senioren mit einer künstlichen Hüfte (Totalendoprothese/„TEP")*

Setting/Environment

(Simulationsumgebung)

☐ **Emergency Department** (Notfallaufnahme)	☐ **ICU** (Intensivstation)
☑ **Medical-Surgical Unit** (Chirurgische Station)	☐ **OR/PACU** (OP oder Aufwachraum)
☐ **Pediatric Unit** (Pädiatrie)	☐ **Rehabilitation Unit** (Rehabilitation)
☐ **Maternity Unit** (Geburtshilfe)	☐ **Home** (zu Hause)
☐ **Behavioral Health Unit** (Psychiatrische Station)	☐ **Outpatient Clinic** (extramuraler Bereich)
	☐ **Other** (Andere):

Equipment/Supplies

(Ausrüstung/Hilfsmittel: Wählen Sie alle aus, die auf das vorliegende Szenario zutreffen)

Simulated Patient/Mannequin(s) needed (erforderliche simulierte Patient*in/Mannequin):	Männliches Mannequin (z. B. Nursing Anne Simulator …)
Recommended Mode for Simulator (empfohlener Modus für den Simulator, z. B. manuell, programmiert etc.):	Manuelle Eingabe der Vitalparameter
Other Props & Moulage (andere Requisiten und Moulage):	Verband an der Hüfte rechts, liegende Redondrainage (ca. 70 ml Fördermenge), Schaumstoffschiene

Equipment Attached to Mannequin/Simulated Patient (Ausrüstung an Patient*in/Simulator): ☐ Patientenidentifikationsarmband ☐ i. v. Zugang linker UA ☐ Patientenhemd ☐ Bein in Schiene gelagert **Other Essential Equipment** (weitere wesentliche Materialien): ☐ Etiketten zur Beschriftung (Pulsoxymeter, Fieberthermometer) ☐ Fieberkurve/Krankengeschichte mit Pflegeanamnese, Aufnahmelabor, OP-Bericht, Dokumentation aus dem Aufwachraum **Medications and Fluids** (Medikamente und Flüssigkeiten): ☐ orale Medikamente: Pantoloc 40 mg 1-0-0 ☐ orale Medikamente: Norvasc 5 mg 0-0-1 ☐ orale Medikamente: Concor 2,5 mg 1-0-0 ☐ orale Medikamente: Metformin 500 mg 1-0-1 ☐ i. v. Medikation: Paracetamol 1 g 3× tgl. 1-1-1 ☐ i.v Medikation: Ciprofloxacin 400 mg/d 1-1-1 ☐ i. v. Medikation: Novalgin 1 g als KI bis zu 4× tgl. bei NRS > 4	**Equipment Available in Room** (Ausrüstung im Zimmer): ☐ Pflegewagen mit ausreichend Wäsche, Pflegeutensilien (Waschlappen, Handtücher, Pflegelotion, Waschschüssel ...) ☐ Händedesinfektionsmittel ☐ Handschuhe steril und unsteril in unterschiedlichen Größen ☐ Flächendesinfektionsmittel ☐ Becher/Tasse ☐ Thermoskanne/Krug ☐ Utensilien zur VZ-Kontrolle: RR-Manschette, Stethoskop, Fieberthermometer, Pulsoxymeter ... ☐ Rufglocke beim Bett ☐ Nachtkästchen mit privaten Utensilien auf der linken Bettseite ☐ Bettkärtchen ☐ Telefon mit Rufnummern zur diensthabenden Pflege bzw. diensthabenden Ärztin ☐ Verbandswagen mit Utensilien wie Kompressen, Wundschnellverbänden, Pinzette ... ☐ Einmalschürzen ☐ Abwurf

Roles

(Rollen)

☐ **Nurse 1** (Pflegeperson 1): Auszubildende*r 1 ☐ **Nurse 2** (Pflegeperson 2): Auszubildende*r 2 ☐ **Nurse 3** (Pflegeperson 3): ☐ **Provider** (Ärzt*in): Lehrende*r 1 ☐ **Other Healthcare professionals** (Sonstige Gesundheitsberufe):	☐ **Observer** (Beobachter*innen): restliche Gruppe ☐ **Standardized Patient** (Schauspielpatient*in): ☐ **Teacher** (Lehrende*r): ☐ **Patient** (Patient*in): Lehrende*r 2

Guidelines/Information Related to Roles

(Information zu den Rollen: Vorab festlegen, wer welche Rolle übernimmt und für was verantwortlich ist. Informationen zu den Verhaltensweisen, Emotionalitäten etc. werden klar kommuniziert.)

Pflegeperson 1	Übernimmt die Hauptaufgabe der postoperativen Übernahme und Information des Patienten
Pflegeperson 2	Übernimmt die Rolle der Assistenz, unterstützt die Kollegin und hält die Kommunikation mit dem Patienten aufrecht
Pflegeperson 3	
Ärzt*in	Reagiert bei Anruf entsprechend der Anfrage, gibt Anweisung zur weiteren pflegerischen und medizinischen Versorgung

Beobach-ter*innen	Aktive Beobachtung von: • Kommunikation mit dem Patienten und im Team • Hygienischer Arbeitsweise • Fachlicher Handlungsempfehlung zur Versorgung nach Hüftendoprothese
Lehrende*r	
Patient	• In allen Ebenen orientiert • Lebt mit Lebensgefährtin in einer Wohnung im 2. Stock ohne Lift, 2 Kinder aus früherer Beziehung – 30 und 28 Jahre, wohnen in Salzburg und Wien • PIDA rechtes Handgelenk • Brille mitgebracht • Schlafen ► kein Gesundheitsdefizit • Bewegung ► zunehmend Schmerzen bei Bewegung aufgrund der Hüftgelenksarthrose, lange Strecken kaum noch zu bewältigen, keine Hilfsmittel • Sich Sauberhalten und Kleiden ► kein Gesundheitsdefizit • Essen und Trinken ► Diabetes Mellitus Typ 2 • Ausscheidung ► kein Gesundheitsdefizit, letzter Stuhlgang am OP-Tag • Körpertemperatur ► kein Gesundheitsdefizit • Atmen ► kein Gesundheitsdefizit • Für eine sichere Umgebung sorgen ► kein Gesundheitsdefizit, Räume erläutert, Tagesablauf bekanntgegeben • Arbeiten und Spielen ► Patient in Pension, unternimmt gerne Reisen mit seiner Lebensgefährtin im Wohnmobil • Kommunikation ► kein Gesundheitsdefizit, Brille • Rollenwahrnehmung ► kein Gesundheitsdefizit • Sterben, derzeitige Lebenssituation ► fühlt sich durch Arthrose stark eingeschränkt in seinen Aktivitäten, hofft durch OP auf deutliche Besserung, möchte wieder wandern gehen

Pre-Briefing/Briefing (Vorbesprechung)

(Vor dem Szenario benötigen die Teilnehmenden ein Pre-Briefing/Briefing. Während dieser Zeit sollten die Vortragenden einen sicheren Rahmen für das Lernen schaffen, den Fiktionsvertrag und die Vertraulichkeit besprechen und die Teilnehmer*innen mit der Umgebung, den Rollen, der Zeiteinteilung und den Zielen vertraut machen.)

Vorbereitung	• Begrüßung der Teilnehmer*innen und für ein positives Lernklima sorgen • Wiederholen der vorab mitgeteilten Themenkomplexe, welche in der Simulation vorkommen könnten (Brainstorming) • Erwartungen klären und Grundregeln festlegen
Fiktionsvertrag	• Einlassen auf nicht reale Situationen, welche im Simulationstraining vorkommen, wie z. B. die Mimik des/der Patient*in oder mangelnde Anzeichen von Schweiß oder Hautveränderungen • Stärken und Schwächen des Simulators darstellen • Teilnehmer*innen bitten, in der Simulationsumgebung so zu handeln, wie sie es in der Praxis tun würden • Erklären, dass Instruktionen und Teilnehmer*innen gemeinsam Sorge tragen müssen, dass eine effektive Simulationsatmosphäre herrscht
Vertraulichkeit	• Bedeutung der Vertraulichkeit im Rahmen der Simulation besprechen – **Las Vegas Prinzip** ► „Was in Vegas passiert, bleibt in Vegas."

Familiarisation/ Einarbeitung	◦ Orientierung schaffen • Raum zeigen, Ausrüstung und Simulator vorstellen • Einschränkungen besprechen (Fiktionsvertrag) • Zweck und Ziel der Simulation klären • Rollen zuweisen ▶ klären, wer den aktiven Part in der Simulation übernimmt (freiwillig, ausgewählt, reihum ...); Wer ist wer? Wer sind die anderen? Wo wird wer eingesetzt? • Technikcheck ▶ Überprüfen der technischen Gegebenheiten – Tonqualität, Übertragung ... ◦ Fallvorstellung • Hintergrund zum Fall (aktueller realistischer Fall) • Patientenakte vorbereiten
Sichere Lern-umgebung schaffen	◦ Wiederholen, dass davon ausgegangen wird, dass jede*r Einzelne sein Bestes gibt. ◦ Auf wertschätzende Kommunikation achten. ◦ Fehlerkultur besprechen ▶ Ein Training ohne Fehler ist kein Training. ◦ Der Fehler ist erwünscht und in Ordnung. ◦ Fehler sind Freunde, welche das Handlungspotenzial fördern. ◦ Es geht nicht darum, herauszufinden, wer an etwas schuld ist ▶ im Interesse steht, wie eine Situation im Kontext entsteht und welche Gedanken sich Beteiligte machen. ◦ Vorteile der Lernmethode = wie Lernen am eigenen Wissensstand. ◦ Wir glauben, dass jede Teilnehmerin intelligent ist, fähig in dem, was sie tut, ihr Bestes gibt und sich verbessern möchte. ◦ Teilnehmende können aus ihrer Komfortzone herausgehen, sich ganz auf die Diskussion und Reflexion einlassen.
Ziele der Simulation	◦ Zweck des Trainings, ohne auf die bevorstehenden Szenarien einzugehen. ◦ Den zeitlichen und organisatorischen Ablauf des Trainings besprechen. ◦ Teilnehmer*innen informieren, dass es KEINE Bewertung gibt.

Report Students Will Receive Before Simulation

(Informationen für die Auszubildenden vor der Simulation nach dem SBAR-Format)

Time (Zeit)	5 Minuten
Person providing report (welche Person übergibt die Informationen)	Lehrende*r, die/der die Patientenrolle übernimmt
Situation (Situation)	Herr Karner ist ein 65-jähriger Patient. Gestern wurde aufgrund einer Coxarthrose eine Hüfttotalendoprothese implementiert. Herr Karner befindet sich seit gestern Abend wieder auf der Station.
Background (Hintergrund)	Bei Herrn Karner wurde aufgrund einer Coxarthrose eine H-TEP durchgeführt. Die Operation ist gestern ohne Komplikationen durchgeführt wurden, abends konnte Herr Karner nach 2 Stunden im Aufwachraum bereits auf die Station retour überstellt werden. Laut Chirurgin sollte Herr Karner das operierte Bein in einer Schaumstoffschiene positionieren. Herr Karner hat eine liegende Redondrainage mit Sog (ca. 70 ml Fördermenge, blutig-seröses Sekret). Die postoperativen Kontrollen verliefen bis jetzt unauffällig.

Assessment (Bewertung, Einschätzung)	Heute ist der 1. postoperative Tag von Herrn Karner. Die Nacht verlief großteils unauffällig – Herr Karner ist eher unruhig und möchte so schnell wie möglich mobilisiert werden, bewegt sich viel im Bett. Die nächtlich gemessenen Vitalparameter waren im Normbereich. Der Patient hat eine Redondrainage (70 ml blutig-seröses Sekret), eine periphere Venenverweilkanüle am linken Unterarm, Spontanharn nachts (Harnflasche). Der Wundverband ist sauber, der erste postoperative Verbandswechsel für den morgigen Tag geplant. Die Schmerzen schätzt Herr Karner mittels NRS auf 3–4 ein, die verordneten Analgetika wirken gut. Herr Karner hat kognitiv keine Einschränkungen und meldet sich bei Beschwerden bzw. wenn er etwas benötigt
Recommendation (Maßnahmen)	Sie befinden sich in Ihrem Praktikum auf der Station und bekommen den Auftrag, die postoperative Kontrolle vor der Mobilisation durch die Physiotherapeutin bei Herrn Karner durchzuführen.
Medical history (Med. Vorgeschichte)	• Arterielle Hypertonie • DM Typ 2 • Coxarthrose rechts
Nursing Diagnosis (Pflegediagnose)	• Infektionsgefahr • Eingeschränkte Gehfähigkeit • Erhöhtes Dekubitusrisiko (Ferse rechts)

Scenario Progression Outline
(Szenarienverlauf)

Timing (approx.) (Zeitl. Planung)	**Mannequin/SP Actions** (Aktivitäten durch Simulator*in, Patient*in)	**Expected Interventions** (Erwartete Interventionen durch Auszubildende)	**May Use the Following Cues** (Hinweise/Life Saver
Einstieg	• Patient ist im Bett mit Patientenhemd bekleidet, Bein in Schiene leicht nach außen rotiert, Nachtkästchen auf der linken Seite, Fuß auf Rand der Schaumstoffschiene	• Korrekt betreten (anklopfen) • Patient begrüßen und Vorstellung • Händedesinfektion vor Patientenkontakt • Information über die bevorstehende Tätigkeit • Patientenidentifikation durchführen	

Durchführung Maßnahme/n	• Patient ist unruhig, gibt an, endlich aufstehen zu wollen
	• Patient äußert, dass ihn die Schiene stört, er versteht nicht, warum diese benötigt wird, ist unbequem und warm
	• Will Erklärung, warum Nachtkästchen auf anderer Seite platziert werden muss
		• Durchführen der postoperativen Kontrollen
		  • Wunde
		  • Vitalparameter
		  • Bewusstsein/Orientierung
		  • Schmerz
		  • Drainage
		• Bein in Schiene falsch positioniert
		  • Rotation überprüfen
		  • Kinästhetische Arbeitsweise
		  • Ferse freilagern
		  • Patienteninformation
		• Nachtkästchen auf falscher Seite
		  • Patient informieren
		  • Position des Nachtkästchens verändern
		• Patienteninformation
		• Vorbereiten der Materialien	

Nachbereitung/ Ausstieg/ Verabschiedung		• Patient nach Befinden fragen • Material fachgerecht entsorgen • Dokumentation der durchgeführten Maßnahmen • Rufglocke und Getränk in Reichweite	
Szenarienende	Szenario ist beendet, wenn die durchgeführten Maßnahmen in der Patientendokumentation festgehalten wurden.		

Debriefing/Guided Reflection
(Nachbesprechung, geleitete Reflexion)

Note to Faculty
(Hinweis für Lehrpersonal und Trainer*innen)

Themes for this Scenario
(Debriefingthemen für dieses Szenario)

- Postoperative Versorgung nach Hüfttotalendoprothese
- Patientenkommunikation und Patientenaufklärung
- Postoperative Kontrollen
- Kinästhetisches Arbeiten
- Prophylaxen (Dekubitusprophylaxe, Spitzfußprophylaxe ...)

Guided Debriefing Tool
(Leitfaden für die Nachbesprechung)

Die NLN hat ein Guided Debriefing Tool entwickelt, um eine Struktur zu schaffen, anhand derer Moderator*innen objektive Notizen über das Verhalten der Lernenden in der Simulation in direktem Zusammenhang mit den Lernergebnissen machen können. Laden Sie das NLN Guided Debriefing Tool hier herunter: https://www.nln.org/docs/default-source/uploadedfiles/professional-development-programs/sirc/guided-debriefing-tool.docx?sfvrsn=f659d27e_3

4.8 Redondrainage Systemwechsel

Allgemeine Informationen			
Date (Datum)		**Student Level** (Ausbildungsjahr)	Zweites Ausbildungsjahr
Discipline (Studiengang)	Gesundheits- und Krankenpflege	**Guided Reflection Time** (Debriefingdauer)	45 Minuten
Expected Simulation Run Time (Simulationsdauer)	15 Minuten	**Location for Reflection** (Ort des Debriefing)	Debriefingraum
Location (Ort der Simulation)	Skills Labs Pflege		

Brief Description of Patient (Patientendaten)			
Name (Name)	Michael Karner	**Pronouns** (Pronomen)	Nicht relevant
Date of Birth (Geburtsdatum)	24.03.1960	**Age** (Alter)	65
Sex Assigned at Birth (Geschlecht bei Geburt)	Männlich	**Gender Identity** (Geschlechtsidentität)	Männlich
Sexual Orientation (sexuelle Orientierung)	Nicht relevant	**Marital Status** (Familienstand)	In Partnerschaft
Weight (Körpergewicht)	80 kg	**Height** (Körpergröße)	176 cm
Racial Group (kultureller Hintergrund)	Nicht relevant	**Language** (Sprache)	Deutsch
Employment Status (Beschäftigungsstatus)	Pensionist (Jurist)	**Religion** (Religionszugehörigkeit)	Röm. Kath.
Veteran Status	Nicht relevant	**Insurance Status** (Versicherungsstatus)	PVA
Support Person (An- und Zugehörige*r)	Lebensgefährtin Brigitte Maier	**Support Phone** (Telefonnr. Angehörige*r)	+43 666 884455
Allergies (Allergien)	Gräser, keine Medikamente	**Immunisations** (Impfungen)	Siehe Impfkarte
Attending Provider/ Team (Hausärzt*in, häusliche Pflege)	Hausarzt Dr. Heribert Hauser	**Sonstiges**	
Past Medical History (Med. Vorgeschichte)	Arterielle Hypertonie, DM Typ 2		
History of Present Illness (aktuelle Krankengeschichte)	Coxarthrose rechts		
Social History (sozialer Hintergrund)	Lebt mit Lebensgefährtin in einer Eigentumswohnung im 2. Stock, kein Lift		
Surgeries/Procedures & Dates (Operationen mit Datum)	Hüfttotalendoprothese am Vortag		

Psychomotor Skills Required of Participants Prior to Simulation

(Psychomotorische Fähigkeiten, welche die Teilnehmenden vor der Simulation beherrschen müssen)

- Vitalzeichen erheben
- Kommunikation mit Patient*innen
- Versorgung von Drainagen
- Aseptische Arbeitsweise
- Dokumentationsmanagement
- Kinästhetisches Arbeiten

Cognitive Activities Required of Participants Prior to Simulation

(Kognitive Aktivitäten, welche die Teilnehmenden vor der Simulation absolvieren müssen)

- Perioperativer Prozess und postoperative Überwachung
- Theoretische Inhalte zur Versorgung von Patient*innen auf der Orthopädie/Traumatologie
- Techniken der Gesprächsführung
- Drainagen und ableitende Systeme

Simulation Learning Objectives

(Lernziele der Simulation)

General Objectives

(Allgemeine Ziele, welche durch die Simulation gefördert werden. Nicht jede Simulation wird alle angeführten Ziele beinhalten. Sobald die Auszubildenden ein Ziel erreicht haben, geht es darum, diese Kompetenzen beizubehalten.)

1. Befolgen Sie die Standardvorkehrungen.
2. Wenden Sie Strategien an, um das Risiko einer Schädigung des/der Patient*in zu verringern.
3. Führen Sie auf organisierte und systematische Weise Bewertungen durch, die für die Pflege des/der Patient*in angemessen sind.
4. Führen Sie auf der Grundlage der Bewertung und der klinischen Daten vorrangige Pflegemaßnahmen durch.
5. Bewerten Sie den Zustand des/der Patient*in nach den Pflegeinterventionen erneut und überwachen Sie diesen.
6. Kommunizieren Sie mit dem/der Patient*in und den Angehörigen auf eine Weise, die Fürsorge vermittelt, kulturelles Bewusstsein widerspiegelt und psychosoziale Bedürfnisse berücksichtigt.
7. Kommunizieren Sie mit anderen Mitgliedern des Gesundheitsteams auf angemessene, zeitnahe, organisierte und patientenspezifische Weise.
8. Treffen Sie klinische Beurteilungen und Entscheidungen, die evidenzbasiert sind.
9. Arbeiten Sie innerhalb des Pflege- und Betreuungsbereichs.
10. Zeigen Sie Kenntnisse über rechtliche und ethische Verpflichtungen.

1. Practice standard precautions.
2. Employ strategies to reduce risk of harm to the patient.
3. Conduct assessments appropriate for care of patient in an organized and systematic manner.
4. Perform priority nursing actions based on assessment and clinical data.
5. Reassess/monitor patient status following nursing interventions.
6. Communicate with patient and family in a manner that illustrates caring, reflects cultural awareness, and addresses psychosocial needs.
7. Communicate appropriately with other health care team members in a timely, organized, patient-specific manner.
8. Make clinical judgments and decisions that are evidence-based.
9. Practice within nursing scope of practice.
10. Demonstrate knowledge of legal and ethical obligations.

Simulation Scenario Objectives

(3–4 konkrete Ziele des vorliegenden Simulationsszenarios)

1. Die Auszubildenden führen die postoperativen Kontrollen durch, analysieren die Situation und erkennen die Notwendigkeit des Systemwechsels bei der Redondrainage.
2. Die Auszubildenden führen den Systemwechsel unter Einhaltung der geltenden Hygieneprinzipien fachgerecht durch.
3. Die Auszubildenden bewerten den Zustand des Patienten kontinuierlich, identifizieren mögliche Komplikationen und leiten angemessene pflegerische Maßnahmen ab.
4. Die Auszubildenden kommunizieren mit dem Patienten und geben klare Informationen weiter.

Faculty Reference

(Referenzen, Richtlinien, Leitlinien, Fachliteratur ... welche für das Szenario verwendet werden)

- Pflegespezifische Fachbücher (z. B. Pflegetechniken, Pflege Heute ...)

Setting/Environment

(Simulationsumgebung)

☐ **Emergency Department** (Notfallaufnahme)	☐ **ICU** (Intensivstation)
☑ **Medical-Surgical Unit** (Chirurgische Station)	☐ **OR/PACU** (OP oder Aufwachraum)
☐ **Pediatric Unit** (Pädiatrie)	☐ **Rehabilitation Unit** (Rehabilitation)
☐ **Maternity Unit** (Geburtshilfe)	☐ **Home** (zu Hause)
☐ **Behavioral Health Unit** (Psychiatrische Station)	☐ **Outpatient Clinic** (extramuraler Bereich)
	☐ **Other** (Andere):

Equipment/Supplies

(Ausrüstung/Hilfsmittel: Wählen Sie alle aus, die auf das vorliegende Szenario zutreffen)

Simulated Patient/Mannequin(s) needed (erforderliche simulierte Patient*in/Mannequin):	Männliches Mannequin (z. B. Nursing Anne Simulator ...)
Recommended Mode for Simulator (empfohlener Modus für den Simulator, z. B. manuell, programmiert etc.):	Manuelle Eingabe der Vitalparameter
Other Props & Moulage (andere Requisiten und Moulage):	Verband an der Hüfte rechts, liegende Redondrainage (ca. 70 ml Fördermenge, kein Sog mehr vorhanden), Schaumstoffschiene

Equipment Attached to Mannequin/Simulated Patient (Ausrüstung an Patient*in/Simulator):	**Equipment Available in Room** (Ausrüstung im Zimmer):
☐ Patientenidentifikationsarmband ☐ i. v. Zugang linker UA ☐ Patientenhemd ☐ Bein in Schiene gelagert **Other Essential Equipment** (weitere wesentliche Materialien): ☐ Etiketten zur Beschriftung (Pulsoxymeter, Fieberthermometer) ☐ Fieberkurve/Krankengeschichte mit Pflegeanamnese, Aufnahmelabor, OP-Bericht, Dokumentation aus dem Aufwachraum **Medications and Fluids** (Medikamente und Flüssigkeiten): ☐ orale Medikamente: Pantoloc 40 mg 1-0-0 ☐ orale Medikamente: Norvasc 5 mg 0-0-1 ☐ orale Medikamente: Concor 2,5 mg 1-0-0 ☐ orale Medikamente: Metformin 500 mg 1-0-1 ☐ i. v. Medikation: Paracetamol 1 g 3x tgl. 1-1-1 ☐ i.v Medikation: Ciprofloxacin 400 mg/d 1-1-1 ☐ i. v. Medikation: Novalgin 1 g als KI bis zu 4x tgl. bei NRS > 4	☐ Pflegewagen mit ausreichend Wäsche, Pflegeutensilien (Waschlappen, Handtücher, Pflegelotion, Waschschüssel ...) ☐ Händedesinfektionsmittel ☐ Handschuhe steril und unsteril in unterschiedlichen Größen ☐ Flächendesinfektionsmittel ☐ Becher/Tasse ☐ Thermoskanne/Krug ☐ Utensilien zur VZ-Kontrolle: RR-Manschette, Stethoskop, Fieberthermometer, Pulsoxymeter ... ☐ Rufglocke beim Bett ☐ Nachtkästchen mit privaten Utensilien auf der linken Bettseite ☐ Bettkärtchen ☐ Telefon mit Rufnummern zur diensthabenden Pflege bzw. diensthabenden Ärztin ☐ Verbandswagen mit Utensilien wie sterilen und unsterilen Kompressen, Wundschnellverbänden, sterile Pinzette, sterile Schere, Haut- und Schleimhautdesinfektionsmittel, steril verpackte Redondrainagen, Klebevlies, Saugkompressen ... ☐ Einmalschürzen ☐ Abwurf

Roles

(Rollen)

☐ **Nurse 1** (Pflegeperson 1): Auszubildende*r 1 ☐ **Nurse 2** (Pflegeperson 2): Auszubildende*r 2 ☐ **Nurse 3** (Pflegeperson 3): ☐ **Provider** (Ärzt*in): Lehrende*r 1 ☐ **Other Healthcare professionals** (Sonstige Gesundheitsberufe):	☐ **Observer** (Beobachter*innen): restliche Gruppe ☐ **Standardized Patient** (Schauspielpatient*in): ☐ **Teacher** (Lehrende*r): ☐ **Patient** (Patient*in): Lehrende*r 2

Guidelines/Information Related to Roles

(Information zu den Rollen: Vorab festlegen, wer welche Rolle übernimmt und für was verantwortlich ist. Informationen zu den Verhaltensweisen, Emotionalitäten etc. werden klar kommuniziert.)

Pflegeperson 1	Übernimmt die Hauptaufgabe der postoperativen Übernahme und Information des Patienten
Pflegeperson 2	Übernimmt die Rolle der Assistenz, unterstützt die Kollegin und hält die Kommunikation mit dem Patienten am Laufen
Pflegeperson 3	
Ärzt*in	Reagiert bei Anruf entsprechend der Anfrage, gibt Anweisung zur weiteren pflegerischen und medizinischen Versorgung

Beobachter*innen	Aktive Beobachtung von: • Kommunikation mit dem Patienten und im Team • Hygienischer Arbeitsweise • Fachlicher Handlungsempfehlung zur postoperativen Überwachung sowie zum Drainagenwechsel
Lehrende*r	
Patient	• In allen Ebenen orientiert • Lebt mit Lebensgefährtin in einer Wohnung im 2. Stock ohne Lift, 2 Kinder aus früherer Beziehung – 30 und 28 Jahre, wohnen in Salzburg und Wien • PIDA rechtes Handgelenk • Brille mitgebracht • Schlafen ▶ kein Gesundheitsdefizit • Bewegung ▶ zunehmend Schmerzen bei Bewegung aufgrund der Hüftgelenksarthrose, lange Strecken kaum noch zu bewältigen, keine Hilfsmittel • Sich Sauberhalten und Kleiden ▶ kein Gesundheitsdefizit • Essen und Trinken ▶ Diabetes Mellitus Typ 2 • Ausscheidung ▶ kein Gesundheitsdefizit, letzter Stuhlgang am OP-Tag • Körpertemperatur ▶ kein Gesundheitsdefizit • Atmen ▶ kein Gesundheitsdefizit • Für eine sichere Umgebung sorgen ▶ kein Gesundheitsdefizit, Räume erläutert, Tagesablauf bekanntgegeben • Arbeiten und Spielen ▶ Patient in Pension, unternimmt gerne Reisen mit seiner Lebensgefährtin im Wohnmobil • Kommunikation ▶ kein Gesundheitsdefizit, Brille • Rollenwahrnehmung ▶ kein Gesundheitsdefizit • Sterben, derzeitige Lebenssituation ▶ fühlt sich durch Arthrose stark eingeschränkt in seinen Aktivitäten, hofft durch OP auf deutliche Besserung, möchte wieder wandern gehen

Pre-Briefing/Briefing (Vorbesprechung)

(Vor dem Szenario benötigen die Teilnehmenden ein Pre-Briefing/Briefing. Während dieser Zeit sollten die Vortragenden einen sicheren Rahmen für das Lernen schaffen, den Fiktionsvertrag und die Vertraulichkeit besprechen und die Teilnehmer*innen mit der Umgebung, den Rollen, der Zeiteinteilung und den Zielen vertraut machen.)

Vorbereitung	• Begrüßung der Teilnehmer*innen und für ein positives Lernklima sorgen • Wiederholen der vorab mitgeteilten Themenkomplexe, welche in der Simulation vorkommen könnten (Brainstorming) • Erwartungen klären und Grundregeln festlegen
Fiktionsvertrag	• Einlassen auf nicht reale Situationen, welche im Simulationstraining vorkommen, wie z. B. die Mimik des/der Patient*in oder mangelnde Anzeichen von Schweiß oder Hautveränderungen • Stärken und Schwächen des Simulators darstellen • Teilnehmer*innen bitten, in der Simulationsumgebung so zu handeln, wie sie es in der Praxis tun würden • Erklären, dass Instruktionen und Teilnehmer*innen gemeinsam Sorge tragen müssen, dass eine effektive Simulationsatmosphäre herrscht
Vertraulichkeit	• Bedeutung der Vertraulichkeit im Rahmen der Simulation besprechen – **Las Vegas Prinzip** ▶ „Was in Vegas passiert, bleibt in Vegas."

Familiarisation/ Einarbeitung	◦ Orientierung schaffen • Raum zeigen, Ausrüstung und Simulator vorstellen • Einschränkungen besprechen (Fiktionsvertrag) • Zweck und Ziel der Simulation klären • Rollen zuweisen ▸ klären, wer den aktiven Part in der Simulation übernimmt (freiwillig, ausgewählt, reihum …); Wer ist wer? Wer sind die anderen? Wo wird wer eingesetzt? • Technikcheck ▸ Überprüfen der technischen Gegebenheiten – Tonqualität, Übertragung … ◦ Fallvorstellung • Hintergrund zum Fall (aktueller realistischer Fall) • Patientenakte vorbereiten
Sichere Lernumgebung schaffen	◦ Wiederholen, dass davon ausgegangen wird, dass jede*r Einzelne sein Bestes gibt. ◦ Auf wertschätzende Kommunikation achten. ◦ Fehlerkultur besprechen ▸ Ein Training ohne Fehler ist kein Training. • Der Fehler ist erwünscht und in Ordnung. • Fehler sind Freunde, welche das Handlungspotenzial fördern. • Es geht nicht darum, herauszufinden, wer an etwas schuld ist ▸ im Interesse steht, wie eine Situation im Kontext entsteht und welche Gedanken sich Beteiligte machen. ◦ Vorteile der Lernmethode = wie Lernen am eigenen Wissensstand. ◦ Wir glauben, dass jede Teilnehmerin intelligent ist, fähig in dem, was sie tut, ihr Bestes gibt und sich verbessern möchte. ◦ Teilnehmende können aus ihrer Komfortzone herausgehen, sich ganz auf die Diskussion und Reflexion einlassen.
Ziele der Simulation	◦ Zweck des Trainings, ohne auf die bevorstehenden Szenarien einzugehen. ◦ Den zeitlichen und organisatorischen Ablauf des Trainings besprechen. ◦ Teilnehmer*innen informieren, dass es KEINE Bewertung gibt.

Report Students Will Receive Before Simulation

(Informationen für die Auszubildenden vor der Simulation nach dem SBAR-Format)

Time (Zeit)	5 Minuten
Person providing report (welche Person übergibt die Informationen)	Lehrende*r, die/der die Patientenrolle übernimmt
Situation (Situation)	Herr Karner ist ein 65-jähriger Patient. Gestern wurde aufgrund einer Coxarthrose eine Hüfttotalendoprothese implementiert. Herr Karner befindet sich seit gestern Abend wieder auf der Station.
Background (Hintergrund)	Bei Herrn Karner wurde aufgrund einer Coxarthrose eine H-TEP durchgeführt. Die Operation ist gestern ohne Komplikationen durchgeführt wurden, abends konnte Herr Karner nach 2 Stunden im Aufwachraum bereits auf die Station retour überstellt werden. Laut Chirurgin sollte Herr Karner das operierte Bein in einer Schaumstoffschiene positionieren. Herr Karner hat eine liegende Redondrainage mit Sog (ca. 70 ml Fördermenge, blutig-seröses Sekret). Die postoperativen Kontrollen verliefen bis jetzt unauffällig.

Assessment (Bewertung, Einschätzung)	Heute ist der 1. postoperative Tag von Herrn Karner. Die Nacht verlief großteils unauffällig – Herr Karner ist eher unruhig und möchte so schnell wie möglich mobilisiert werden, bewegt sich viel im Bett. Die nächtlich gemessenen Vitalparameter waren im Normbereich. Der Patient hat eine Redondrainage (70 ml blutig-seröses Sekret), eine periphere Venenverweilkanüle am linken Unterarm, Spontanharn nachts (Harnflasche). Der Wundverband ist sauber, der erste postoperative Verbandswechsel für den morgigen Tag geplant. Die Schmerzen schätzt Herr Karner mittels NRS auf 3–4 ein, die verordneten Analgetika wirken gut. Herr Karner hat kognitiv keine Einschränkungen und meldet sich bei Beschwerden bzw. wenn er etwas benötigt.
Recommendation (Maßnahmen)	Sie befinden sich in Ihrem Praktikum auf der Station und bekommen den Auftrag, die postoperative Kontrolle vor der Mobilisation durch die Physiotherapeutin bei Herrn Karner durchzuführen.
Medical history (Med. Vorgeschichte)	• Arterielle Hypertonie • DM Typ 2 • Coxarthrose rechts
Nursing Diagnosis (Pflegediagnose)	• Infektionsgefahr • Eingeschränkte Gehfähigkeit • Erhöhtes Dekubitusrisiko (Ferse rechts)

Scenario Progression Outline

(Szenarienverlauf)

Timing (approx.) (Zeitl. Planung)	**Mannequin/SP Actions** (Aktivitäten durch Simulator*in, Patient*in)	**Expected Interventions** (Erwartete Interventionen durch Auszubildende)	**May Use the Following Cues** (Hinweise/Life Saver)
Einstieg	• Patient ist im Bett mit Patientenhemd bekleidet, Bein in Schiene positioniert, Nachtkästchen auf der linken Seite	• Korrekt betreten (anklopfen) • Patient begrüßen und Vorstellung • Händedesinfektion vor Patientenkontakt • Information über die bevorstehende Tätigkeit • Patientenidentifikation durchführen	

Durchführung Maßnahme/n	• Patient ist unruhig, gibt an, endlich aufstehen zu wollen
	• Will Erklärung, warum Nachtkästchen auf anderer Seite platziert werden muss
		• Durchführen der postoperativen Kontrollen
		  ▪ Wunde
		  ▪ Vitalparameter
		  ▪ Bewusstsein/Orientierung
		  ▪ Schmerz
		  ▪ Positionierung des Beines
		• Kontrolle der Drainage
		• Kontrolle von Menge
		• Kontrolle von System – kein Sog mehr vorhanden
		• Wechsel des Drainageauffangbehälters
		  ▪ Patienteninformation
		  ▪ Vorbereitung der Materialien
		  ▪ Aseptische Arbeitsweise
		  ▪ Persönliche Hygiene wird beachtet
		  ▪ Auf Assistenz durch Kolleg*in wird zurückgegriffen – Arbeitsteilung
			• Patient fragt nach Redondrainage – ob mit Ableitung alles in Ordnung ist, fühlt sich komisch an

Durchführung Maßnahme/n (Fortsetzung)		◦ Nachtkästchen auf falscher Seite • Patient informieren • Position des Nachtkästchens verändern ◦ Patienteninformation über Umgang mit Drainagen	
Nachbereitung/Ausstieg/Verabschiedung		◦ Patient nach Befinden fragen ◦ Material fachgerecht entsorgen ◦ Dokumentation der durchgeführten Maßnahmen ◦ Rufglocke und Getränk in Reichweite	
Szenarienende	Szenario ist beendet, wenn der Drainagenauffangbehälter gewechselt wurde, die postoperativen Kontrollen dokumentiert sind und der Patient über den Umgang mit Drainage aufgeklärt ist.		

Debriefing/Guided Reflection

(Nachbesprechung, geleitete Reflexion)

Note to Faculty

(Hinweis für Lehrpersonal und Trainer*innen)

Themes for this Scenario

(Debriefingthemen für dieses Szenario)

- Postoperative Versorgung nach Hüfttotalendoprothese
- Patientenkommunikation und Patientenaufklärung
- Postoperative Kontrollen
- Kinästhetisches Arbeiten
- Umgang mit Drainagen – Wechsel von Drainageauffangbehälter

Guided Debriefing Tool

(Leitfaden für die Nachbesprechung)

Die NLN hat ein Guided Debriefing Tool entwickelt, um eine Struktur zu schaffen, anhand derer Moderator*innen objektive Notizen über das Verhalten der Lernenden in der Simulation in direktem Zusammenhang mit den Lernergebnissen machen können. Laden Sie das NLN Guided Debriefing Tool hier herunter: https://www.nln.org/docs/default-source/uploadedfiles/professional-development-programs/sirc/guided-debriefing-tool.docx?sfvrsn=f659d27e_3

4.9 Mammakarzinom – postoperativer Verbandswechsel

Allgemeine Informationen			
Date (Datum)		**Student Level** (Ausbildungsjahr)	Zweites Ausbildungsjahr
Discipline (Studiengang)	Gesundheits- und Krankenpflege	**Guided Reflection Time** (Debriefingdauer	45 Minuten
Expected Simulation Run Time (Simulationsdauer)	15 Minuten	**Location for Reflection** (Ort des Debriefing)	Debriefingraum
Location (Ort der Simulation)	Skills Labs Pflege		

Brief Description of Patient (Patientendaten)			
Name (Name)	Gerlinde Kampstein	**Pronouns** (Pronomen)	Nicht relevant
Date of Birth (Geburtsdatum)	05.07.1962	**Age** (Alter)	63 Jahre
Sex Assigned at Birth (Geschlecht bei Geburt)	Weiblich	**Gender Identity** (Geschlechtsidentität)	Weiblich
Sexual Orientation (sexuelle Orientierung)	Nicht relevant	**Marital Status** (Familienstand)	Geschieden
Weight (Körpergewicht)	60 kg	**Height** (Körpergröße)	165 cm
Racial Group (kultureller Hintergrund)	Nicht relevant	**Language** (Sprache)	Deutsch
Employment Status (Beschäftigungsstatus)	Pensionistin	**Religion** (Religionszugehörigkeit)	Ohne Bekenntnis
Veteran Status	Nicht relevant	**Insurance Status** (Versicherungsstatus)	PVA
Support Person (An- und Zugehörige*r)	Tochter Melanie Kampstein	**Support Phone** (Telefonnr. Angehörige*r)	+43 665 987654
Allergies (Allergien)	Keine bekannt	**Immunisations** (Impfungen)	Siehe Impfkarte
Attending Provider/ Team (Hausärzt*in, häusliche Pflege)	Hausärztin Dr. Silke Hebenstein	**Sonstiges**	
Past Medical History (Med. Vorgeschichte)	Hypercholesterinämie		
History of Present Illness (aktuelle Krankengeschichte)	Invasives Mammakarzinom, T4, N2, M1, G4 mit neoadjuvanter Chemotherapie		
Social History (sozialer Hintergrund)	Lebt alleine in einer Wohnung in der Stadt, Wohnung barrierefrei		
Surgeries/Procedures & Dates (Operationen mit Datum)	Mamma Ablatio links vor 3 Tagen		

Psychomotor Skills Required of Participants Prior to Simulation

(Psychomotorische Fähigkeiten, welche die Teilnehmenden vor der Simulation beherrschen müssen)

- Verbandstechniken
- Patientenkommunikation
- Kinästhetische Arbeitsweise
- Dokumentationsmanagement

Cognitive Activities Required of Participants Prior to Simulation

(Kognitive Aktivitäten, welche die Teilnehmenden vor der Simulation absolvieren müssen)

- Postoperative Patientenversorgung
- Theoretische Inhalte zum Thema Mammakarzinom
- Gesprächsführung mit onkologischen Patient*innen
- Wundversorgung

Simulation Learning Objectives

(Lernziele der Simulation)

General Objectives

(Allgemeine Ziele, welche durch die Simulation gefördert werden. Nicht jede Simulation wird alle angeführten Ziele beinhalten. Sobald die Auszubildenden ein Ziel erreicht haben, geht es darum, diese Kompetenzen beizubehalten.)

1. Befolgen Sie die Standardvorkehrungen.
2. Wenden Sie Strategien an, um das Risiko einer Schädigung des/der Patient*in zu verringern.
3. Führen Sie auf organisierte und systematische Weise Bewertungen durch, die für die Pflege des/der Patient*in angemessen sind.
4. Führen Sie auf der Grundlage der Bewertung und der klinischen Daten vorrangige Pflegemaßnahmen durch.
5. Bewerten Sie den Zustand des/der Patient*in nach den Pflegeinterventionen erneut und überwachen Sie diesen.
6. Kommunizieren Sie mit dem/der Patient*in und den Angehörigen auf eine Weise, die Fürsorge vermittelt, kulturelles Bewusstsein widerspiegelt und psychosoziale Bedürfnisse berücksichtigt.
7. Kommunizieren Sie mit anderen Mitgliedern des Gesundheitsteams auf angemessene, zeitnahe, organisierte und patientenspezifische Weise.
8. Treffen Sie klinische Beurteilungen und Entscheidungen, die evidenzbasiert sind.
9. Arbeiten Sie innerhalb des Pflege- und Betreuungsbereichs.
10. Zeigen Sie Kenntnisse über rechtliche und ethische Verpflichtungen.

1. Practice standard precautions.
2. Employ strategies to reduce risk of harm to the patient.
3. Conduct assessments appropriate for care of patient in an organized and systematic manner.
4. Perform priority nursing actions based on assessment and clinical data.

5. Reassess/monitor patient status following nursing interventions.
6. Communicate with patient and family in a manner that illustrates caring, reflects cultural awareness, and addresses psychosocial needs.
7. Communicate appropriately with other health care team members in a timely, organized, patient-specific manner.
8. Make clinical judgments and decisions that are evidence-based.
9. Practice within nursing scope of practice.
10. Demonstrate knowledge of legal and ethical obligations.

Simulation Scenario Objectives

(3–4 konkrete Ziele des vorliegenden Simulationsszenarios)

1. Die Auszubildenden führen den Verbandswechsel entsprechend der geltenden Richtlinien durch.
2. Die Auszubildenden bewerten den Zustand der Patientin kontinuierlich, identifizieren mögliche Komplikationen und leiten angemessene pflegerische Maßnahmen zur Sicherstellung der Privatsphäre und der Patientensicherheit ein.
3. Die Auszubildenden geben die notwendigen Informationen an die Patientin weiter, gehen auf ihre Ängste und Sorgen ein.

Faculty Reference

(Referenzen, Richtlinien, Leitlinien, Fachliteratur … welche für das Szenario verwendet werden)

- Pflegespezifische Fachbücher (z. B. Pflegetechniken, Pflege Heute …)
- Interdisziplinäre S3-Leitlinie für die Früherkennung, Diagnostik, Therapie und Nachsorge des Mammakarzinoms (2025)

Setting/Environment

(Simulationsumgebung)

☐ **Emergency Department** (Notfallaufnahme) ☑ **Medical-Surgical Unit** (Chirurgische Station) ☐ **Pediatric Unit** (Pädiatrie) ☐ **Maternity Unit** (Geburtshilfe) ☐ **Behavioral Health Unit** (Psychiatrische Station)	☐ **ICU** (Intensivstation) ☐ **OR/PACU** (OP oder Aufwachraum) ☐ **Rehabilitation Unit** (Rehabilitation) ☐ **Home** (zu Hause) ☐ **Outpatient Clinic** (extramuraler Bereich) ☐ **Other** (Andere):

Equipment/Supplies

(Ausrüstung/Hilfsmittel: Wählen Sie alle aus, die auf das vorliegende Szenario zutreffen)

Simulated Patient/Mannequin(s) needed (erforderliche simulierte Patient*in/Mannequin):	Weibliches Mannequin (z. B. Nursing Anne)
Recommended Mode for Simulator (empfohlener Modus für den Simulator, z. B. manuell, programmiert etc.):	Manuelle Eingabe
Other Props & Moulage (andere Requisiten und Moulage):	Brustamputationsattrappe ohne Drainage links Verband Mastektomie leicht blutig

Equipment Attached to Mannequin/Simulated Patient (Ausrüstung an Patient*in/Simulator): ☐ Patientenidentifikationsarmband ☐ Patientenhemd ☐ Kopftuch **Other Essential Equipment** (weitere wesentliche Materialien): ☐ Etiketten zur Beschriftung (Pulsoxymeter, Fieberthermometer) ☐ Fieberkurve/Krankengeschichte mit Pflegeanamnese, Aufnahmelabor, OP-Bericht, Dokumentation aus Aufwachraum **Medications and Fluids** (Medikamente und Flüssigkeiten): ☐ orale Medikamente: Tamoxifen 20 mg 1-0-0 ☐ orale Medikamente: Cipralex 5 mg 1-0-0 ☐ orale Medikamente: Pantoloc 40 mg 1-0-0 ☐ orale Medikamente: Lexotanil 3 mg bei Nichtschlafen 0-0-0-1 ☐ orale Medikamente: Novalgin bis zu 5x tgl. 30 gtt bei VAS > 3 ☐ orale Medikamente: Zofran zydis 4 mg b. Übelkeit bis zu 4x tgl. ☐ i. v. Medikation: Elomel Isoton 500 ml 1-1-0 ☐ i.v Medikation: Profenid 100 mg ad Kl 3x tgl. 1-1-1 ☐ i.v Medikation: Dalacin 600 mg 3x tgl. 1-1-1	**Equipment Available in Room** (Ausrüstung im Zimmer): ☐ Pflegewagen mit ausreichend Wäsche, Pflegeutensilien (Waschlappen, Handtücher, Pflegelotion, Waschschüssel ...) ☐ Händedesinfektionsmittel ☐ Becher/Tasse ☐ Thermoskanne/Krug ☐ Rufglocke beim Bett ☐ Nachtkästchen mit privaten Utensilien (Mobiltelefon, Creme ...) ☐ Bettkärtchen ☐ Telefon mit Rufnummern zur diensthabenden Pflege bzw. diensthabenden Ärztin ☐ Flächendesinfektion ☐ Verbandswagen: sterile und unsterile Kompressen in unterschiedlichen Größen, sterile und unsterile Handschuhe in unterschiedlichen Größen, Haut- und Schleimhautdesinfektionsmittel, physiologische Kochsalzlösung, Wundreinigung, sterile Pinzette, Krankenunterlagen, Nierentassen, Wundschnellverbände unterschiedlicher Größen, Klebevlies, Saugkompressen, sterile Schere, unsterile Schere ... ☐ Einmalschürzen ☐ Abwurf

Roles

(Rollen)

☐ **Nurse 1** (Pflegeperson 1): Auszubildende*r 1 ☐ **Nurse 2** (Pflegeperson 2): Auszubildende*r 2 ☐ **Nurse 3** (Pflegeperson 3): ☐ **Provider** (Ärzt*in): Lehrende*r 1 ☐ **Other Healthcare professionals** (Sonstige Gesundheitsberufe):	☐ **Observer** (Beobachter*innen): restliche Gruppe ☐ **Standardized Patient** (Schauspielpatient*in): ☐ **Teacher** (Lehrende*r): ☐ **Patient** (Patient*in): Lehrende*r 2

Guidelines/Information Related to Roles

(Information zu den Rollen: Vorab festlegen, wer welche Rolle übernimmt und für was verantwortlich ist. Informationen zu den Verhaltensweisen, Emotionalitäten etc. werden klar kommuniziert.)

Pflegeperson 1	Übernimmt die Hauptaufgabe im Rahmen des Verbandswechsels, informiert die Patientin über die einzelnen Schritte
Pflegeperson 2	Übernimmt die Assistenz im Rahmen des Verbandswechsels und übernimmt die Hauptaufgabe in der Kommunikation – geht auf Ängste und Sorgen der Patientin ein
Pflegeperson 3	

Ärzt*in	Reagiert bei Anruf entsprechend der Anfrage, gibt Anweisung zur weiteren pflegerischen und medizinischen Versorgung
Beobachter*innen	Aktive Beobachtung von: • Kommunikation mit der Patientin und im Team • Hygienischer Arbeitsweise • Fachlicher Handlungsempfehlung zum aseptischen Verbandswechsel
Lehrende*r	
Patientin	• In allen Ebenen orientiert • Geschieden, wohnt alleine in einer barrierefreien Wohnung in der Stadt, hat eine erwachsene Tochter, diese wohnt mit ihrem Lebensgefährten in der Nähe der Patientin • Versorgt sich großteils selbsständig, kein Pflegedienst notwendig, Tochter unterstützt bei Notwendigkeit die Mutter gerne • PIDA rechtes Handgelenk • Brille • Schlafen ► schläft seit der Diagnose und der Chemotherapie sehr schlecht, schläft schwer ein und wacht immer wieder auf, Lexotanil hilft ihr • Bewegung ► kein Gesundheitsdefizit, nach einem Zyklus die ersten Tage sehr schwach, schafft es aber, sich in der Wohnung selbst zu versorgen • Sich Sauberhalten und Kleiden ► kein Gesundheitsdefizit, nach der OP Hilfestellung beim Waschen des Rückens • Essen und Trinken ► kein Gesundheitsdefizit, isst nur kleine Portionen, durch Chemotherapie leidet sie unter Übelkeit • Ausscheidung ► kein Gesundheitsdefizit, letzter Stuhlgang am 2. postoperativen Tag • Körpertemperatur ► kein Gesundheitsdefizit • Atmen ► kein Gesundheitsdefizit, Nichtraucherin • Für eine sichere Umgebung sorgen ► kein Gesundheitsdefizit, Räume erläutert Tagesablauf bekanntgegeben • Arbeiten und Spielen ► seit der Chemotherapie sehr schwach und zurückgezogen, früher gerne mit Freundinnen unterwegs in der Natur oder abends im Kino oder Theater, seit der Diagnose und Therapie fehlt ihr die Energie dazu • Kommunikation ► kein Gesundheitsdefizit • Rollenwahrnehmung ► fühlt sich seit der Diagnose sehr niedergeschlagen und hatte große Angst vor der Mastektomie („Werde ich dann noch als Frau angesehen? Werde ich mich noch weiblich fühlen? Jetzt habe ich keine Chance, noch einmal einen Partner zu finden…") • Sterben, derzeitige Lebenssituation ► ist über die Diagnose und Heilungschancen informiert, hofft, dass die OP erfolgreich war und der Krebs „besiegt" ist, hat aber Angst vor den körperlichen und psychischen Folgen durch die Amputation.

Pre-Briefing/Briefing (Vorbesprechung)

(Vor dem Szenario benötigen die Teilnehmenden ein Pre-Briefing/Briefing. Während dieser Zeit sollten die Vortragenden einen sicheren Rahmen für das Lernen schaffen, den Fiktionsvertrag und die Vertraulichkeit besprechen und die Teilnehmer*innen mit der Umgebung, den Rollen, der Zeiteinteilung und den Zielen vertraut machen.)

Vorbereitung	• Begrüßung der Teilnehmer*innen und für ein positives Lernklima sorgen • Wiederholen der vorab mitgeteilten Themenkomplexe, welche in der Simulation vorkommen könnten (Brainstorming) • Erwartungen klären und Grundregeln festlegen
Fiktionsvertrag	• Einlassen auf nicht reale Situationen, welche im Simulationstraining vorkommen, wie z. B. die Mimik des/der Patient*in oder mangelnde Anzeichen von Schweiß oder Hautveränderungen • Stärken und Schwächen des Simulators darstellen • Teilnehmer*innen bitten, in der Simulationsumgebung so zu handeln, wie sie es in der Praxis tun würden • Erklären, dass Instruktionen und Teilnehmer*innen gemeinsam Sorge tragen müssen, dass eine effektive Simulationsatmosphäre herrscht
Vertraulichkeit	• Bedeutung der Vertraulichkeit im Rahmen der Simulation besprechen – **Las Vegas Prinzip** ► „Was in Vegas passiert, bleibt in Vegas."

Familiarisation/ Einarbeitung	• Orientierung schaffen
	  • Raum zeigen, Ausrüstung und Simulator vorstellen
	  • Einschränkungen besprechen (Fiktionsvertrag)
	  • Zweck und Ziel der Simulation klären
	  • Rollen zuweisen ► klären, wer den aktiven Part in der Simulation übernimmt (freiwillig, ausgewählt, reihum ...); Wer ist wer? Wer sind die anderen? Wo wird wer eingesetzt?
	  • Technikcheck ► Überprüfen der technischen Gegebenheiten – Tonqualität, Übertragung ...
	• Fallvorstellung
	  • Hintergrund zum Fall (aktueller realistischer Fall)
	  • Patientenakte vorbereiten

Sichere Lernumgebung schaffen	• Wiederholen, dass davon ausgegangen wird, dass jede*r Einzelne sein Bestes gibt.
	• Auf wertschätzende Kommunikation achten.
	• Fehlerkultur besprechen ► Ein Training ohne Fehler ist kein Training.
	  • Der Fehler ist erwünscht und in Ordnung.
	  • Fehler sind Freunde, welche das Handlungspotenzial fördern.
	  • Es geht nicht darum, herauszufinden, wer an etwas schuld ist ► im Interesse steht, wie eine Situation im Kontext entsteht und welche Gedanken sich Beteiligte machen.
	• Vorteile der Lernmethode = wie Lernen am eigenen Wissensstand.
	• Wir glauben, dass jede Teilnehmerin intelligent ist, fähig in dem, was sie tut, ihr Bestes gibt und sich verbessern möchte.
	• Teilnehmende können aus ihrer Komfortzone herausgehen, sich ganz auf die Diskussion und Reflexion einlassen.

Ziele der Simulation	• Zweck des Trainings, ohne auf die bevorstehenden Szenarien einzugehen. • Den zeitlichen und organisatorischen Ablauf des Trainings besprechen. • Teilnehmer*innen informieren, dass es KEINE Bewertung gibt.

Report Students Will Receive Before Simulation

(Informationen für die Auszubildenden vor der Simulation nach dem SBAR-Format)

Time (Zeit)	5 Minuten
Person providing report (welche Person übergibt die Informationen)	Lehrende*r, die/der die Patientenrolle übernimmt

Situation (Situation)	Frau Kampstein ist eine 63-jährige Patientin mit invasivem MammaCa. Sie hat bereits eine neoadjuvante Chemotherapie hinter sich und ist jetzt zur geplanten Mastektomie auf der chirurgischen Station aufgenommen. Die Operation wurde vor 3 Tagen durchgeführt und verlief inkl. der ersten postoperativen Phase ohne Komplikationen.
Background (Hintergrund)	Frau Kampstein wurde vor 4 Tagen zur geplanten Mamma-Ablatio links aufgenommen. Die Operation in Allgemeinnarkose sowie die Aufwachphase und die ersten postoperativen Tage verliefen ohne Komplikationen. Die postoperativ eingelegte Redondrainage konnte gestern bereits entfernt werden, die Wunde zeigt laut Übergabe eine leichte Rötung. Frau Kampstein konnte bereits am 1. postoperativen Tag mit Unterstützung des Pflegepersonals mobilisiert werden, mittlerweile ist sie auf kurzen Strecken im Zimmer (Bad, WC) selbstständig mobil. Frau Kampstein hat kognitiv keine Einschränkungen und meldet sich bei Bedarf.
Assessment (Bewertung, Einschätzung)	Die Chirurgin ist mit dem Ergebnis zufrieden und hofft, den Tumor sowie die Restmetastasen vollständig entfernt zu haben. Frau Kampstein selbst ist körperlich in einem guten Zustand, hat aber psychisch mit der Brustamputation zu kämpfen. Beim gestrigen Verbandswechsel hat sie es nicht geschafft, sich die Wunde anzusehen. Die Seite wird von ihr auch im Rahmen der Körperpflege ignoriert. Wenn man die Patientin darauf anspricht, sagt sie nur, sie wäre noch nicht so weit, sich als halbe Frau zu akzeptieren.
Recommendation (Maßnahmen)	Sie befinden sich in Ihrem Praktikum auf der Station und bekommen den Auftrag, den Verbandswechsel bei Frau Kampstein durchzuführen.
Medical history (Med. Vorgeschichte)	• Hypercholesterinämie • Invasives Mammakarzinom, T4, N2, M1, G4 mit neoadjuvanter Chemotherapie
Nursing Diagnosis (Pflegediagnose)	• Körperbildstörung • Infektionsgefahr • Selbstversorgungsdefizit – Waschen und Sauberhalten • Fatigue

Scenario Progression Outline
(Szenarienverlauf)

Timing (approx.) (Zeitl. Planung)	**Mannequin/SP Actions** (Aktivitäten durch Simulator*in, Patient*in)	**Expected Interventions** (Erwartete Interventionen durch Auszubildende)	**May Use the Following Cues** (Hinweise/Life Saver)
Einstieg	• Patientin liegt im Bett, Kopf nach rechts gedreht, Kopftuch statt Perücke/Haare	• Korrekt betreten (anklopfen) • Patientin begrüßen und Vorstellung • Händedesinfektion vor Patientenkontakt • Information über die bevorstehende Tätigkeit • Patientenidentifikation durchführen	

Durchführung Maßnahme/n	• Patientin äußert immer wieder, dass Sie sich nicht anschauen kann, jetzt, wo eine Brust fehlt. **Weitere Äußerungen:** • „Ich bin keine Frau mehr" • „Jetzt werde ich nie einen neuen Partner finden" • „Wer liebt schon jemanden, der so entstellt ist" • „Ich kann jetzt nicht mal mehr ins Schwimmbad, geschweige denn in die Sauna" • „Meine Kleidung passt mir jetzt auch nicht mehr, am Ausschnitt sieht man sofort, was los ist" • Je nach Gesprächsverlauf kann sich die Patientin dazu entscheiden, das Wundgebiet anzuschauen oder nicht.	**Vorbereitung auf den Verbandswechsel:** • Patienteninformation • Vorbereiten der Materialien unter Beachtung der aseptischen Arbeitsweise • Vorbereiten des Arbeitsplatzes – Ergonomie • Persönliche Hygiene (Schutzkleidung ...) **Kommunikation mit der Patientin:** • Eingehen auf die Ängste und Sorgen • Lösungsmöglichkeiten aufzeigen – Prothese, Schwimmprothese, BH ... • Thema Brustrekonstruktion ansprechen	
Nachbereitung/Ausstieg/Verabschiedung	• Je nach Gesprächsverlauf zeigt sich die Patientin am Ende des Szenarios etwas ruhiger oder ist nach wie vor sehr ablehnend.	• Materialien fachgerecht entsorgen • Fragen, ob Patientin noch etwas benötigt • Rufglocke in Reichweite platzieren	
Szenarienende	Szenario ist beendet, wenn der Verbandswechsel durchgeführt wurde und die Materialien entsorgt sind.		

Debriefing/Guided Reflection

(Nachbesprechung, geleitete Reflexion)

Note to Faculty

(Hinweis für Lehrpersonal und Trainer*innen)

Themes for this Scenario

(Debriefingthemen für dieses Szenario)

- Versorgung von onkologischen Patient*innen
- Verbandstechniken
- Gesprächsführung
- Körperbildstörung
- Umgang mit Angst
- Krebsassoziierte Fatigue

Guided Debriefing Tool

(Leitfaden für die Nachbesprechung)

Die NLN hat ein Guided Debriefing Tool entwickelt, um eine Struktur zu schaffen, anhand derer Moderator*innen objektive Notizen über das Verhalten der Lernenden in der Simulation in direktem Zusammenhang mit den Lernergebnissen machen können. Laden Sie das NLN Guided Debriefing Tool hier herunter: https://www.nln.org/docs/default-source/uploadedfiles/professional-development-programs/sirc/guided-debriefing-tool.docx?sfvrsn=f659d27e_3

4.10 Blutabnahme zentralvenöser Katheter (ZVK)

Allgemeine Informationen			
Date (Datum)		**Student Level** (Ausbildungsjahr)	Zweites Ausbildungsjahr
Discipline (Studiengang)	Gesundheits- und Krankenpflege	**Guided Reflection Time** (Debriefingdauer)	45 Minuten
Expected Simulation Run Time (Simulationsdauer)	15 Minuten	**Location for Reflection** (Ort des Debriefing)	Debriefingraum
Location (Ort der Simulation)	Skills Labs Pflege		

Brief Description of Patient (Patientendaten)			
Name (Name)	Elisabeth Werner	**Pronouns** (Pronomen)	Nicht relevant
Date of Birth (Geburtsdatum)	01.01.2000	**Age** (Alter)	25
Sex Assigned at Birth (Geschlecht bei Geburt)	Weiblich	**Gender Identity** (Geschlechtsidentität)	Weiblich
Sexual Orientation (sexuelle Orientierung)	Nicht relevant	**Marital Status** (Familienstand)	Ledig
Weight (Körpergewicht)	51 kg	**Height** (Körpergröße)	157 cm
Racial Group (kultureller Hintergrund)	Nicht relevant	**Language** (Sprache)	Deutsch
Employment Status (Beschäftigungsstatus)	Studentin	**Religion** (Religionszugehörigkeit)	Ohne Bekenntnis
Veteran Status	Nicht relevant	**Insurance Status** (Versicherungsstatus)	ÖGK
Support Person (An- und Zugehörige*r)	Eltern Agathe Werner und Gustav Werner	**Support Phone** (Telefonnr. Angehörige*r)	0664 2568 796
Allergies (Allergien)	Keine	**Immunisations** (Impfungen)	Möchte keine Impfungen

Attending Provider/ Team (Hausärzt*in, häusliche Pflege)	Hausärztin Dr. Paula Wydel	**Sonstiges**	
Past Medical History (Med. Vorgeschichte)	Lupus Erythematodes Arthritis (Ossa metacarpalia, Arthralgien)		
History of Present Illness (aktuelle Krankengeschichte)	Patientin wurde vor zwei Wochen stationär aufgenommen, Gelenkschmerzen, Fieber und Inappetenz führten zur Hospitalisierung. Während des Aufenthalts entwickelte sie eine Clostridium-difficile-Infektion. Aktuell ist sie auf dem Weg der Besserung. Sie hat einen zentralen Venenkatheter (ZVK) in der V. subclavia links zur intravenösen Medikation.		
Social History (sozialer Hintergrund)	Studentin – Lehramt Primarstufe; wohnt in einer WG mit Freunden; aktives Sozialleben; gerne unterwegs mit Freunden		
Surgeries/Procedures & Dates (Operationen mit Datum)	ZVK-Anlage 3-lumig in der V. subclavia sinistra vor 10 Tagen		

Psychomotor Skills Required of Participants Prior to Simulation

(Psychomotorische Fähigkeiten, welche die Teilnehmenden vor der Simulation beherrschen müssen)

- Kommunikation mit der Patientin
- Kinästhetische Arbeitsweise
- Aseptische Arbeitsweise
- Umgang mit zentralvenösen Kathetern
- Dokumentationsmanagement

Cognitive Activities Required of Participants Prior to Simulation

(Kognitive Aktivitäten, welche die Teilnehmenden vor der Simulation absolvieren müssen)

- Theoretische Inhalte zur Hygiene
- Theoretische Inhalte zum Umgang mit zentralvenösen Kathetern
- Techniken der Gesprächsführung

Simulation Learning Objectives
(Lernziele der Simulation)

General Objectives
(Allgemeine Ziele, welche durch die Simulation gefördert werden. Nicht jede Simulation wird alle angeführten Ziele beinhalten. Sobald die Auszubildenden ein Ziel erreicht haben, geht es darum, diese Kompetenzen beizubehalten.)

1. Befolgen Sie die Standardvorkehrungen.
2. Wenden Sie Strategien an, um das Risiko einer Schädigung des/der Patient*in zu verringern.
3. Führen Sie auf organisierte und systematische Weise Bewertungen durch, die für die Pflege des/der Patient*in angemessen sind.
4. Führen Sie auf der Grundlage der Bewertung und der klinischen Daten vorrangige Pflegemaßnahmen durch.
5. Bewerten Sie den Zustand des/der Patient*in nach den Pflegeinterventionen erneut und überwachen Sie diesen.
6. Kommunizieren Sie mit dem/der Patient*in und den Angehörigen auf eine Weise, die Fürsorge vermittelt, kulturelles Bewusstsein widerspiegelt und psychosoziale Bedürfnisse berücksichtigt.
7. Kommunizieren Sie mit anderen Mitgliedern des Gesundheitsteams auf angemessene, zeitnahe, organisierte und patientenspezifische Weise.
8. Treffen Sie klinische Beurteilungen und Entscheidungen, die evidenzbasiert sind.
9. Arbeiten Sie innerhalb des Pflege- und Betreuungsbereichs.
10. Zeigen Sie Kenntnisse über rechtliche und ethische Verpflichtungen.

1. Practice standard precautions.
2. Employ strategies to reduce risk of harm to the patient.
3. Conduct assessments appropriate for care of patient in an organized and systematic manner.
4. Perform priority nursing actions based on assessment and clinical data.
5. Reassess/monitor patient status following nursing interventions.
6. Communicate with patient and family in a manner that illustrates caring, reflects cultural awareness, and addresses psychosocial needs.
7. Communicate appropriately with other health care team members in a timely, organized, patient-specific manner.
8. Make clinical judgments and decisions that are evidence-based.
9. Practice within nursing scope of practice.
10. Demonstrate knowledge of legal and ethical obligations.

Simulation Scenario Objectives

(3–4 konkrete Ziele des vorliegenden Simulationsszenarios)

1. Die Auszubildenden analysieren die klinische Situation und können die Blutabnahme über einen zentralen Venenkatheter unter Einhaltung aseptischer Standards durchführen.
2. Die Auszubildenden kommunizieren zielgerichtet und empathisch mit der Patientin, um Ängste zu reduzieren und eine vertrauensvolle Beziehung aufzubauen.
3. Die Auszubildenden bewerten den Zustand der Patientin kontinuierlich, identifizieren mögliche Komplikationen und leiten angemessene pflegerische Maßnahmen zur Sicherstellung der Patientensicherheit ein.
4. Die Auszubildenden dokumentieren die durchgeführte Maßnahme präzise und reflektieren ihr eigenes Handeln im Hinblick auf Qualitätssicherung und kontinuierliche Verbesserung.

Faculty Reference

(Referenzen, Richtlinien, Leitlinien, Fachliteratur ... welche für das Szenario verwendet werden)

- S1-Leitlinie Zentralvenöser Katheter in der Intensiv- und Notfallmedizin
- Pflegespezifische Fachbücher (z. B. Pflegetechniken, Pflege Heute ...)
- Hygieneempfehlung zur Prävention von gefäßkatheterassoziierter Infektion, Fachrichtlinie Nr. 22
- Krankenhaushygiene und Infektionskontrolle der Meduniversität Wien, Hygienerichtlinie 2016

Setting/Environment

(Simulationsumgebung)

☐ **Emergency Department** (Notfallaufnahme) ☐ **Medical-Surgical Unit** (Chirurgische Station) ☐ **Pediatric Unit** (Pädiatrie) ☐ **Maternity Unit** (Geburtshilfe) ☐ **Behavioral Health Unit** (Psychiatrische Station)	☐ **ICU** (Intensivstation) ☐ **OR/PACU** (OP oder Aufwachraum) ☐ **Rehabilitation Unit** (Rehabilitation) ☐ **Home** (zu Hause) ☑ **Outpatient Clinic** (extramuraler Bereich) ☐ **Other** (Andere): Internistische Abteilung

Equipment/Supplies

(Ausrüstung/Hilfsmittel: Wählen Sie alle aus, die auf das vorliegende Szenario zutreffen)

Simulated Patient/Mannequin(s) needed (erforderliche simulierte Patient*in/Mannequin):	Weibliches Mannequin (z. B. Nursing Anne oder Nursing Anne Simulator ...)
Recommended Mode for Simulator (empfohlener Modus für den Simulator, z. B. manuell, programmiert etc.):	Manuelle Eingabe der Vitalparameter (Normbereich)
Other Props & Moulage (andere Requisiten und Moulage):	Kunstblut, liegender ZVK

Equipment Attached to Mannequin/Simulated Patient (Ausrüstung an Patient*in/Simulator):

- ☐ Patientenidentifikationsarmband
- ☐ ZVK subclavia sinistra
- ☐ Infusomat
- ☐ Patientenhemd

Other Essential Equipment (weitere wesentliche Materialien):

- ☐ Etiketten zur Beschriftung (Pulsoxymeter, Fieberthermometer)
- ☐ Fieberkurve/Krankengeschichte mit Pflegeanamnese, Aufnahmelabor, Harnbefund, 2 Wochen bereits gefüllt, Laborbefunde, Stuhlprobe, neue Laborkontrolle/Anforderung und Anforderungsschein

Medications and Fluids (Medikamente und Flüssigkeiten):

- ☐ orale Medikamente: Methotrexat 5 mg mittwochs (dzt. pausiert)
- ☐ orale Medikamente: Ibuprofen 400 mg 1-0-1
- ☐ orale Medikamente: Pantoloc 40 mg 1-0-0 nü
- ☐ i. v. Medikation: Elomel Isoton 500 ml 1-0-1 100ml/h

Equipment Available in Room (Ausrüstung im Zimmer):

- ☐ Pflegewagen mit ausreichend Wäsche, Pflegeutensilien (Waschlappen, Handtücher, Pflegelotion, Waschschüssel …)
- ☐ Händedesinfektionsmittel
- ☐ Bettkärtchen
- ☐ Becher/Tasse
- ☐ Thermoskanne/Krug
- ☐ RR-Manschette
- ☐ Stethoskop
- ☐ Fieberthermometer
- ☐ Rufglocke beim Bett
- ☐ Nachtkästchen
- ☐ Unterschiedliche Monovetten zur Blutabnahme
- ☐ Telefon mit Rufnummern zur diensthabenden Pflege bzw. diensthabenden Ärztin
- ☐ Flächendesinfektion
- ☐ Sterile und unsterile Handschuhe in unterschiedlichen Größen
- ☐ Etiketten für die Monovettenbeschriftung
- ☐ Einmalschürzen
- ☐ Abwurf
- ☐ Stauschlauch
- ☐ Verbandwagen mit sterilen Kompressen, Folienverbänden, Verschlusskonen, NaCl 0,9 %
- ☐ Kanülen zur Blutabnahme
- ☐ Spritzen in 2 ml, 5 ml, 10 ml
- ☐ Nadelabwurf

Roles

(Rollen)

- ☐ **Nurse 1** (Pflegeperson 1): Auszubildende*r 1
- ☐ **Nurse 2** (Pflegeperson 2): Auszubildende*r 2
- ☐ **Nurse 3** (Pflegeperson 3):
- ☐ **Provider** (Ärzt*in): Lehrende*r 1
- ☐ **Other Healthcare professionals** (Sonstige Gesundheitsberufe):
- ☐ **Observer** (Beobachter*innen): restliche Gruppe
- ☐ **Standardized Patient** (Schauspielpatient*in):
- ☐ **Teacher** (Lehrende*r):
- ☐ **Patient** (Patient*in): Lehrende*r 2

Guidelines/Information Related to Roles

(Information zu den Rollen: Vorab festlegen, wer welche Rolle übernimmt und für was verantwortlich ist. Informationen zu den Verhaltensweisen, Emotionalitäten etc. werden klar kommuniziert.)

Pflegeperson 1	Übernimmt die Leitung und Durchführung der Blutabnahme aus dem ZVK
Pflegeperson 2	Übernimmt die Rolle der Assistenz und führt die Kommunikation mit der Patientin
Pflegeperson 3	
Ärzt*in	Reagiert bei Anruf entsprechend der Anfrage, gibt Anweisung zur weiteren pflegerischen und medizinischen Versorgung

Beobach-ter*innen	Aktive Beobachtung von: • Kommunikation mit der Patientin und im Team • Hygienischer Arbeitsweise • Fachlicher Handlungsempfehlung zur Blutabnahme aus dem ZVK
Lehrende*r	
Patientin	• Ist völlig orientiert und wohnt mit drei Freund*innen in einer WG • Die Eltern erhalten Auskunft, Kennwort vereinbart • PIDA angelegt rechte Hand • Trägt Kontaktlinsen (alle Utensilien hat die Patientin mitgebracht) • Schlafen ► Patientin schläft seit ein paar Wochen nicht mehr gut, macht sich Sorgen über das weitere Prozedere; schläft ca. 5 Stunden in der Nacht mit mehrmaligen Unterbrechungen; trinkt gerne einen heißen Kakao vor dem Schlafengehen • Bewegung ► Patientin ist selbstständig, jedoch haben die Schmerzen in letzter Zeit ziemlich zugenommen, dadurch hat sie sich in den letzten Wochen wenig bewegt • Sich Sauberhalten und Kleiden ► Jones Grad 0, keine Dekubitus-Einschätzung nötig, Schmetterlingserythem im Gesicht/auf der Wange; Rötungen an den Unterarmen beidseits rund ca. 5–7 cm Durchmesser • Essen und Trinken ► Patientin achtet sehr auf ihr Gewicht, möchte nicht zunehmen – Gewicht seit Jahren stabil, Fleischkonsum nur zweimal pro Woche • Wunschkost • Ausscheidung ► Jones Grad 0, Stuhlgangfrequenz täglich • Körpertemperatur Regulieren ► kein Gesundheitsdefizit • Atmen ► kein Gesundheitsdefizit • Für eine sichere Umgebung sorgen ► kein Gesundheitsdefizit • Arbeiten und Spielen ► Die Patientin hat bis vor einem Monat regelmäßig Sport gemacht (Joggen täglich bis zu 1 Stunde), war in einem Verein tätig – seit Wochen hat sie sich jedoch zurückgezogen und verbringt die meiste Zeit in der Wohnung • Kommunikation ► kein Gesundheitsdefizit • Rollenwahrnehmung ► fühlt sich nutzlos, da sie derzeit so viel Hilfe braucht, hat Angst, wie der Alltag mit der Behandlung zukünftig aussehen wird • Sterben/derzeitige Lebenssituation ► die Patientin scheint sehr gut über die Krankheit informiert zu sein, derzeit macht sie sich große Sorgen, wie es weitergehen soll; sie möchte wieder aktiver werden und ihre Aufgaben im Verein wieder aufnehmen; vor allem aber möchte sie ihr Studium fortsetzen

Pre-Briefing/Briefing (Vorbesprechung)

(Vor dem Szenario benötigen die Teilnehmenden ein Pre-Briefing/Briefing. Während dieser Zeit sollten die Vortragenden einen sicheren Rahmen für das Lernen schaffen, den Fiktionsvertrag und die Vertraulichkeit besprechen und die Teilnehmer*innen mit der Umgebung, den Rollen, der Zeiteinteilung und den Zielen vertraut machen.)

Vorbereitung	• Begrüßung der Teilnehmer*innen und für ein positives Lernklima sorgen • Wiederholen der vorab mitgeteilten Themenkomplexe, welche in der Simulation vorkommen könnten (Brainstorming) • Erwartungen klären und Grundregeln festlegen
Fiktionsvertrag	• Einlassen auf nicht reale Situationen, welche im Simulationstraining vorkommen, wie z. B. die Mimik des/der Patient*in oder mangelnde Anzeichen von Schweiß oder Hautveränderungen • Stärken und Schwächen des Simulators darstellen • Teilnehmer*innen bitten, in der Simulationsumgebung so zu handeln, wie sie es in der Praxis tun würden

Fiktionsvertrag (Fortsetzung)	◦ Erklären, dass Instruktionen und Teilnehmer*innen gemeinsam Sorge tragen müssen, dass eine effektive Simulationsatmosphäre herrscht
Vertraulichkeit	◦ Bedeutung der Vertraulichkeit im Rahmen der Simulation besprechen – **Las Vegas Prinzip** ▸ „Was in Vegas passiert, bleibt in Vegas."
Familiarisation/ Einarbeitung	◦ Orientierung schaffen • Raum zeigen, Ausrüstung und Simulator vorstellen • Einschränkungen besprechen (Fiktionsvertrag) • Zweck und Ziel der Simulation klären • Rollen zuweisen ▸ klären, wer den aktiven Part in der Simulation übernimmt (freiwillig, ausgewählt, reihum ...); Wer ist wer? Wer sind die anderen? Wo wird wer eingesetzt? • Technikcheck ▸ Überprüfen der technischen Gegebenheiten – Tonqualität, Übertragung ... ◦ Fallvorstellung • Hintergrund zum Fall (aktueller realistischer Fall) • Patientenakte vorbereiten
Sichere Lernumgebung schaffen	◦ Wiederholen, dass davon ausgegangen wird, dass jede*r Einzelne sein Bestes gibt. ◦ Auf wertschätzende Kommunikation achten. ◦ Fehlerkultur besprechen ▸ Ein Training ohne Fehler ist kein Training. • Der Fehler ist erwünscht und in Ordnung. • Fehler sind Freunde, welche das Handlungspotenzial fördern. • Es geht nicht darum, herauszufinden, wer an etwas schuld ist ▸ im Interesse steht, wie eine Situation im Kontext entsteht und welche Gedanken sich Beteiligte machen. ◦ Vorteile der Lernmethode = wie Lernen am eigenen Wissensstand. ◦ Wir glauben, dass jede Teilnehmerin intelligent ist, fähig in dem, was sie tut, ihr Bestes gibt und sich verbessern möchte. ◦ Teilnehmende können aus ihrer Komfortzone herausgehen, sich ganz auf die Diskussion und Reflexion einlassen.
Ziele der Simulation	◦ Zweck des Trainings, ohne auf die bevorstehenden Szenarien einzugehen. ◦ Den zeitlichen und organisatorischen Ablauf des Trainings besprechen. ◦ Teilnehmer*innen informieren, dass es KEINE Bewertung gibt.

Report Students Will Receive Before Simulation

(Informationen für die Auszubildenden vor der Simulation nach dem SBAR-Format)

Time (Zeit)	5 Minuten
Person providing report (welche Person übergibt die Informationen)	Lehrende*r, die/der die Patientenrolle übernimmt
Situation (Situation)	Frau Werner ist seit zwei Wochen stationär aufgrund ihres Lupus. Gelenkschmerzen, Fieber und Inappetenz führten zur Hospitalisierung. Während des Aufenthalts entwickelte sie eine Clostridium-difficile-Infektion.
Background (Hintergrund)	Frau Werner hatte seit Wochen starke Schmerzen und zog sich immer mehr zurück. Sie verließ aufgrund der starken Gelenksbeschwerden kaum noch die Wohnung. Sie aß immer weniger, hatte Fieber und konnte die Schmerzen nicht mehr unter Kontrolle bekommen. So überwies sie die Hausärztin ins Krankenhaus. Auf der Ambulanz wurden Untersuchungen durchgeführt und Frau Werner wurde stationär aufgenommen, um die dermatologischen Veränderungen sowie die Schmerzsituation zu verbessern.

Assessment (Bewertung, Einschätzung)	Aufgrund des schlechten Gefäß- und Hautzustandes soll keine venöse Punktion vorgenommen werden. Sie hat einen zentralen Venenkatheter (ZVK) in der V. subclavia links zur intravenösen Medikation. Aktuell ist sie auf dem Weg der Besserung.
Recommendation (Maßnahmen)	Sie bekommen den Auftrag, eine Blutabnahme aus dem zentralen Venenkatheter durchzuführen.
Medical history (Med. Vorgeschichte)	• Lupus Erythematodes • Arthritis (Ossa metacarpalia, Arthralgien) • Clostridium difficile
Nursing Diagnosis (Pflegediagnose)	• Akuter Schmerz • Beeinträchtigte Hautintegrität • Infektionsrisiko • Angst • Soziale Isolation

Scenario Progression Outline

(Szenarienverlauf)

Timing (approx.) (Zeitl. Planung)	**Mannequin/SP Actions** (Aktivitäten durch Simulator*in, Patient*in)	**Expected Interventions** (Erwartete Interventionen durch Auszubildende)	**May Use the Following Cues** (Hinweise/Life Saver)
Einstieg	• Patientin ist im Bett mit laufender Infusion 100 ml/h Flussrate • Sie klagt über Gelenkschmerzen	• Korrekt betreten (anklopfen) • Patientin begrüßen • Vorstellung • Händedesinfektion vor Patientenkontakt • Information über die bevorstehende Blutabnahme • Patientenidentifikation durchführen	
Durchführung Maßnahme/n	• Patientin ist leicht unruhig und hat Angst vor der Blutabnahme • Patientin entspannt sich, wenn sie gut aufgeklärt wird • Wenn nicht, ist sie unruhig, fragt viel nach, äußert ständig Bedenken und beklagt sich **Mögliche Fragen der Patientin:** • „Warum wird so viel Blut verworfen?" • „Wo liegt der Katheter? Ist er im Herzen?" • „Warum ist er im Herzen?" • „Darf ich mit dem Verband duschen gehen?" • „Wann kommt der Schlauch raus?" • „Wer nimmt das heraus? Muss ich dazu in den OP?"	• Händedesinfektion • Material vorbereiten • Blutabnahme durchführen • Monovetten korrekt beschriften • Patienteninformation zum Umgang mit ZVK	**Hinweis von Simulator*in:** • Patientin gibt an, dass die Blutabnahme am Hals erfolgte. • „Bitte nicht schon wieder an den Armen stechen, ich habe keine guten Venen!"

Nachbereitung/Ausstieg/Verabschiedung	• Bei guter Beratung und Durchführung dankbar und zufrieden • Bei wenig guter Aufklärung eher unzufrieden und missmutig, wird unfreundlicher und bestimmender	• Patientin nach Befinden fragen • Beobachten auf Veränderungen • Material fachgerecht entsorgen • Händehygiene durchführen • Dokumentation • Blutprobe fertig machen fürs Labor	
Szenarienende	Szenario ist beendet, wenn die Blutabnahme erfolgte, die Monovetten fertig zum Transport ins Labor sind und die Dokumentation stattgefunden hat.		

Debriefing/Guided Reflection
(Nachbesprechung, geleitete Reflexion)

Note to Faculty
(Hinweis für Lehrpersonal und Trainer*innen)

Themes for this Scenario
(Debriefingthemen für dieses Szenario)

- Umgang mit zentralvenösen Kathetern
- Hygienische Aspekte zur Patientensicherheit
- Kommunikation und Arbeitsteilung im Team
- Blutabnahme bei liegendem ZVK

Guided Debriefing Tool
(Leitfaden für die Nachbesprechung)

Die NLN hat ein Guided Debriefing Tool entwickelt, um eine Struktur zu schaffen, anhand derer Moderator*innen objektive Notizen über das Verhalten der Lernenden in der Simulation in direktem Zusammenhang mit den Lernergebnissen machen können. Laden Sie das NLN Guided Debriefing Tool hier herunter: https://www.nln.org/docs/default-source/uploadedfiles/professional-development-programs/sirc/guided-debriefing-tool.docx?sfvrsn=f659d27e_3

4.11 Legen einer nasogastralen Sonde

Allgemeine Informationen			
Date (Datum)		**Student Level** (Ausbildungsjahr)	Zweites Ausbildungsjahr
Discipline (Studiengang)	Gesundheits- und Krankenpflege	**Guided Reflection Time** (Debriefingdauer)	60 Minuten

Expected Simulation Run Time (Simulations-dauer)	20 Minuten	**Location for Reflection** (Ort des Debriefing)	Debriefingraum
Location (Ort der Simulation)	Skills Labs Pflege		

Brief Description of Patient (Patientendaten)			
Name (Name)	Karla Hofmeister	**Pronouns** (Pronomen)	Nicht relevant
Date of Birth (Geburtsdatum)	17.08.1968	**Age** (Alter)	57
Sex Assigned at Birth (Geschlecht bei Geburt)	Weiblich	**Gender Identity** (Geschlechtsidentität)	Weiblich
Sexual Orientation (sexuelle Orientierung)	Nicht relevant	**Marital Status** (Familienstand)	Verheiratet
Weight (Körpergewicht)	70 kg	**Height** (Körpergröße)	169 cm
Racial Group (kultureller Hintergrund)	Nicht relevant	**Language** (Sprache)	Deutsch
Employment Status (Beschäftigungsstatus)	Ordinationsassistentin in einer Hausarztpraxis	**Religion** (Religions-zugehörigkeit)	Evangelisch
Veteran Status	Nicht relevant	**Insurance Status** (Versi-cherungsstatus)	ÖGK
Support Person (An- und Zugehörige*r)	Gatte Peter Hofmeister	**Support Phone** (Telefonnr. Angehörige*r)	0667 5689 741
Allergies (Allergien)	Keine	**Immunisations** (Impfungen)	Nicht bekannt
Attending Provider/ Team (Hausärzt*in, häusliche Pflege)	Hausarzt Dr. Paul Weggang	**Sonstiges**	
Past Medical History (Med. Vorgeschichte)	Morbus Chron		
History of Present Illness (aktuelle Krankengeschichte)	Frau Hofmeister hatte seit Wochen wieder rezidivierende blutige schleimige Durchfälle, sie wurde stationär aufgenommen		
Social History (sozialer Hintergrund)	verheiratet, wohnt mit dem Gatten in einem Haus		
Surgeries/Procedures & Dates (Operationen mit Datum)	Ileozökalresektion End zu End gestern		

Psychomotor Skills Required of Participants Prior to Simulation

(Psychomotorische Fähigkeiten, welche die Teilnehmenden vor der Simulation beherrschen müssen)

- Hygienische Arbeitsweise
- Legen einer Nasogastralsonde
- Kommunikationstechniken

Cognitive Activities Required of Participants Prior to Simulation

(Kognitive Aktivitäten, welche die Teilnehmenden vor der Simulation absolvieren müssen)

- Theoretische Inhalte Anatomie und pathophysiologische Grundlagen des Magen-Darm-Traktes
- Kenntnisse über Indikationen, Kontraindikationen und Risiken der Nasogastralsonde
- Theoretische Inhalte zum Umgang mit Stress und Angst bei Patient*innen
- Dokumentation

Simulation Learning Objectives

(Lernziele der Simulation)

General Objectives

(Allgemeine Ziele, welche durch die Simulation gefördert werden. Nicht jede Simulation wird alle angeführten Ziele beinhalten. Sobald die Auszubildenden ein Ziel erreicht haben, geht es darum, diese Kompetenzen beizubehalten.)

1. Befolgen Sie die Standardvorkehrungen.
2. Wenden Sie Strategien an, um das Risiko einer Schädigung des/der Patient*in zu verringern.
3. Führen Sie auf organisierte und systematische Weise Bewertungen durch, die für die Pflege des/der Patient*in angemessen sind.
4. Führen Sie auf der Grundlage der Bewertung und der klinischen Daten vorrangige Pflegemaßnahmen durch.
5. Bewerten Sie den Zustand des/der Patient*in nach den Pflegeinterventionen erneut und überwachen Sie diesen.
6. Kommunizieren Sie mit dem/der Patient*in und den Angehörigen auf eine Weise, die Fürsorge vermittelt, kulturelles Bewusstsein widerspiegelt und psychosoziale Bedürfnisse berücksichtigt.
7. Kommunizieren Sie mit anderen Mitgliedern des Gesundheitsteams auf angemessene, zeitnahe, organisierte und patientenspezifische Weise.
8. Treffen Sie klinische Beurteilungen und Entscheidungen, die evidenzbasiert sind
9. Arbeiten Sie innerhalb des Pflege- und Betreuungsbereichs.
10. Zeigen Sie Kenntnisse über rechtliche und ethische Verpflichtungen.

1. Practice standard precautions.
2. Employ strategies to reduce risk of harm to the patient.
3. Conduct assessments appropriate for care of patient in an organized and systematic manner.
4. Perform priority nursing actions based on assessment and clinical data.

5. Reassess/monitor patient status following nursing interventions.
6. Communicate with patient and family in a manner that illustrates caring, reflects cultural awareness, and addresses psychosocial needs.
7. Communicate appropriately with other health care team members in a timely, organized, patient-specific manner.
8. Make clinical judgments and decisions that are evidence-based.
9. Practice within nursing scope of practice.
10. Demonstrate knowledge of legal and ethical obligations.

Simulation Scenario Objectives

(3–4 konkrete Ziele des vorliegenden Simulationsszenarios)

1. Die Auszubildenden demonstrieren die fachgerechte Anlage einer nasogastralen Sonde nach pflegerischen Standards.
2. Die Auszubildenden setzen effektive Kommunikationsstrategien ein.
3. Die Auszubildenden implementieren Maßnahmen zur Sicherstellung der Patientensicherheit während und nach der Sondenlegung.

Faculty Reference

(Referenzen, Richtlinien, Leitlinien, Fachliteratur ... welche für das Szenario verwendet werden)

- Pflegespezifische Bücher (z. B. Pflege Heute, Pflegetechniken ...)
- S3-Leitlinie der Deutschen Gesellschaft für Ernährungsmedizin (DGEM)
- AWMF Leitlinie Ernährungsmedizin: Ethische und rechtliche Gesichtspunkte. Enterale Ernährung: Ethische und rechtliche Gesichtspunkte.

Setting/Environment

(Simulationsumgebung)

☐ **Emergency Department** (Notfallaufnahme)	☐ **ICU** (Intensivstation)
☑ **Medical-Surgical Unit** (Chirurgische Station)	☐ **OR/PACU** (OP oder Aufwachraum)
☐ **Pediatric Unit** (Pädiatrie)	☐ **Rehabilitation Unit** (Rehabilitation)
☐ **Maternity Unit** (Geburtshilfe)	☐ **Home** (zu Hause)
☐ **Behavioral Health Unit** (Psychiatrische Station)	☐ **Outpatient Clinic** (extramuraler Bereich)
	☐ **Other** (Andere):

Equipment/Supplies

(Ausrüstung/Hilfsmittel: Wählen Sie alle aus, die auf das vorliegende Szenario zutreffen)

Simulated Patient/Mannequin(s) needed (erforderliche simulierte Patient*in/Mannequin):	Weibliches Mannequin (z. B. Nursing Anne, Nursing Anne Simulator ...)
Recommended Mode for Simulator (empfohlener Modus für den Simulator, z. B. manuell, programmiert etc.):	Manuelle Eingabe der Vitalparameter im Normbereich, Veränderungen während der Anlage der NGS einstellen – RR und Puls sollten sich erhöhen, die AF immer noch im Normbereich bleiben
Other Props & Moulage (andere Requisiten und Moulage):	Gaster befüllen zur Lagekontrolle, Verband

Equipment Attached to Mannequin/Simulated Patient (Ausrüstung an Patient*in/Simulator): ☐ Patientenidentifikationsarmband ☐ i. v. Zugang linker UA mit laufender Infusion ☐ Verband Laparotomie anlegen, leicht blutig **Other Essential Equipment** (weitere wesentliche Materialien): ☐ Etiketten zur Beschriftung (Pulsoxymeter, Fieberthermometer, BZ-Messgerät …) ☐ Patientenakte mit Pflegeanamnese, Aufklärung, Anästhesieprotokoll, Checkliste präoperativ ausgefüllt, Labor prä- und postoperativ, OP-Dokumentation, Stuhlkulturbefund, Patientenkurve, AWZ-Protokoll, BG und Anforderung Konserven **Medications and Fluids** (Medikamente und Flüssigkeiten): ☐ orale Medikamente: Mesalaxin 4 g (Aminosalicylate) 10 Uhr ☐ i. v. Medikamente: Elomel Isoton 500 ml 1-0-1 ☐ s. c. Medikamente: Lovenox 40 mg 1-0-0	**Equipment Available in Room** (Ausrüstung im Zimmer): ☐ Pflegewagen mit ausreichend Wäsche, Pflegeutensilien (Waschlappen, Handtücher, Pflegelotion, Waschschüssel …) ☐ Händedesinfektionsmittel ☐ Einmalunterlage ☐ Wasser, Trinkbecher, Trinkhalm ☐ Zellstoff, Nierentasse ☐ Utensilien zur Mund- und Nasenpflege ☐ Xylocain Spray bzw. Silikonspray ☐ Magensonden in unterschiedlichen Variationen (Ernährungs- und Ableitungssonden) ☐ Stift/Steristrip, elastisch selbstklebende Verbandsfixierung ☐ Schere, Spatel und Lampe ☐ Auffangbeutel ☐ Alexanderspritzen/Stethoskop ☐ Indikatorpapier, pH-Streifen ☐ Thermoskanne/Krug ☐ RR-Manschette ☐ Fieberthermometer ☐ Rufglocke beim Bett ☐ Nachtkästchen mit privaten Utensilien ☐ Bettkärtchen ☐ Telefon mit Rufnummern zur diensthabenden Pflege bzw. diensthabenden Ärztin ☐ Flächendesinfektion ☐ Sterile und unsterile Handschuhe in unterschiedlichen Größen ☐ Einmalschürzen ☐ Abwurf

Roles

(Rollen)

☐ **Nurse 1** (Pflegeperson 1): Auszubildende*r 1 ☐ **Nurse 2** (Pflegeperson 2): Auszubildende*r 2 ☐ **Nurse 3** (Pflegeperson 3): ☐ **Provider** (Ärzt*in): Lehrende*r 1 ☐ **Other Healthcare professionals** (Sonstige Gesundheitsberufe):	☐ **Observer** (Beobachter*innen): restliche Gruppe ☐ **Standardized Patient** (Schauspielpatient*in): ☐ **Teacher** (Lehrende*r): ☐ **Patient** (Patient*in): Lehrende*r 2

Guidelines/Information Related to Roles

(Information zu den Rollen: Vorab festlegen, wer welche Rolle übernimmt und für was verantwortlich ist. Informationen zu den Verhaltensweisen, Emotionalitäten etc. werden klar kommuniziert.)

Pflegeperson 1	Übernimmt die Hauptaufgabe des Legens der NGS und fordert aktiv die Assistenz der Kollegin ein
Pflegeperson 2	Übernimmt die Assistenz beim Legen der NGS und übernimmt die Kommunikation mit der Patientin

Pflegeperson 3	
Ärzt*in	Reagiert bei Anruf entsprechend der Anfrage, gibt Anweisung zur weiteren pflegerischen und medizinischen Versorgung
Beobachter*innen	Aktive Beobachtung von: • Kommunikation mit der Patientin und im Team • Hygienischer Arbeitsweise • Fachlicher Handlungsempfehlung zum Legen der NGS
Lehrende*r	
Patientin	• Wohnt gemeinsam mit Partner am Stadtrand, keine Kinder • Patientin ist orientiert auf allen Ebenen • Kennwort wurde vereinbart, Tagesablauf besprochen • Schlafen ► derzeit wenig Schlaf durch die nächtlichen Toilettengänge, fühlt sich matt und wenig ausgeruht • Sich Bewegen ► kein Gesundheitsdefizit • Sich Sauberhalten und Kleiden ► kein Gesundheitsdefizit • Essen und Trinken ► achtet auf fettarme und kohlenhydratarme sowie eiweißreiche Kost, 3–4x die Woche Fisch, kleine Portionen über den Tag verteilt • Appetit eingeschränkt aufgrund des akuten Schubs, hat Angst, zu essen • Ausscheidung ► seit den letzten Wochen blutige, schleimige Durchfälle mit starken Schmerzen, letzter Stuhlgang gestern • Körpertemperatur Regulieren ► kein Gesundheitsdefizit • Atmen ► kein Gesundheitsdefizit • Für eine sichere Umgebung sorgen ► kein Gesundheitsdefizit • Arbeiten und Spielen ► trifft sich gerne mit Freund*innen und ist viel in der Natur • Kommunikation ► kein Gesundheitsdefizit • Rollenwahrnehmung ► kein Gesundheitsdefizit • Sterben und derzeitige Lebenssituation ► Patientin möchte noch weiterhin mit dem Gatten viel reisen und die Welt sehen • Patientin gibt Schmerzen (Tenesmen) bei der Stuhlabsetzung an, vor allem im Unterbauch rechts • Morbus Chron seit mehreren Jahren bekannt

Pre-Briefing/Briefing (Vorbesprechung)

(Vor dem Szenario benötigen die Teilnehmenden ein Pre-Briefing/Briefing. Während dieser Zeit sollten die Vortragenden einen sicheren Rahmen für das Lernen schaffen, den Fiktionsvertrag und die Vertraulichkeit besprechen und die Teilnehmer*innen mit der Umgebung, den Rollen, der Zeiteinteilung und den Zielen vertraut machen.)

Vorbereitung	• Begrüßung der Teilnehmer*innen und für ein positives Lernklima sorgen • Wiederholen der vorab mitgeteilten Themenkomplexe, welche in der Simulation vorkommen könnten (Brainstorming) • Erwartungen klären und Grundregeln festlegen
Fiktionsvertrag	• Einlassen auf nicht reale Situationen, welche im Simulationstraining vorkommen, wie z. B. die Mimik des/der Patient*in oder mangelnde Anzeichen von Schweiß oder Hautveränderungen • Stärken und Schwächen des Simulators darstellen • Teilnehmer*innen bitten, in der Simulationsumgebung so zu handeln, wie sie es in der Praxis tun würden • Erklären, dass Instruktionen und Teilnehmer*innen gemeinsam Sorge tragen müssen, dass eine effektive Simulationsatmosphäre herrscht

Vertraulichkeit	◦ Bedeutung der Vertraulichkeit im Rahmen der Simulation besprechen – **Las Vegas Prinzip** ▶ „Was in Vegas passiert, bleibt in Vegas."
Familiarisation/ Einarbeitung	◦ Orientierung schaffen • Raum zeigen, Ausrüstung und Simulator vorstellen • Einschränkungen besprechen (Fiktionsvertrag) • Zweck und Ziel der Simulation klären • Rollen zuweisen ▶ klären, wer den aktiven Part in der Simulation übernimmt (freiwillig, ausgewählt, reihum ...); Wer ist wer? Wer sind die anderen? Wo wird wer eingesetzt? • Technikcheck ▶ Überprüfen der technischen Gegebenheiten – Tonqualität, Übertragung ... ◦ Fallvorstellung • Hintergrund zum Fall (aktueller realistischer Fall) • Patientenakte vorbereiten
Sichere Lern-umgebung schaffen	◦ Wiederholen, dass davon ausgegangen wird, dass jede*r Einzelne sein Bestes gibt. ◦ Auf wertschätzende Kommunikation achten. ◦ Fehlerkultur besprechen ▶ Ein Training ohne Fehler ist kein Training. • Der Fehler ist erwünscht und in Ordnung. • Fehler sind Freunde, welche das Handlungspotenzial fördern. • Es geht nicht darum, herauszufinden, wer an etwas schuld ist ▶ im Interesse steht, wie eine Situation im Kontext entsteht und welche Gedanken sich Beteiligte machen. ◦ Vorteile der Lernmethode = wie Lernen am eigenen Wissensstand. ◦ Wir glauben, dass jede Teilnehmerin intelligent ist, fähig in dem was sie tut, ihr Bestes gibt und sich verbessern möchte. ◦ Teilnehmende können aus ihrer Komfortzone herausgehen, sich ganz auf die Diskussion und Reflexion einlassen.
Ziele der Simulation	◦ Zweck des Trainings, ohne auf die bevorstehenden Szenarien einzugehen. ◦ Den zeitlichen und organisatorischen Ablauf des Trainings besprechen. ◦ Teilnehmer*innen informieren, dass es KEINE Bewertung gibt.

Report Students Will Receive Before Simulation

(Informationen für die Auszubildenden vor der Simulation nach dem SBAR-Format)

Time (Zeit)	5 Minuten
Person providing report (welche Person übergibt die Informationen)	Lehrende*r, die/der die Patientenrolle übernimmt
Situation (Situation)	Frau Hofmeister ist eine 57-jährige Patientin, gestern wurde eine Laparotomie aufgrund ihres Morbus Crohn durchgeführt. Intraoperativ wurde nasogastral eine Entlastungssonde gelegt, welche laut Arztanordnung für 2 Tage belassen werden soll. Aufgrund ihrer Grunderkrankung war Frau Hofmeister bereits sehr häufig im Krankenhaus.
Background (Hintergrund)	Der Morbus Chron ist bereits seit Jahren bekannt und Frau Hofmeister ist sehr bemüht, sich an die Ernährungsempfehlungen zu halten. Sie hat Angst, wieder ins Krankenhaus zu müssen. Das war schon öfter der Fall und die zuständige Ärztin hat sie darauf aufmerksam gemacht, dass bei einem erneuten Schub eine operative Versorgung unumgänglich ist. Frau Hofmeister hat seit Wochen rezidivierende, blutig-schleimige Durchfälle. Sie wurde stationär aufgenommen, eine geplante Darmresektion (End zu End) wurde durchgeführt und eine Entlastungssonde intraoperativ gelegt.

Assessment (Bewertung, Einschätzung)	Die Magensonde ist für die Patientin nur sehr schwer zu ertragen. Heute Morgen hat sie sich diese im Rahmen der Körperpflege aus Versehen entfernt. Laut ärztlicher Anordnung soll eine neue Magensonde gelegt werden.
Recommendation (Maßnahmen)	Sie befinden sich im Praktikum auf der chirurgischen Station und werden von der diensthabenden DGKP gebeten, die Nasogastralsonde bei Frau Hofmeister zu legen.
Medical history (Med. Vorgeschichte)	Morbus Chron
Nursing Diagnosis (Pflegediagnose)	• Akuter Schmerz • Beeinträchtigte Ernährung • Angst • Beeinträchtigte Selbstpflege

Scenario Progression Outline
(Szenarienverlauf)

Timing (approx.) (Zeitl. Planung)	**Mannequin/SP Actions** (Aktivitäten durch Simulator*in, Patient*in)	**Expected Interventions** (Erwartete Interventionen durch Auszubildende)	**May Use the Following Cues** (Hinweise/Life Saver)
Einstieg	• Patientin liegt im Bett mit laufender Infusion • Der Patientin ist es unangenehm, dass sie sich die NGS gezogen hat **Äußerungen der Patientin:** • Hat Angst vor der Anlage der NGS • „Die Sonde stört beim Atmen" • „Wie wird die Sonde gelegt?" • „Wird das schmerzen?" • „Muss ich wieder in den OP?"	• Korrekt betreten (anklopfen) • Patientin begrüßen • Vorstellung • Händedesinfektion vor Patientenkontakt • Informieren der Patientin, dass eine NGS gelegt werden muss • Patientenidentifikation durchführen	• Patientin fragt nach, wer da ist, sie kennt die Personen nicht, wenn sie sich nicht vorstellen. • Bei Vergessen die NGS zu legen, gibt Simulator*in Hinweis, dass die Ärztin gesagt hat, sie bekommt einen neuen Schlauch.
Durchführung Maßnahme/n	• Patientin ist unsicher und fragt, warum so viel Material gebraucht wird. • Sie macht sich Sorgen, dass sie erbrechen muss. • Je besser die Aufklärung der Studierenden ist, desto aktiver arbeitet die Patientin mit. • Wenn wenig Informationen kommen und die Patientin in ihrer Angst nicht abgeholt wird, hilft sie weniger mit und toleriert das Prozedere nur, weil sie es muss.	• Schmerzerhebung vor Legung der NGS • Händedesinfektion • Ergonomisches Arbeiten • Vitalzeichen erheben und Pulsoxymeter zur Kontrolle anlegen • Materialien zur Sondenanlage vorbereiten	

Evtl. weitere erforderliche Maßnahmen	**Äußerungen der Patientin:** • „Kann ich Ihnen helfen?", wenn keine Aufforderung zum Schlucken kommt. • „Die Sonde ist aber sehr lang, muss da alles in mich hinein?" **Patientin ist ängstlich:** • „Tut das wirklich nicht weh?" • „Warum brauche ich das noch?" • „Dauert das lange?" • „Können wir das nicht lassen?" • Bei guter Aufklärung wirkt die Patientin ruhig, sonst unruhig und ängstlich.	• Patientin erneut informieren und sagen, dass es gleich losgeht • Nasenloch-Kontrolle, welches geeignet ist • Betäubungsspray in Rachen und Nase einbringen • Sondenlänge ermitteln und markieren • Legen der NGS • Lagekontrolle • Bei korrekter Lage Fixierung der Sonde • Bei falscher Lage Entfernung der Sonde und erneut starten	• Wenn die Sonde in der Beobachtung nicht hineingeht, **Hinweis von Simulator*in:** „Passt es, wie ich meinen Kopf halte?" • Anhaltender Husten • Atemnot
Nachbereitung/Ausstieg/Verabschiedung	• Patientin ist froh, dass es vorbei ist	• Patientin fragen, ob noch etwas benötigt wird • Material entsorgen • Dokumentation • Verabschiedung	
Szenarienende	Szenario ist beendet, wenn die NGS gelegt und die Lagekontrolle durchgeführt wurde und die Dokumentation erfolgt ist.		

Debriefing/Guided Reflection
(Nachbesprechung, geleitete Reflexion)

Note to Faculty
(Hinweis für Lehrpersonal und Trainer*innen)

Themes for this Scenario
(Debriefingthemen für dieses Szenario)

- Anlage einer nasogastralen Sonde inklusive pflegerischer Maßnahmen
- Hygienische Maßnahmen und Patientensicherheit
- Patientenkommunikation bei ängstlichen Patient*innen
- Teamkommunikation und Zusammenarbeit

Guided Debriefing Tool
(Leitfaden für die Nachbesprechung)

Die NLN hat ein Guided Debriefing Tool entwickelt, um eine Struktur zu schaffen, anhand derer Moderator*innen objektive Notizen über das Verhalten der Lernenden in der Simulation in direktem Zusammenhang mit den Lernergebnissen machen können. Laden Sie das NLN Guided Debriefing Tool hier herunter: https://www.nln.org/docs/default-source/uploadedfiles/professional-development-programs/sirc/guided-debriefing-tool.docx?sfvrsn=f659d27e_3

4.12 Verbandswechsel offene Ableitung

Allgemeine Informationen			
Date (Datum)		**Student Level** (Ausbildungsjahr)	Zweites Ausbildungsjahr
Discipline (Studiengang)	Gesundheits- und Krankenpflege	**Guided Reflection Time** (Debriefingdauer)	60 Minuten
Expected Simulation Run Time (Simulationsdauer)	20 Minuten	**Location for Reflection** (Ort des Debriefing)	Debriefingraum
Location (Ort der Simulation)	Skills Labs Pflege		

Brief Description of Patient (Patientendaten)			
Name (Name)	Ingrid Huber	**Pronouns** (Pronomen)	Nicht relevant
Date of Birth (Geburtsdatum)	30.07.1981	**Age** (Alter)	45
Sex Assigned at Birth (Geschlecht bei Geburt)	Weiblich	**Gender Identity** (Geschlechtsidentität)	Weiblich
Sexual Orientation (sexuelle Orientierung)	Nicht relevant	**Marital Status** (Familienstand)	Verheiratet
Weight (Körpergewicht)	67 kg	**Height** (Körpergröße)	164 cm
Racial Group (kultureller Hintergrund)	Nicht relevant	**Language** (Sprache)	Deutsch
Employment Status (Beschäftigungsstatus)	Kindergartenpädagogin	**Religion** (Religionszugehörigkeit)	Ohne Bekenntnis
Veteran Status	Nicht relevant	**Insurance Status** (Versicherungsstatus)	ÖGK
Support Person (An- und Zugehörige*r)	Gatte Markus Huber	**Support Phone** (Telefonnr. Angehörige*r)	0660 4548 978
Allergies (Allergien)	keine	**Immunisations** (Impfungen)	Keine
Attending Provider/ Team (Hausärzt*in, häusliche Pflege)	Hausärztin Dr. Paulina Sonnehang	**Sonstiges**	
Past Medical History (Med. Vorgeschichte)	Abdominalplastik vor 1,5 Wochen im Ausland		

History of Present Illness (aktuelle Krankengeschichte)	Frau Huber hat sich die Bauchdecke im Ausland straffen lassen. Nach dem Wochenende hatte sie starke Schmerzen im Bauchbereich und konnte den Chirurgen nicht erreichen. Sie bekam Fieber (39 °C) und fühlte sich schlapp. Sie fuhr ins Krankenhaus, um sich untersuchen zu lassen. Sie wurde stationär aufgenommen und operativ versorgt.	
Social History (sozialer Hintergrund)	Ist verheiratet, wohnt mit dem Gatten in einer kleinen Wohnung, keine Kinder, ein Hund	
Surgeries/Procedures & Dates (Operationen mit Datum)	Re-Laparotomie mit Einlage einer Gummilasche zur Sekretableitung	

Psychomotor Skills Required of Participants Prior to Simulation

(Psychomotorische Fähigkeiten, welche die Teilnehmenden vor der Simulation beherrschen müssen)

- Verbandstechniken
- Aseptische Arbeitsweise
- Kommunikation mit ängstlichen Patient*innen
- Ermitteln von Vitalparametern
- Kommunikation im Team
- Ergonomische Arbeitsweise

Cognitive Activities Required of Participants Prior to Simulation

(Kognitive Aktivitäten, welche die Teilnehmenden vor der Simulation absolvieren müssen)

- Theoretische Inhalte zu Verbandstechniken
- Theoretische Inhalte zur Hygiene
- Perioperative Pflegesituation
- Basiswissen zu Beobachtung und Überwachung der Vitalparameter
- Kommunikationsmodelle und -techniken

Simulation Learning Objectives

(Lernziele der Simulation)

General Objectives

(Allgemeine Ziele, welche durch die Simulation gefördert werden. Nicht jede Simulation wird alle angeführten Ziele beinhalten. Sobald die Auszubildenden ein Ziel erreicht haben, geht es darum, diese Kompetenzen beizubehalten.)

1. Befolgen Sie die Standardvorkehrungen.
2. Wenden Sie Strategien an, um das Risiko einer Schädigung des/der Patient*in zu verringern.
3. Führen Sie auf organisierte und systematische Weise Bewertungen durch, die für die Pflege des/der Patient*in angemessen sind.
4. Führen Sie auf der Grundlage der Bewertung und der klinischen Daten vorrangige Pflegemaßnahmen durch.
5. Bewerten Sie den Zustand des/der Patient*in nach den Pflegeinterventionen erneut und überwachen Sie diesen.
6. Kommunizieren Sie mit dem/der Patient*in und den Angehörigen auf eine Weise, die Fürsorge vermittelt, kulturelles Bewusstsein widerspiegelt und psychosoziale Bedürfnisse berücksichtigt.
7. Kommunizieren Sie mit anderen Mitgliedern des Gesundheitsteams auf angemessene, zeitnahe, organisierte und patientenspezifische Weise.
8. Treffen Sie klinische Beurteilungen und Entscheidungen, die evidenzbasiert sind.
9. Arbeiten Sie innerhalb des Pflege- und Betreuungsbereichs.
10. Zeigen Sie Kenntnisse über rechtliche und ethische Verpflichtungen.

1. Practice standard precautions.
2. Employ strategies to reduce risk of harm to the patient.
3. Conduct assessments appropriate for care of patient in an organized and systematic manner.
4. Perform priority nursing actions based on assessment and clinical data.
5. Reassess/monitor patient status following nursing interventions.
6. Communicate with patient and family in a manner that illustrates caring, reflects cultural awareness, and addresses psychosocial needs.
7. Communicate appropriately with other health care team members in a timely, organized, patient-specific manner.
8. Make clinical judgments and decisions that are evidence-based.
9. Practice within nursing scope of practice.
10. Demonstrate knowledge of legal and ethical obligations.

Simulation Scenario Objectives

(3–4 konkrete Ziele des vorliegenden Simulationsszenarios)

1. Die Auszubildenden analysieren den klinischen Zustand der Patientin und führen den Verbandswechsel unter Einhaltung aseptischer Prinzipien eigenständig durch.
2. Die Auszubildenden beurteilen den Heilungsverlauf der Wunde, erkennen Abweichungen und leiten angemessene pflegerische Maßnahmen ab.
3. Die Auszubildenden kommunizieren einfühlsam mit der Patientin, gehen auf ihre psychische Belastung ein und fördern ihre Selbstfürsorge.

Faculty Reference

(Referenzen, Richtlinien, Leitlinien, Fachliteratur ... welche für das Szenario verwendet werden)

- Pflegespezifische Fachbücher (z. B. Pflegetechniken, Pflege Heute ...)

Setting/Environment

(Simulationsumgebung)

☐ **Emergency Department** (Notfallaufnahme) ☑ **Medical-Surgical Unit** (Chirurgische Station) ☐ **Pediatric Unit** (Pädiatrie) ☐ **Maternity Unit** (Geburtshilfe) ☐ **Behavioral Health Unit** (Psychiatrische Station)	☐ **ICU** (Intensivstation) ☐ **OR/PACU** (OP oder Aufwachraum) ☐ **Rehabilitation Unit** (Rehabilitation) ☐ **Home** (zu Hause) ☐ **Outpatient Clinic** (extramuraler Bereich) ☐ **Other** (Andere): Internistische Abteilung

Equipment/Supplies

(Ausrüstung/Hilfsmittel: Wählen Sie alle aus, die auf das vorliegende Szenario zutreffen)

Simulated Patient/Mannequin(s) needed (erforderliche simulierte Patient*in/Mannequin):	Weibliches Mannequin (z. B. Nursing Anne, Nursing Anne Simulator ...)
Recommended Mode for Simulator (empfohlener Modus für den Simulator, z. B. manuell, programmiert etc.):	Vitalparameter werden manuell eingegeben
Other Props & Moulage (andere Requisiten und Moulage):	Bauchdecke offen, Gummilasche als Ableitung, Sekretion eitrig und serös, Wundverband

Equipment Attached to Mannequin/Simulated Patient (Ausrüstung an Patient*in/Simulator):

- ☐ Patientenidentifikationsarmband
- ☐ i. v. Zugang mit Infusion
- ☐ Verband am Bauch anlegen – saugendes Verbandsmaterial nötig

Other Essential Equipment (weitere wesentliche Materialien):

- ☐ Etiketten zur Beschriftung (Pulsoxymeter, Fieberthermometer)
- ☐ Patientenakte (chir. Aufklärung, AWZ-Protokoll, Anästhesieprotokoll, Fieberkurve, Aufnahmelabor, präoperative Checkliste, Blutgruppenbestimmung)

Medications and Fluids (Medikamente und Flüssigkeiten):

- ☐ orale Medikamente: Esomeprazol 40 mg 1x 1
- ☐ i. v. Medikation: Ceftriaxon 2x 1 g ad KI
- ☐ i. v. Medikation: Neo Dolpasse 250 ml 2x 1
- ☐ orale Medikation: Novalgin gtt bis 4x tgl. bei VAS > 4

Equipment Available in Room (Ausrüstung im Zimmer):

- ☐ Pflegewagen mit ausreichend Wäsche, Pflegeutensilien (Waschlappen, Handtücher, Pflegelotion, Waschschüssel ...)
- ☐ Händedesinfektionsmittel
- ☐ Verbandswagen gut gefüllt mit unterschiedlichen Verbandsmaterialien (Schnellverbände, Gekalast, sterile und unsterile Tupfer, Gazin, Vliwazell unterschiedliche Größen, Fixierpflaster, Klebevlies, Nierentasse)
- ☐ Einmalunterlage
- ☐ Sterile Pinzetten und Scheren
- ☐ Unsterile Scheren
- ☐ RR-Manschette
- ☐ Stethoskop
- ☐ Fieberthermometer
- ☐ Rufglocke beim Bett
- ☐ Nachtkästchen vollgestellt mit Essen und Getränken
- ☐ Bettkärtchen
- ☐ Telefon mit Rufnummern zur diensthabenden Pflege bzw. diensthabenden Ärztin
- ☐ Flächendesinfektion
- ☐ Sterile und unsterile Handschuhe in unterschiedlichen Größen
- ☐ Einmalschürzen
- ☐ Abwurf

Roles

(Rollen)

☐ **Nurse 1** (Pflegeperson 1): Auszubildende*r 1 ☐ **Nurse 2** (Pflegeperson 2): Auszubildende*r 2 ☐ **Nurse 3** (Pflegeperson 3): ☐ **Provider** (Ärzt*in): Lehrende*r 1 ☐ **Other Healthcare professionals** (Sonstige Gesundheitsberufe):	☐ **Observer** (Beobachter*innen): restliche Gruppe ☐ **Standardized Patient** (Schauspielpatient*in): ☐ **Teacher** (Lehrende*r): ☐ **Patient** (Patient*in): Lehrende*r 2

Guidelines/Information Related to Roles

(Information zu den Rollen: Vorab festlegen, wer welche Rolle übernimmt und für was verantwortlich ist. Informationen zu den Verhaltensweisen, Emotionalitäten etc. werden klar kommuniziert.)

Pflegeperson 1	Übernimmt die Kommunikationsrolle mit der Patientin und erhebt ggf. die Vitalwerte, unterstützt beim Verbandswechsel
Pflegeperson 2	Übernimmt den Verbandswechsel und fordert Hilfe durch die Assistenz ein
Pflegeperson 3	
Ärzt*in	Reagiert bei Anruf entsprechend der Anfrage, gibt Anweisung zur weiteren pflegerischen und medizinischen Versorgung
Beobachter*innen	Aktive Beobachtung von: • Kommunikation mit der Patientin und im Team • Hygienischer Arbeitsweise • Fachlicher Handlungsempfehlung zum aseptischen Verbandswechsel
Lehrende*r	
Patientin	• Wohnt mit Gatten in der Stadt in einer kleinen Wohnung • Patientin ist orientiert in allen Ebenen • Kennwort: Paul • Patientin kam gehend zur Aufnahme • Tagesablauf wurde bekanntgegeben • Schlafen ► kein Gesundheitsdefizit • Bewegung Jones Grad 0 • Derzeit Schmerzen im Bauchbereich durch die abdominelle Belastung beim Aufstehen – kann gut kompensiert werden • Sich Sauberhalten und Kleiden & Essen und Trinken ► kein Gesundheitsdefizit • Ausscheidung 3 Jones Grad 0, Stuhlgang regelmäßig täglich, letzter Stuhlgang heute • Körpertemperatur Regulieren ► kein Gesundheitsdefizit • Atmen ► kein Gesundheitsdefizit • Sicherheit ► kein Gesundheitsdefizit • Arbeiten und Spielen ► Patientin ist Kindergartenpädagogin und liebt ihren Job • Kommunikation ► kein Gesundheitsdefizit • Rollenwahrnehmung ► kein Gesundheitsdefizit • Sterben/derzeitige Lebenssituation ► derzeit nicht erhoben

Pre-Briefing/Briefing (Vorbesprechung)

(Vor dem Szenario benötigen die Teilnehmenden ein Pre-Briefing/Briefing. Während dieser Zeit sollten die Vortragenden einen sicheren Rahmen für das Lernen schaffen, den Fiktionsvertrag und die Vertraulichkeit besprechen und die Teilnehmer*innen mit der Umgebung, den Rollen, der Zeiteinteilung und den Zielen vertraut machen.)

Vorbereitung	◦ Begrüßung der Teilnehmer*innen und für ein positives Lernklima sorgen ◦ Wiederholen der vorab mitgeteilten Themenkomplexe welche in der Simulation vorkommen könnten (Brainstorming) ◦ Erwartungen klären und Grundregeln festlegen
Fiktionsvertrag	◦ Einlassen auf nicht reale Situationen, welche im Simulationstraining vorkommen, wie z. B. die Mimik des/der Patient*in oder mangelnde Anzeichen von Schweiß oder Hautveränderungen ◦ Stärken und Schwächen des Simulators darstellen ◦ Teilnehmer*innen bitten, in der Simulationsumgebung so zu handeln, wie sie es in der Praxis tun würden ◦ Erklären, dass Instruktionen und Teilnehmer*innen gemeinsam Sorge tragen müssen, dass eine effektive Simulationsatmosphäre herrscht
Vertraulichkeit	◦ Bedeutung der Vertraulichkeit im Rahmen der Simulation besprechen – **Las Vegas Prinzip** ► „Was in Vegas passiert, bleibt in Vegas."
Familiarisation/ Einarbeitung	◦ Orientierung schaffen • Raum zeigen, Ausrüstung und Simulator vorstellen • Einschränkungen besprechen (Fiktionsvertrag) • Zweck und Ziel der Simulation klären • Rollen zuweisen ► klären, wer den aktiven Part in der Simulation übernimmt (freiwillig, ausgewählt, reihum ...); Wer ist wer? Wer sind die anderen? Wo wird wer eingesetzt? • Technikcheck ► Überprüfen der technischen Gegebenheiten – Tonqualität, Übertragung ... ◦ Fallvorstellung • Hintergrund zum Fall (aktueller realistischer Fall) • Patientenakte vorbereiten
Sichere Lernumgebung schaffen	◦ Wiederholen, dass davon ausgegangen wird, dass jede*r Einzelne sein Bestes gibt. ◦ Auf wertschätzende Kommunikation achten. ◦ Fehlerkultur besprechen ► Ein Training ohne Fehler ist kein Training. ◦ Der Fehler ist erwünscht und in Ordnung. ◦ Fehler sind Freunde, welche das Handlungspotenzial fördern ◦ Es geht nicht darum, herauszufinden, wer an etwas schuld ist ► im Interesse steht, wie eine Situation im Kontext entsteht und welche Gedanken sich Beteiligte machen. ◦ Vorteile der Lernmethode = wie Lernen am eigenen Wissensstand. ◦ Wir glauben, dass jede Teilnehmerin intelligent ist, fähig in dem, was sie tut, ihr Bestes gibt und sich verbessern möchte. ◦ Teilnehmende können aus ihrer Komfortzone herausgehen, sich ganz auf die Diskussion und Reflexion einlassen.
Ziele der Simulation	◦ Zweck des Trainings, ohne auf die bevorstehenden Szenarien einzugehen. ◦ Den zeitlichen und organisatorischen Ablauf des Trainings besprechen. ◦ Teilnehmer*innen informieren, dass es KEINE Bewertung gibt.

Report Students Will Receive Before Simulation

(Informationen für die Auszubildenden vor der Simulation nach dem SBAR-Format)

Time (Zeit)	5 Minuten
Person providing report (welche Person übergibt die Informationen)	Lehrende*r, die/der die Patientenrolle übernimmt
Situation (Situation)	Frau Huber hat sich die Bauchdecke im Ausland straffen lassen. Nach dem Wochenende hatte sie starke Schmerzen im Bauchbereich und konnte den Chirurgen nicht erreichen. Sie bekam Fieber (39 °C) und fühlte sich schlapp. Sie fuhr ins Krankenhaus, um sich untersuchen zu lassen. Sie wurde stationär aufgenommen und operativ versorgt. Die OP wurde auf der plastischen Chirurgie am Klinikum durch Dr. Rudolf Maier vor 3 Tagen durchgeführt. Die Patientin erhielt eine Laparotomie, intraoperativ wurde zur Sekretableitung eine Gummilasche eingelegt. Die Patientin ist nach der Operation bereits erstmobilisiert worden und versorgt sich mittlerweile selbstständig. Aufgrund der Re-OP ist die Patientin sehr niedergeschlagen.
Background (Hintergrund)	Frau Huber hat sich vor einer Woche beim plastischen Chirurgen im Ausland die Bauchdecke straffen lassen. Die Operation ist gut verlaufen, doch über das Wochenende hat sich die Bauchdecke zunehmend verhärtet und Frau Huber wurde kränklich. Sie fühlte sich schlapp, bekam Fieber und die Schmerzen im Bauch wurden immer mehr.
Assessment (Bewertung, Einschätzung)	Die Sekretion aus der Wunde ist immer noch stark erhöht und Frau Huber braucht mehrfach täglich einen Verbandswechsel. Frau Huber ist psychisch verstimmt und fragt sich, warum sie sich das nur angetan hat. Hätte sie doch die Operation gleich hier machen lassen, dann wäre ihr all das erspart geblieben.
Recommendation (Maßnahmen)	Sie befinden sich im Praktikum auf der plastischen Chirurgie. Sie werden von der diensthabenden DGKP gebeten, den Verbandswechsel bei Frau Huber durchzuführen.
Medical history (Med. Vorgeschichte)	• Abdominalplastik vor 1,5 Wochen im Ausland • Infektion nach einem chirurgischen Eingriff
Nursing Diagnosis (Pflegediagnose)	• Beeinträchtigte Hautintegrität • Akuter Schmerz • Beeinträchtigte Gehfähigkeit • Angst

Scenario Progression Outline
(Szenarienverlauf)

Timing (approx.) (Zeitl. Planung)	**Mannequin/SP Actions** (Aktivitäten durch Simulator*in, Patient*in)	**Expected Interventions** (Erwartete Interventionen durch Auszubildende)	**May Use the Following Cues** (Hinweise/Life Saver)
Einstieg	• Patientin begrüßt die Studierenden • Liegt flach im Bett	• Studierende betreten den Raum korrekt (anklopfen Händehygiene) • Begrüßung der Patientin • Erklärung des geplanten Vorgehens • Erfassung der aktuellen Befindlichkeit der Patientin • Erfassung der Schmerzen vor dem geplanten VW	• Wenn sie sich nicht vorstellen, fragt die Patientin nach, wer sie sind. • Werden der Patientin keine Informationen gegeben, fragt sie nach, was die Studierenden hier wollen.
Durchführung Maßnahme/n	• Patientin ist verzweifelt und möchte die Wunde nicht sehen • Schämt sich, dass sie so dumm war, die OP im Ausland zu machen	• Desinfizieren aller benötigten Flächen • Vorbereiten der Materialien für den Verbandswechsel • Ergonomische Anpassung des Bettes auf Arbeitshöhe	
Evtl. weitere erforderliche Maßnahmen	• Patientin fragt: • „Warum muss der Verband so oft gewechselt werden?" • „Wann wird es endlich besser?" • Was sie tun kann, um die Wundheilung zu unterstützen.	• Durchführung des aseptischen Verbandswechsel	• Wenn die falschen Materialien verwendet/vorbereitet werden, muss die Patientin darauf hinweisen, dass die Kollegin in der Früh was anderes hinaufgegeben hat. • „Die Kompressen waren viel dicker."
Szenarienende	Szenario ist beendet, wenn der Verbandswechsel abgeschlossen ist und die Dokumentation vollständig durchgeführt wurde.		

Debriefing/Guided Reflection
(Nachbesprechung, geleitete Reflexion)

Note to Faculty
(Hinweis für Lehrpersonal und Trainer*innen)

Themes for this Scenario
(Debriefingthemen für dieses Szenario)

- Durchführung des Verbandswechsels
- Kommunikationsstrategie mit der Patientin
- Dokumentation
- Hygienische Vorgehensweise

Guided Debriefing Tool
(Leitfaden für die Nachbesprechung)

Die NLN hat ein Guided Debriefing Tool entwickelt, um eine Struktur zu schaffen, anhand derer Moderator*innen objektive Notizen über das Verhalten der Lernenden in der Simulation in direktem Zusammenhang mit den Lernergebnissen machen können. Laden Sie das NLN Guided Debriefing Tool hier herunter: https://www.nln.org/docs/default-source/uploadedfiles/professional-development-programs/sirc/guided-debriefing-tool.docx?sfvrsn=f659d27e_3

4.13 Tracheostoma – endotracheales Absaugen

Allgemeine Informationen			
Date (Datum)		**Student Level** (Ausbildungsjahr)	Zweites Ausbildungsjahr
Discipline (Studiengang)	Gesundheits- und Krankenpflege	**Guided Reflection Time** (Debriefingdauer)	60 Minuten
Expected Simulation Run Time (Simulationsdauer)	20 Minuten	**Location for Reflection** (Ort des Debriefing)	Debriefingraum
Location (Ort der Simulation)	Skills Labs Pflege		

Brief Description of Patient (Patientendaten)			
Name (Name)	Ricarda Gruber	**Pronouns** (Pronomen)	Nicht relevant
Date of Birth (Geburtsdatum)	28.08.1962	**Age** (Alter)	63
Sex Assigned at Birth (Geschlecht bei Geburt)	Weiblich	**Gender Identity** (Geschlechtsidentität)	Weiblich
Sexual Orientation (sexuelle Orientierung)	Nicht relevant	**Marital Status** (Familienstand)	Geschieden
Weight (Körpergewicht)	89 kg	**Height** (Körpergröße)	175 cm
Racial Group (kultureller Hintergrund)	Nicht relevant	**Language** (Sprache)	Deutsch
Employment Status (Beschäftigungsstatus)	Malerin	**Religion** (Religionszugehörigkeit)	Zeugin Jehovas
Veteran Status	Nicht relevant	**Insurance Status** (Versicherungsstatus)	ÖGK und Zusatzversicherung
Support Person (An- und Zugehörige*r)	Partnerin Marlene Drei	**Support Phone** (Telefonnr. Angehörige*r)	0650 2726 984
Allergies (Allergien)	Keine	**Immunisations** (Impfungen)	Nicht bekannt

Attending Provider/ Team (Hausärzt*in, häusliche Pflege)	Hausärztin Dr. Christiane Münster	**Sonstiges**	
Past Medical History (Med. Vorgeschichte)	Larynxkarzinom, arterielle Hypertonie, Hypercholesterinämie		
History of Present Illness (aktuelle Krankengeschichte)	Stationäre Aufnahme zur geplanten Teillaryngektomie		
Social History (sozialer Hintergrund)	Geschieden, Mietwohnung, alleine, neue Lebensabschnittspartnerin seit 6 Monaten		
Surgeries/Procedures & Dates (Operationen mit Datum)	Teillaryngektomie vor 4 Tagen		

Psychomotor Skills Required of Participants Prior to Simulation

(Psychomotorische Fähigkeiten, welche die Teilnehmenden vor der Simulation beherrschen müssen)

- Verbandstechniken
- Sterile Arbeitsweise beim Absaugvorgang
- Umgang mit Tracheostoma
- Kommunikationsstrategien mit Patient*innen mit Tracheostoma und veränderter Stimme
- Durchführung einer strukturierten Atemwegskontrolle und differenzierte Beurteilung der Atemgeräusche

Cognitive Activities Required of Participants Prior to Simulation

(Kognitive Aktivitäten, welche die Teilnehmenden vor der Simulation absolvieren müssen)

- Theoretische Inhalte zum Tracheostoma
- Endotracheales Absaugen
- Theoretische Inhalte zur Atmung
- Kommunikation bei Menschen mit Sprachveränderungen
- Notfallmanagement

Simulation Learning Objectives

(Lernziele der Simulation)

General Objectives

(Allgemeine Ziele, welche durch die Simulation gefördert werden. Nicht jede Simulation wird alle angeführten Ziele beinhalten. Sobald die Auszubildenden ein Ziel erreicht haben, geht es darum, diese Kompetenzen beizubehalten.)

1. Befolgen Sie die Standardvorkehrungen.
2. Wenden Sie Strategien an, um das Risiko einer Schädigung des/der Patient*in zu verringern.
3. Führen Sie auf organisierte und systematische Weise Bewertungen durch, die für die Pflege des/der Patient*in angemessen sind.
4. Führen Sie auf der Grundlage der Bewertung und der klinischen Daten vorrangige Pflegemaßnahmen durch.
5. Bewerten Sie den Zustand des/der Patient*in nach den Pflegeinterventionen erneut und überwachen Sie diesen.
6. Kommunizieren Sie mit dem/der Patient*in und den Angehörigen auf eine Weise, die Fürsorge vermittelt, kulturelles Bewusstsein widerspiegelt und psychosoziale Bedürfnisse berücksichtigt.
7. Kommunizieren Sie mit anderen Mitgliedern des Gesundheitsteams auf angemessene, zeitnahe, organisierte und patientenspezifische Weise.
8. Treffen Sie klinische Beurteilungen und Entscheidungen, die evidenzbasiert sind.
9. Arbeiten Sie innerhalb des Pflege- und Betreuungsbereichs.
10. Zeigen Sie Kenntnisse über rechtliche und ethische Verpflichtungen.

1. Practice standard precautions.
2. Employ strategies to reduce risk of harm to the patient.
3. Conduct assessments appropriate for care of patient in an organized and systematic manner.
4. Perform priority nursing actions based on assessment and clinical data.
5. Reassess/monitor patient status following nursing interventions.
6. Communicate with patient and family in a manner that illustrates caring, reflects cultural awareness, and addresses psychosocial needs.
7. Communicate appropriately with other health care team members in a timely, organized, patient-specific manner.
8. Make clinical judgments and decisions that are evidence-based.
9. Practice within nursing scope of practice.
10. Demonstrate knowledge of legal and ethical obligations.

Simulation Scenario Objectives

(3–4 konkrete Ziele des vorliegenden Simulationsszenarios)

1. Die Auszubildenden führen das endotracheale Absaugen gemäß pflegerischen Standards durch.
2. Die Auszubildenden setzen effektive Kommunikationsstrategien mit der Patientin mit Sprachstörung ein.
3. Die Auszubildenden implementieren Maßnahmen zur Sicherstellung der Patientensicherheit.

Faculty Reference

(Referenzen, Richtlinien, Leitlinien, Fachliteratur ... welche für das Szenario verwendet werden)

- S1-Leitlinie Atemwegsmanagement (2023)
- Pflegespezifische Fachbücher (z. B. Pflegetechniken, Pflege Heute ...)
- Schraut, V. (2023). *Aufbauwissen Pflege Kommunikation und Beratung.*
- S3-Leitlinie Invasive Beatmung und Einsatz extrakorporaler Verfahren bei akuter respiratorischer Insuffizienz (2025)
- Kaltwasser, A. & Dubb, R. (2020). Endotracheales Absaugen. *Medizinische Klinik Intensivmedizin und Notfallmedizin.* 116(2), 136-137. DOI: 10.1007/s00063-020-00746-4.

Setting/Environment

(Simulationsumgebung)

☐ **Emergency Department** (Notfallaufnahme) ☑ **Medical-Surgical Unit** (Chirurgische Station) ☐ **Pediatric Unit** (Pädiatrie) ☐ **Maternity Unit** (Geburtshilfe) ☐ **Behavioral Health Unit** (Psychiatrische Station)	☐ **ICU** (Intensivstation) ☐ **OR/PACU** (OP oder Aufwachraum) ☐ **Rehabilitation Unit** (Rehabilitation) ☐ **Home** (zu Hause) ☐ **Outpatient Clinic** (extramuraler Bereich) ☐ **Other** (Andere):

Equipment/Supplies

(Ausrüstung/Hilfsmittel: Wählen Sie alle aus, die auf das vorliegende Szenario zutreffen)

Simulated Patient/Manniquin(s) Needed (erforderliche simulierte Patient*in/Mannequin):	Weibliches Mannequin (z. B. Nursing Anne Simulator ...)
Recommended Mode for Simulator (empfohlener Modus für den Simulator, z. B. manuell, programmiert etc.):	Manuelle Eingabe der Vitalparameter Vor dem Absaugen: RR 165/85, Puls 115 Schläge/min, Temperatur 37,2 °C, Atemfrequenz 22 Atemzüge/min, O_2 88 % Nach dem Absaugen: RR 140/75, Puls 98 Schläge/min, Temperatur 37,2 °C, Atemfrequenz 12 Atemzüge/min, O_2 98 %
Other Props & Moulage (andere Requisiten und Moulage):	Verschleimtes Tracheostoma, ggf. Füllen der Lunge mit Sekret, Befeuchten der parastomalen Haut, Verband

Equipment Attached to Mannequin/Simulated Patient (Ausrüstung an Patient*in/Simulator): ☐ Patientenidentifikationsarmband ☐ i. v. Zugang ☐ Feuchte Nase mit Sauerstoffanschluss ☐ Tracheostoma gecufft ☐ Verband für das Tracheostoma ☐ Parastomale Haut soll feucht sein ☐ MTS **Other Essential Equipment** (weitere wesentliche Materialien): ☐ Fieberkurve/Krankengeschichte, OP-Protokoll, Prämedikation, präoperative Checkliste, Laborbefunde, Lungenröntgenbefunde, OP-Aufklärung, Blutgruppe ☐ Patientenakte – Pflegeanamnese, ggf. Assessments ☐ Etiketten zum Beschriften (Fieberthermometer, Pulsoxymeter ...) **Medications and Fluids** (Medikamente und Flüssigkeiten): ☐ orale Medikation: Norvasc 5 mg 1-0-0 ☐ orale Medikation: Allopurinol 0-0-1 ☐ orale Medikation: Pantoloc 40 mg 1-0-0 ☐ orale Medikation: Novalgin gtt bis zu 4× tgl. 25 gtt bei NRS > 4 ☐ i. v. Medikation: Profenid 100 mg/Kl 1-1-1 ☐ s. c. Medikation: Lovenox 40 mg 0-0-1	**Equipment Available in Room** (Ausrüstung im Zimmer): ☐ Sauerstoffanschluss ☐ Blutdruckmanschette & Stethoskop ☐ Pulsoxymeter ☐ Händedesinfektionsmittel ☐ Flächendesinfektionsmittel ☐ Handschuhe steril und unsteril in unterschiedlichen Größen ☐ Notfallequipment: Ambubeutel, Ersatzkanüle, Trachealspreizer ☐ Unterschiedliche Absaugkatheter: CH 12, CH 14, CH 16 ☐ Absauggerät ☐ Sauerstoffverbindungsschlauch ☐ Sauerstoffbrillen und -masken ☐ Wäschewagen gefüllt mit Wäsche ☐ Verbandswagen mit sterilen Kompressen, steriler Pinzette, steriler Schere, Wundspüllösung, NaCl, sterilen Saugkompressen, sterilen Wundschnellverbänden unterschiedlicher Größen, Silberkompressen, Halteband, Feuchte Nasen Aufsatz Tracheostoma, Klebevlies, Wund- und Schleimhautdesinfektionsmittel, Hautdesinfektionsmittel, Händedesinfektionsmittel, Abwurfbehälter, Krankenunterlagen, Nierentassen, i. v. Verbänden, Verschlusskonus ☐ Fingertipp, Fixierband für die Kanüle ☐ Cuff-Druckmesser ☐ Aqua ☐ SMI Trainer ☐ Schreibutensilien, Block und Stift für die Patientin ☐ Nachtkästchen mit Getränk, Becher, Mobiltelefon der Patientin, Süßigkeiten, Serviette, Gesichtscreme ... ☐ Rufglocke beim Bett ☐ Telefon mit Nummer von diensthabender Ärztin und DGKP ☐ Bettkärtchen ☐ Persönliche Schutzausrüstung (Brille, Einmalschürze ...) ☐ Abwurf

Roles

(Rollen)

☐ **Nurse 1** (Pflegeperson 1): Auszubildende*r 1 ☐ **Nurse 2** (Pflegeperson 2): Auszubildende*r 2 ☐ **Nurse 3** (Pflegeperson 3): ☐ **Provider** (Ärzt*in): Lehrende*r 1 ☐ **Other Healthcare professionals** (Sonstige Gesundheitsberufe):	☐ **Observer** (Beobachter*innen): restliche Gruppe ☐ **Standardized Patient** (Schauspielpatient*in): ☐ **Teacher** (Lehrende*r): ☐ **Patient** (Patient*in): Lehrende*r 2

Guidelines/Information Related to Roles

(Information zu den Rollen: Vorab festlegen, wer welche Rolle übernimmt und für was verantwortlich ist. Informationen zu den Verhaltensweisen, Emotionalitäten etc. werden klar kommuniziert.)

Pflegeperson 1	Die Auszubildende übernimmt die Verantwortung für das endotracheale Absaugen
Pflegeperson 2	Die Auszubildende übernimmt die Assistenz beim endotrachealen Absaugen, die Patientenkommunikation sowie die Dokumentation
Pflegeperson 3	
Ärzt*in	Reagiert bei Anruf entsprechend der Anfrage, gibt Anweisung zur Durchführung des endotrachealen Absaugens entsprechend der geltenden Hygienerichtlinie, bei starker Verunsicherung der Auszubildenden Hilfestellung durch Betreten des Patientenzimmers
Beobachter*innen	Aktive Beobachtung von: • Kommunikation mit der Patientin und im Team • Hygienischer Arbeitsweise • Fachlicher Handlungsempfehlung zum endotrachealen Absaugen
Lehrende*r	
Patientin	• Ist orientiert, wohnt alleine • Keine Kinder • Kennwort vereinbart • Schlafen ► kein Gesundheitsdefizit • Bewegung ► kein Gesundheitsdefizit • Sich Sauberhalten und Kleiden ► kein Gesundheitsdefizit, keine Dekubitus-Einschätzung nötig und keine chronischen Wunden • Essen und Trinken ► kein Gesundheitsdefizit; Wunschkost • Ausscheidung ► kein Gesundheitsdefizit; letzter Stuhlgang vor 2 Tagen • Körpertemperatur Regulieren ► kein Gesundheitsdefizit • Atmen ► Schmerzen im Halsbereich, fühlt sich klobig an; Atmung fällt schwerer, Patientin kommt leicht außer Atem; Raucherin (10 Stk/d) • Für eine sichere Umgebung sorgen ► kein Gesundheitsdefizit • Arbeiten und Spielen ► kein Gesundheitsdefizit • Kommunikation ► kein Gesundheitsdefizit derzeit • Rollenwahrnehmung ► kein Gesundheitsdefizit • Sterben/derzeitige Lebenssituation ► nicht erhoben

Pre-Briefing/Briefing (Vorbesprechung)

(Vor dem Szenario benötigen die Teilnehmer*innen ein Pre-Briefing/Briefing. Während dieser Zeit sollten die Vortragenden einen sicheren Rahmen für das Lernen schaffen, den Fiktionsvertrag und die Vertraulichkeit besprechen und die Teilnehmenden mit der Umgebung, den Rollen, der Zeiteinteilung und den Zielen vertraut machen.)

Vorbereitung	• Begrüßung der Teilnehmer*innen und für ein positives Lernklima sorgen • Wiederholen der vorab mitgeteilten Themenkomplexe, welche in der Simulation vorkommen könnten (Brainstorming) • Erwartungen klären und Grundregeln festlegen
Fiktionsvertrag	• Einlassen auf nicht reale Situationen, welche im Simulationstraining vorkommen, wie z. B. die Mimik des/der Patient*in oder mangelnde Anzeichen von Schweiß oder Hautveränderungen • Stärken und Schwächen des Simulators darstellen • Teilnehmer*innen bitten, in der Simulationsumgebung so zu handeln, wie sie es in der Praxis tun würden • Erklären, dass Instruktionen und Teilnehmer*innen gemeinsam Sorge tragen müssen, dass eine effektive Simulationsatmosphäre herrscht
Vertraulichkeit	• Bedeutung der Vertraulichkeit im Rahmen der Simulation besprechen – **Las Vegas Prinzip** ► „Was in Vegas passiert, bleibt in Vegas."

Familiarisation/ Einarbeitung	• Orientierung schaffen
	  • Raum zeigen, Ausrüstung und Simulator vorstellen
	  • Einschränkungen besprechen (Fiktionsvertrag)
	  • Zweck und Ziel der Simulation klären
	  • Rollen zuweisen ► klären, wer den aktiven Part in der Simulation übernimmt (freiwillig, ausgewählt, reihum ...); Wer ist wer? Wer sind die anderen? Wo wird wer eingesetzt?
	  • Technikcheck ► Überprüfen der technischen Gegebenheiten – Tonqualität, Übertragung ...
	• Fallvorstellung
	  • Hintergrund zum Fall (aktueller realistischer Fall)
	  • Patientenakte vorbereiten

Sichere Lernumgebung schaffen	• Wiederholen, dass davon ausgegangen wird, dass jede*r Einzelne sein Bestes gibt.
	• Auf wertschätzende Kommunikation achten.
	• Fehlerkultur besprechen ► Ein Training ohne Fehler ist kein Training.
	  • Der Fehler ist erwünscht und in Ordnung.
	  • Fehler sind Freunde, welche das Handlungspotenzial fördern.
	  • Es geht nicht darum, herauszufinden, wer an etwas schuld ist ► im Interesse steht, wie eine Situation im Kontext entsteht und welche Gedanken sich Beteiligte machen.
	• Vorteile der Lernmethode = wie Lernen am eigenen Wissensstand.
	• Wir glauben, dass jede Teilnehmerin intelligent ist, fähig in dem, was sie tut, ihr Bestes gibt und sich verbessern möchte.
	• Teilnehmende können aus ihrer Komfortzone herausgehen, sich ganz auf die Diskussion und Reflexion einlassen.

Ziele der Simulation	• Zweck des Trainings, ohne auf die bevorstehenden Szenarien einzugehen. • Den zeitlichen und organisatorischen Ablauf des Trainings besprechen. • Teilnehmer*innen informieren, dass es KEINE Bewertung gibt.

Report Students Will Receive Before Simulation

(Informationen für die Auszubildenden vor der Simulation nach dem SBAR-Format)

Time (Zeit)	5 Minuten
Person providing report (welche Person übergibt die Informationen)	Lehrende*r, die/der die Patientenrolle übernimmt
Situation (Situation)	Frau Gruber wurde vor fünf Tagen geplant auf der HNO-Station stationär aufgenommen. Vor vier Tagen wurde eine Teillaryngektomie durchgeführt. Sie hat die Operation gut überstanden und die Redondrainagen sowie die Magensonde wurden bereits entfernt. Die liegende gecuffte Trachealkanüle wird von der Patientin toleriert. Das Sprechen ist derzeit nicht möglich. Sie benutzt aber Stift und Papier.
Background (Hintergrund)	Frau Gruber ist eine gesellige Frau, welche über viele Jahre hinweg täglich rauchte, etwa eine Packung Zigaretten pro Tag, vor allem abends nach der Arbeit. Vor etwa einem Jahr bemerkte sie zunehmende Heiserkeit, die sie zunächst auf eine Erkältung oder Überanstrengung der Stimme schob. Als sich ihre Stimme weiter verschlechterte und sie ein Fremdkörpergefühl im Hals verspürte, suchte sie schließlich einen HNO-Arzt auf. Nach mehreren Untersuchungen, darunter eine Gewebeprobe, erhielt sie die Diagnose Larynxkarzinom. Nach ausführlicher Beratung entschied sie sich für die Operation, um das Tumorwachstum zu stoppen und ihre Lebensqualität zu erhalten.
Assessment (Bewertung, Einschätzung)	Die Sekretion aus dem gecufften Tracheostoma ist stark erhöht. Frau Gruber muss mehrfach täglich endotracheal abgesaugt werden. Präoperativ wurde Frau Gruber über die postoperativen Veränderungen der Stimme und der Atmung aufgeklärt. Ihr wurde auch gesagt, dass mit dem gecufften Tracheostoma eine Stimmbildung nicht möglich ist. Diese wird aber nach der Umstellung auf eine Sprechkanüle wieder gelingen.
Recommendation (Maßnahmen)	Sie werden von der diensthabenden Pflegeperson ins Zimmer geschickt, um den AZ von Frau Gruber zu kontrollieren und die VZ zu erheben.
Medical History (Med. Vorgeschichte)	• Larynxkarzinom • Arterielle Hypertonie • Hypercholesterinämie
Nursing Diagnosis (Pflegediagnose)	• Beeinträchtigte Atemfunktion • Aspirationsgefahr • Akute Schmerzen • Kommunikation verbal beeinträchtigt

Scenario Progression Outline

(Szenarienverlauf)

Timing (approx.) (Zeitl. Planung)	**Mannequin/SP Actions** (Aktivitäten durch Simulator*in, Patient*in)	**Expected Interventions** (Erwartete Interventionen durch Auszubildende)	**May Use the Following Cues** (Hinweise/Life Saver)
Einstieg	• Patientin liegt im Bett, ist wach, orientiert, kann sich aber nicht verbal mitteilen • Patientin hustet und röchelt immer wieder • Patientin stöhnt	• Korrekt betreten • Patientin begrüßen • Vorstellen • Händedesinfektion vor Patientenkontakt • Patienteninformation über das Prozedere • Patientenidentifikation durchführen	• Röchelnde Atemgeräusche, Atemfrequenz deutlich erhöhen und die Atemzüge hörbarer machen
Durchführung Maßnahme/n	• Patientin bekommt schwer Luft • Atmung wird lauter • Stöhnt und röchelt • Patientin hustet stark beim Absaugen	• Vitalzeichen erheben • Vorbereiten des Absaugers, Funktionstüchtigkeit prüfen • Cuffdruck vor dem Absaugen kontrollieren • Vorbereitung der Materialien • Patienteninformation zum Absaugen • Endotracheales Absaugen • Cuff-Druck-Kontrolle • Vitalzeichen erheben	**Hinweis für Auszubildende:** • Auf Block „bitte absaugen" schreiben und aufs Nachtkästchen legen • Bei erfolgreichem Absaugen wird die Atmung der Patientin ruhiger und die AF auf 11 Atemzüge/min gesenkt
Nachbereitung/Ausstieg/Verabschiedung		• Dokumentation der durchgeführten Maßnahme • Fachgerechte Entsorgung der Materialien • Rufglocke in Reichweite • Stift und Block in Reichweite • Patientin bitten, sich zu melden, wenn sie etwas benötigt	
Szenarienende	Szenario ist beendet, wenn die Studierenden das endotracheale Absaugen durchgeführt und dokumentiert haben.		

Debriefing/Guided Reflection

(Nachbesprechung, geleitete Reflexion)

Note to Faculty

(Hinweis für Lehrpersonal und Trainer*innen)

Themes for this Scenario

(Debriefingthemen für dieses Szenario)

- Endotracheales Absaugen
- Hygienische Maßnahmen und Patientensicherheit
- Herausforderungen in der nonverbalen Kommunikation

Guided Debriefing Tool
(Leitfaden für die Nachbesprechung)

Die NLN hat ein Guided Debriefing Tool entwickelt, um eine Struktur zu schaffen, anhand derer Moderator*innen objektive Notizen über das Verhalten der Lernenden in der Simulation in direktem Zusammenhang mit den Lernergebnissen machen können. Laden Sie das NLN Guided Debriefing Tool hier herunter: https://www.nln.org/docs/default-source/uploadedfiles/professional-development-programs/sirc/guided-debriefing-tool.docx?sfvrsn=f659d27e_3

4.14 Assistierter Suizid

Allgemeine Informationen			
Date (Datum)		**Student Level** (Ausbildungsjahr)	Drittes Ausbildungsjahr
Discipline (Studiengang)	Gesundheits- und Krankenpflege	**Guided Reflection Time** (Debriefingdauer)	50 Minuten
Expected Simulation Run Time (Simulationsdauer)	20 Minuten	**Location for Reflection** (Ort des Debriefing)	Debriefingraum
Location (Ort der Simulation)	Skills Labs Pflege		

Brief Description of Patient (Patientendaten)			
Name (Name)	Susanne Kocher	**Pronouns** (Pronomen)	sie/ihr
Date of Birth (Geburtsdatum)	12.07.1995	**Age** (Alter)	30 Jahre
Sex Assigned at Birth (Geschlecht bei Geburt)	Weiblich	**Gender Identity** (Geschlechtsidentität)	Weiblich
Sexual Orientation (sexuelle Orientierung)	Nicht relevant	**Marital Status** (Familienstand)	Verheiratet
Weight (Körpergewicht)	58 kg	**Height** (Körpergröße)	152 cm
Racial Group (kultureller Hintergrund)	Nicht relevant	**Language** (Sprache)	Deutsch
Employment Status (Beschäftigungsstatus)	Arbeitslos	**Religion** (Religionszugehörigkeit)	Röm. Kath.
Veteran Status	Nicht relevant	**Insurance Status** (Versicherungsstatus)	Beim Gatten mitversichert
Support Person (An- und Zugehörige*r)	Gatte Matthias Kocher	**Support Phone** (Telefonnr. Angehörige*r)	0664 4442 223
Allergies (Allergien)	Keine bekannt	**Immunisations** (Impfungen)	Nicht relevant

Attending Provider/ Team (Hausärzt*in, häusliche Pflege)	Hausärztin Dr. Marilyn Knuter	Sonstiges	
Past Medical History (Med. Vorgeschichte)	Mammakarzinom T4 N3 M1; St. p. Chemo- und Strahlentherapie, palliative Begleitung		
History of Present Illness (aktuelle Krankengeschichte)	Seit 2 Tagen auf der Onkologie, zunehmende Schmerzen und ausgeprägte Fatigue		
Social History (sozialer Hintergrund)	Verheiratet, 2 Kinder (5 und 3 Jahre), Eigenheim mit Garten, Hund, guter Kontakt zu den Eltern, 2 Geschwister, Kindergärtnerin		
Surgeries/Procedures & Dates (Operationen mit Datum)	Palliatives Vorgehen, Schmerzeinstellung		

Psychomotor Skills Required of Participants Prior to Simulation

(Psychomotorische Fähigkeiten, welche die Teilnehmenden vor der Simulation beherrschen müssen)

- Gesprächsführung mit schwerstkranken Patient*innen
- Strukturierung des Beratungsprozesses

Cognitive Activities Required of Participants Prior to Simulation

(Kognitive Aktivitäten, welche die Teilnehmenden vor der Simulation absolvieren müssen)

- Theoretische Inhalte und rechtliche Aspekte zur Sterbehilfe
- Theoretische Inhalte zu Beratungstechniken und Kommunikationsstrategien
- Theoretische Inhalte zur Ethik (ethische Prinzipien, Theorien, moralische Dilemmata, Selbstbestimmtheit ...)
- Berufsethik mit Rollen und Grenzen in der Beratung, interdisziplinäre Zusammenarbeit und Leitlinien der Berufsverbände (DGPPN ...)

Simulation Learning Objectives

(Lernziele der Simulation)

General Objectives

(Allgemeine Ziele, welche durch die Simulation gefördert werden. Nicht jede Simulation wird alle angeführten Ziele beinhalten. Sobald die Auszubildenden ein Ziel erreicht haben, geht es darum, diese Kompetenzen beizubehalten.)

1. Befolgen Sie die Standardvorkehrungen.
2. Wenden Sie Strategien an, um das Risiko einer Schädigung des/der Patient*in zu verringern.
3. Führen Sie auf organisierte und systematische Weise Bewertungen durch, die für die Pflege des/der Patient*in angemessen sind.
4. Führen Sie auf der Grundlage der Bewertung und der klinischen Daten vorrangige Pflegemaßnahmen durch.
5. Bewerten Sie den Zustand des/der Patient*in nach den Pflegeinterventionen erneut und überwachen Sie diesen.
6. Kommunizieren Sie mit dem/der Patient*in und den Angehörigen auf eine Weise, die Fürsorge vermittelt, kulturelles Bewusstsein widerspiegelt und psychosoziale Bedürfnisse berücksichtigt.
7. Kommunizieren Sie mit anderen Mitgliedern des Gesundheitsteams auf angemessene, zeitnahe, organisierte und patientenspezifische Weise.
8. Treffen Sie klinische Beurteilungen und Entscheidungen, die evidenzbasiert sind.
9. Arbeiten Sie innerhalb des Pflege- und Betreuungsbereichs.
10. Zeigen Sie Kenntnisse über rechtliche und ethische Verpflichtungen.

1. Practice standard precautions.
2. Employ strategies to reduce risk of harm to the patient.
3. Conduct assessments appropriate for care of patient in an organized and systematic manner.
4. Perform priority nursing actions based on assessment and clinical data.
5. Reassess/monitor patient status following nursing interventions.
6. Communicate with patient and family in a manner that illustrates caring, reflects cultural awareness, and addresses psychosocial needs.
7. Communicate appropriately with other health care team members in a timely, organized, patient-specific manner.
8. Make clinical judgments and decisions that are evidence-based.
9. Practice within nursing scope of practice.
10. Demonstrate knowledge of legal and ethical obligations.

Simulation Scenario Objectives

(3–4 konkrete Ziele des vorliegenden Simulationsszenarios)

1. Die Auszubildenden setzen die gelernten Beratungs- und Kommunikationstechniken adäquat ein.
2. Die Auszubildenden beziehen rechtliche und ethische Aspekte in die Beratung mit ein.
3. Die Auszubildenden informieren die Patientin über die Möglichkeiten der palliativen Versorgung sowie die Möglichkeit des assistierten Suizids.

Faculty Reference

(Referenzen, Richtlinien, Leitlinien, Fachliteratur ... welche für das Szenario verwendet werden)

- Sterbeverfügungsgesetz Österreich
- Informationen zur Sterbehilfe

- Feichtner, A. (2022). *Palliativpflege für Pflege- und andere Gesundheitsberufe.* (6. Auflage) facultas.
- Hiemetzberger, M. (2020). *Ethik in der Pflege.* (3. Auflage) facultas.

Setting/Environment

(Simulationsumgebung)

☐ **Emergency Department** (Notfallaufnahme) ☐ **Medical-Surgical Unit** (Chirurgische Station) ☐ **Pediatric Unit** (Pädiatrie) ☐ **Maternity Unit** (Geburtshilfe) ☐ **Behavioral Health Unit** (Psychiatrische Station)	☐ **ICU** (Intensivstation) ☐ **OR/PACU** (OP oder Aufwachraum) ☐ **Rehabilitation Unit** (Rehabilitation) ☐ **Home** (zu Hause) ☐ **Outpatient Clinic** (extramuraler Bereich) ☑ **Other** (Andere): Onkologische Abteilung

Equipment/Supplies

(Ausrüstung/Hilfsmittel: Wählen Sie alle aus, die auf das vorliegende Szenario zutreffen)

Simulated Patient/Mannequin(s) needed (erforderliche simulierte Patient*in/Mannequin):	Schauspielpatientin
Recommended Mode for Simulator (empfohlener Modus für den Simulator, z. B. manuell, programmiert etc.):	
Other Props & Moulage (andere Requisiten und Moulage):	Portkatheter-Atrappe anlegen, Perücke/Kopftuch, Augenbrauen abkleben und überschminken

Equipment Attached to Mannequin/Simulated Patient (Ausrüstung an Patient*in/Simulator): ☐ Patientenidentifikationsarmband ☐ Portkatheter-Attrappe ☐ Kopftuch/Perücke ☐ Augenbrauen abkleben und überschminken ☐ Ehering **Other Essential Equipment** (weitere wesentliche Materialien): ☐ Fieberkurve/Krankengeschichte mit Pflegeanamnese, Aufnahmelabor **Medications and Fluids** (Medikamente und Flüssigkeiten): ☐ orale Medikation: Metamizol 30 gtt bis 4x tgl. bei NRS > 3 ☐ orale Medikation: Molaxole 1 Beutel 1-0-0 ☐ orale Medikation: Trittico ret. 0-0-2/3 ☐ orale Medikation: Zofran Zydis sublingual bei Übelkeit bis zu 5x tgl. ☐ i. v. Medikation: Tramadol 100 mg/Kl 1-1-1	**Equipment Available in Room** (Ausrüstung im Zimmer): ☐ Pflegewagen mit ausreichend Wäsche, Pflegeutensilien (Waschlappen, Handtücher, Pflegelotion, Waschschüssel ...) ☐ Händedesinfektionsmittel ☐ Fotos, Bilder am Nachttisch (Kinder/Hund) ☐ Persönliche Kuscheldecke, Pölster ☐ Becher/Tasse ☐ Blumen ☐ Speisen, Süßigkeiten, Obst ☐ Stethoskop und Blutdruckmanschette ☐ Fieberthermometer ☐ Rufglocke beim Bett ☐ Sitzecke mit Stühlen für die Beratungssituation ☐ Bettkärtchen ☐ Telefon mit Rufnummern zur diensthabenden Pflege bzw. diensthabenden Ärztin ☐ Flächendesinfektionsmittel ☐ Handschuhe in unterschiedlichen Größen ☐ Zeichnungen der Kinder ☐ Einmalschürzen ☐ Abwurf ☐ Broschüre Assistierter Suizid

Roles

(Rollen)

☐ **Nurse 1** (Pflegeperson 1): Auszubildende*r 1 ☐ **Nurse 2** (Pflegeperson 2): Auszubildende*r 2 ☐ **Nurse 3** (Pflegeperson 3): ☐ **Provider** (Ärzt*in): Lehrende*r 1 ☐ **Other Healthcare professionals** (Sonstige Gesundheitsberufe):	☐ **Observer** (Beobachter*innen) restliche Gruppe ☐ **Standardized Patient** (Schauspielpatient*in): Laienschauspielerin ☐ **Teacher** (Lehrende*r): ☐ **Patient** (Patient*in): Lehrende*r 2 gibt Anweisung an SP

Guidelines/Information Related to Roles

(Information zu den Rollen: Vorab festlegen, wer welche Rolle übernimmt und für was verantwortlich ist. Informationen zu den Verhaltensweisen, Emotionalitäten etc. werden klar kommuniziert.)

Pflegeperson 1	Übernimmt die Hauptaufgabe des Beratungsgesprächs
Pflegeperson 2	Übernimmt die Assistenz bei der Beratung
Pflegeperson 3	
Ärzt*in	Reagiert bei Anruf entsprechend der Anfrage, gibt Anweisung zur weiteren pflegerischen und medizinischen Versorgung
Beobachter*innen	Aktive Beobachtung von: • Kommunikation mit der Patientin und im Team • Hygienischer Arbeitsweise • Aufklärungs- und Beratungsinhalten zum assistierten Suizid
Lehrende*r	
Patientin	• Wohnt mit Gatten und Kindern in einem Einfamilienhaus • Patientin ist orientiert • Kein Kennwort vereinbart, Patientin kam liegend zur Aufnahme • Tagesablauf wurde bekanntgegeben • Schlafen ► schläft viel, ist müde und ausgelaugt, wenig belastbar, Fatigue • Bewegung ► Jones Grad 1, derzeit schwach, braucht ein wenig Unterstützung/Begleitung • Sich Sauberhalten und Kleiden ► Jones Grad 0 • Essen und Trinken ► kein Defizit • Ausscheidung ► Jones Grad 0, Stuhlgang regelmäßig mit der Medikation, letzter Stuhlgang heute • Körpertemperatur Regulieren ► kein Gesundheitsdefizit • Atmen ► kein Gesundheitsdefizit • Sicherheit ► kein Gesundheitsdefizit • Arbeiten und Spielen ► ist Kindergartenpädagogin und liebt ihren Job, musste aber aufgrund der krebsassoziierten Fatigue aufgeben, schafft derzeit den Haushalt und die Kinderbetreuung nicht • Kommunikation ► kein Gesundheitsdefizit • Rollenwahrnehmung ► kein Gesundheitsdefizit • Sterben/derzeitige Lebenssituation ► starke Schmerzen, möchte aber keine Opiate, da sie nicht „weggedrückt" sein will, wenn die Kinder da sind; möchte noch alles wahrnehmen können; palliative Versorgung

Simulations-patientin	• Patientin ist davon überzeugt, keine Schmerzmittel zu wollen, da sie nicht eingetrübt sein möchte • Möchte die verbleibende Zeit mit den Kindern und dem Gatten gut nutzen können • Müde und schwach; wenn die Familie kommt, ist sie massiv erschöpft und schläft viel, der Besuch strengt sie an • Patientin möchte sich informieren, wie der assistierte Suizid abläuft, da sie darüber nachdenkt, sich gezielt und geplant von der Familie zu verabschieden • Sie möchte nicht mehr leiden und kann es nicht mehr mit ansehen, wie Matthias sich plagt, um alles unter einen Hut zu bekommen • Matthias ist immer positiv gestimmt und möchte, dass sie bis zum Schluss kämpft – er hat noch nicht ausgeschlossen, dass sie den Krebs überlebt • Frau Kocher hat die Kraft zum Kämpfen aber nicht mehr, da sie sich mit der Situation abgefunden hat • Sie möchte alles im Detail planen, um Matthias und die Kinder zu entlasten

Pre-Briefing/Briefing (Vorbesprechung)

(Vor dem Szenario benötigen die Teilnehmenden ein Pre-Briefing/Briefing. Während dieser Zeit sollten die Vortragenden einen sicheren Rahmen für das Lernen schaffen, den Fiktionsvertrag und die Vertraulichkeit besprechen und die Teilnehmer*innen mit der Umgebung, den Rollen, der Zeiteinteilung und den Zielen vertraut machen.)

Vorbereitung	• Begrüßung der Teilnehmer*innen und für ein positives Lernklima sorgen • Wiederholen der vorab mitgeteilten Themenkomplexe, welche in der Simulation vorkommen könnten (Brainstorming) • Erwartungen klären und Grundregeln festlegen
Fiktionsvertrag	• Einlassen auf nicht reale Situationen, welche im Simulationstraining vorkommen, wie z. B. die Mimik des/der Patient*in oder mangelnde Anzeichen von Schweiß oder Hautveränderungen • Stärken und Schwächen des Simulators darstellen • Teilnehmer*innen bitten, in der Simulationsumgebung so zu handeln, wie sie es in der Praxis tun würden • Erklären, dass Instruktionen und Teilnehmer*innen gemeinsam Sorge tragen müssen, dass eine effektive Simulationsatmosphäre herrscht
Vertraulichkeit	• Bedeutung der Vertraulichkeit im Rahmen der Simulation besprechen – **Las Vegas Prinzip** ► „Was in Vegas passiert, bleibt in Vegas."

Familiarisation/ Einarbeitung	• Orientierung schaffen
	  • Raum zeigen, Ausrüstung und Simulator vorstellen
	  • Einschränkungen besprechen (Fiktionsvertrag)
	  • Zweck und Ziel der Simulation klären
	  • Rollen zuweisen ► klären, wer den aktiven Part in der Simulation übernimmt (freiwillig, ausgewählt, reihum ...); Wer ist wer? Wer sind die anderen? Wo wird wer eingesetzt?
	  • Technikcheck ► Überprüfen der technischen Gegebenheiten – Tonqualität, Übertragung ...
	• Fallvorstellung
	  • Hintergrund zum Fall (aktueller realistischer Fall)
	  • Patientenakte vorbereiten

Sichere Lernumgebung schaffen	• Wiederholen, dass davon ausgegangen wird, dass jede*r Einzelne sein Bestes gibt.
	• Auf wertschätzende Kommunikation achten.
	• Fehlerkultur besprechen ► Ein Training ohne Fehler ist kein Training.
	  ◦ Der Fehler ist erwünscht und in Ordnung.
	  ◦ Fehler sind Freunde, welche das Handlungspotenzial fördern.
	  ◦ Es geht nicht darum, herauszufinden, wer an etwas schuld ist ► im Interesse steht, wie eine Situation im Kontext entsteht und welche Gedanken sich Beteiligte machen.
	• Vorteile der Lernmethode = wie Lernen am eigenen Wissensstand.
	• Wir glauben, dass jede Teilnehmerin intelligent ist, fähig in dem, was sie tut, ihr Bestes gibt und sich verbessern möchte.
	• Teilnehmende können aus ihrer Komfortzone herausgehen, sich ganz auf die Diskussion und Reflexion einlassen.

Ziele der Simulation	• Zweck des Trainings, ohne auf die bevorstehenden Szenarien einzugehen • Den zeitlichen und organisatorischen Ablauf des Trainings besprechen. • Teilnehmer*innen informieren, dass es KEINE Bewertung gibt.

Report Students Will Receive Before Simulation

(Informationen für die Auszubildenden vor der Simulation nach dem SBAR-Format)

Time (Zeit)	5 Minuten
Person providing report (welche Person übergibt die Informationen)	Lehrende*r
Situation (Situation)	Seit 2 Tagen ist Frau Kocher nach einem Aufenthalt zu Hause wieder stationär aufgenommen. Grund dafür sind starke Schmerzen, mit denen sie zu Hause nicht zurechtkommt, sowie eine zunehmende Fatigue. Die Patientin wünscht sich nähere Informationen zum Thema palliative Versorgung bzw. Sterbehilfe.
Background (Hintergrund)	Frau Susanne Kocher, 28 Jahre, verheiratet, 2 Kinder, ist Patientin auf der Onkologie des Landesklinikums. Vor ca. einem Jahr hat sie die Diagnose Mammakarzinom erhalten. Die darauffolgenden Therapien (Chemotherapie und Strahlentherapie) waren nicht erfolgreich. Mittlerweile wird Frau Kocher als Palliativpatientin geführt. Sie hat immer wieder Schmerzen, möchte aber für die Familie ansprechbar bleiben und nicht durch Schmerzmedikamente „weggedrückt" sein. Den Gedanken an das „Eingetrübtsein" von Medikamenten findet sie erschreckend. Schmerzmittel nimmt sie nur, wenn es ihr sehr schlecht geht, aber nie in der Gegenwart ihrer Kinder. Frau Kocher selbst hat die Situation, dass sie sterben wird, nach anfänglichen Schwierigkeiten akzeptiert. Der Tod macht ihr keine Angst, aber das Sterben ... Im Laufe des letzten Jahres hat sie mehrere Mitpatient*innen kennengelernt, die letztendlich gestorben sind. Manche von ihnen erst nach einem langen und schmerzhaften Weg. Daher macht sie sich Gedanken darüber, wie sie die letzten Tage und Wochen verbringen möchte. Sie hat Berichte über assistierten Suizid gelesen und die Ärztin hat ihr Informationen über das Palliativteam zukommen lassen. Außerdem bereitet es ihr Sorgen, ihren Mann und die Kinder alleine zurückzulassen. Bis zum Beginn ihrer Erkrankung hat sie die Hauptarbeit in der Erziehung der Kinder übernommen.

Assessment (Bewertung, Einschätzung)	Frau Kocher hat im Rahmen der Visite geäußert, gerne ein Gespräch mit der zuständigen Pflegeperson führen zu wollen. Genaue Themen hat sie nicht genannt, sondern nur, dass es um die weiteren Schritte geht, die nun eingeleitet werden müssen.
Recommendation (Maßnahmen)	Sie befinden sich in Ihrem Praktikum auf der Station und bekommen den Auftrag, das Gespräch mit Frau Kocher zu führen.
Medical history (Med. Vorgeschichte)	• Mammakarzinom T4 N3 M1 • St. p. Chemotherapie und Bestrahlung, 8 Zyklen ohne Erfolg • Palliative Begleitung
Nursing Diagnosis (Pflegediagnose)	• Chronischer Schmerz • Rollenüberlastung • Angst • Fatigue

Scenario Progression Outline

(Szenarienverlauf)

Timing (approx.) (Zeitl. Planung)	**Mannequin/SP Actions** (Aktivitäten durch Simulator*in, Patient*in)	**Expected Interventions** (Erwartete Interventionen durch Auszubildende)	**May Use the Following Cues** (Hinweise/ Life Saver)
Einstieg	Reaktion der Patientin auf die Frage, was sie beschäftigt: • „Haben Sie Zeit für ein längeres Gespräch?" • „Darf ich offen mit Ihnen sprechen?" • „Ich habe Gedanken, über die ich noch nie gesprochen habe."	• Korrekt betreten • Patientin begrüßen und Vorstellung • Händedesinfektion vor Patientenkontakt • Die Patientin fragen, was sie beschäftigt • Patientenidentifikation durchführen	
Durchführung Maßnahme/n	**Situationsanalyse:** • „Was passiert, wenn ich keine Medikamente mehr nehme?" • „Ist es normal, dass ich so müde bin und Angst vor dem Sterben habe?" • „Wie lange habe ich noch?" • „Wie schlimm wird das Ende?" • „Was ist, wenn ich irgendwann nichts mehr sagen kann?" • „Ich will nicht, dass meine Kinder mich so schwach erleben – wie kann ich sie schützen?"	• Pflegeperson tritt mit Patientin in Kontakt • Bereitet auf die Frage der Möglichkeiten des Sterbens einen angenehmen Raum vor (Sitzposition, Augenhöhe, Beratungsecke …) **Pflegeperson versucht, die Situation zu analysieren:** • Klärt die medizinische Situation • Emotionen werden aufgenommen • Lebensumstände/Unterstützungsnetz analysiert • Was drückt der Wunsch, zu sterben, aus? (Druck, Hoffnungslosigkeit, konkrete Entscheidung) • Beratung zur Aufklärung mit der Ärztin	

Durchführung Maßnahme/n (Fortsetzung)	**Zielklärung:** • „Gibt es eine Möglichkeit, dass ich ohne Schmerzen sterbe und einfach einschlafe?" • „Wie könnte mein Sterben aussehen?" • „Was, wenn ich den Wunsch nach assistiertem Suizid (AS) ernst meine?" • „Die Ärztin hat mir nur eine Broschüre dagelassen, aber wollte mit mir nicht weiter darüber sprechen." • „Wie läuft ein AS ab?" • „Wie lange dauert der Prozess?" • „Wer begleitet mich?" • „Was passiert, wenn ich mich im letzten Moment umentscheide?" • „Welche Voraussetzungen braucht es?" • „An wen wende ich mich, wenn ich diesen Weg gehen möchte?" • „Wie kann ich das meinem Mann und den Kindern beibringen?" **Handlungsmöglichkeiten/ Lösungsstrategien:** • „Welche Möglichkeiten habe ich noch?" • „Kann ich mir Hilfe holen, ohne dass es gleich heißt, dass ich sterben will?" • „Welche Unterstützung gibt es für meine Familie und Kinder?" • „Wie läuft das ab, wenn man Suizidassistenz wirklich will?" **Abschluss/Evaluation:** • „Was passiert jetzt mit dem, was ich Ihnen erzählt habe?" • „Wird jemand aus dem Team mit mir weiterreden?" • „Habe ich noch Zeit, mir das alles zu überlegen?" • „Bekomme ich auch Hilfe, wenn ich mich doch anders entscheide?"	**Zielklärung/Entscheidungsfindung:** • Was bedeutet „gut sterben" für die Patientin? • Was will sie mit dem Sterbewunsch ausdrücken? • Handlungsoptionen aufzeigen (palliative Maßnahmen, hospizliche Begleitung, Seelsorge, ethische Beratung ... • Grenzen und Möglichkeiten im rechtlichen Sinne thematisieren **Handlungsmöglichkeiten/ Lösungsstrategien:** Gemeinsame Entwicklung realistischer Schritte: • Konkrete Entlastungsmöglichkeiten (Schmerztherapie, psychosoziale Unterstützung ...) • Gespräche mit Angehörigen vorbereiten • Patientenverfügung/Behandlung/ Beratung im Voraus planen • Aufklärung über rechtliche Situation und weiteres konkretes Prozedere • Weiterleitung an entsprechende Stelle (Ärzt*in, wenn explizit gewünscht) **Abschluss/Evaluation:** • Was wurde geklärt, ist noch etwas offen? • Wie erlebt die Patientin die Situation jetzt? • Wurden Vereinbarungen über Begleitung getroffen? • Dokumentation und Rückmeldung ins interdisziplinäre Team • Wenn nötig, Ethikberatung, psychologische Unterstützung, rechtliche Beratung vermitteln
Nachbereitung/ Ausstieg/ Verabschiedung		• Patientin fragen, ob noch etwas offen geblieben ist • Pflegeperson sagt Patientin, dass sie in Ruhe darüber nachdenken soll • Pflegeperson fordert die Patientin auf, sich jederzeit zu melden • Verabschiedung
Szenarienende	Szenario ist beendet, wenn die Auszubildenden die Patientin ausreichend aufgeklärt und das Beratungsgespräch dokumentiert haben.	

Debriefing/Guided Reflection
(Nachbesprechung, geleitete Reflexion)

Note to Faculty
(Hinweis für Lehrpersonal und Trainer*innen)

Themes for this Scenario
(Debriefingthemen für dieses Szenario)

- Umgang mit schwerkranken und sterbenden Patient*innen
- Schmerz und Symptomkontrolle in der Palliativversorgung (Aufklärung bezüglich Nebenwirkungen, nicht medikamentöse Maßnahmen …)
- Beratungsprozess und Vermittlung der Inhalte zu den möglichen Optionen
- Umgang mit ethischen Fragestellungen (Berufsrolle vs. persönliche Einstellung)

Guided Debriefing Tool
(Leitfaden für die Nachbesprechung)

Die NLN hat ein Guided Debriefing Tool entwickelt, um eine Struktur zu schaffen, anhand derer Moderator*innen objektive Notizen über das Verhalten der Lernenden in der Simulation in direktem Zusammenhang mit den Lernergebnissen machen können. Laden Sie das NLN Guided Debriefing Tool hier herunter: https://www.nln.org/docs/default-source/uploadedfiles/professional-development-programs/sirc/guided-debriefing-tool.docx?sfvrsn=f659d27e_3

4.15 Interdisziplinäre Simulation GUSS

Allgemeine Informationen			
Date (Datum)		**Student Level** (Ausbildungsjahr)	Drittes Ausbildungsjahr
Discipline (Studiengang)	Gesundheits- und Krankenpflege & Logopädie	**Guided Reflection Time** (Debriefingdauer)	100 Minuten
Expected Simulation Run Time (Simulationsdauer)	40 Minuten	**Location for Reflection** (Ort des Debriefing)	Debriefing Raum
Location (Ort der Simulation)	Skills Labs Pflege		

Brief Description of Patient (Patientendaten)			
Name (Name)	Wilma Burgbauer	**Pronouns** (Pronomen)	Nicht relevant
Date of Birth (Geburtsdatum)	25.03.1944	**Age** (Alter)	81
Sex Assigned at Birth (Geschlecht bei Geburt)	Weiblich	**Gender Identity** (Geschlechtsidentität)	Weiblich

Sexual Orientation (sexuelle Orientierung)	Nicht relevant	**Marital Status** (Familienstand)	Verheiratet
Weight (Körpergewicht)	55 kg	**Height** (Körpergröße)	178 cm
Racial Group (kultureller Hintergrund)	Nicht relevant	**Language** (Sprache)	Deutsch
Employment Status (Beschäftigungsstatus)	Pensionistin	**Religion** (Religionszugehörigkeit)	Ohne Bekenntnis
Veteran Status	Nicht relevant	**Insurance Status** (Versicherungsstatus)	ÖGK und Zusatzversicherung
Support Person (An- und Zugehörige*r)	Gatte Werner Burgbauer	**Support Phone** (Telefonnr. Angehörige*r)	0650 2569 753
Allergies (Allergien)	Keine	**Immunisations** (Impfungen)	Keine
Attending Provider/ Team (Hausärzt*in, häusliche Pflege)	Hausärztin Dr. Marlene Dimensio	**Sonstiges**	Nicht relevant
Past Medical History (Med. Vorgeschichte)	St. p. apoplektischer Mediainsult (1998) mit leichter Sprachstörung, St. p. Covidinfektion, Hypercholesterinämie, Hypertonie, Gerinnungsstörung		
History of Present Illness (aktuelle Krankengeschichte)	Frau Burgbauer wurde vor 2 Wochen mit Covid infiziert, seit heute Morgen zeigt sie neurologische Defizite (rechtsseitige Parese, verwaschene Sprache)		
Social History (sozialer Hintergrund)	Ist verheiratet, wohnt in einer Mietwohnung, Frau Burgbauer war bis jetzt selbstständig		
Surgeries/Procedures & Dates (Operationen mit Datum)	Überstellung auf die Neurologie zur weiteren Abklärung und Therapie		

Psychomotor Skills Required of Participants Prior to Simulation

(Psychomotorische Fähigkeiten, welche die Teilnehmenden vor der Simulation beherrschen müssen)

- Kommunikationstechniken bei Menschen mit Sprachstörungen
- GUSS durchführen
- Legen einer nasogastralen Sonde

Cognitive Activities Required of Participants Prior to Simulation

(Kognitive Aktivitäten, welche die Teilnehmenden vor der Simulation absolvieren müssen)

- Theoretische Inhalte zur Pflege von Menschen mit Atemwegserkrankungen
- Theoretische Inhalte zur Pflege von Menschen mit neurologischen Erkrankungen
- Theoretische Inhalte zu den unterschiedlichen Aphasien
- Theoretische Inhalte zu Schluckstörungen
- Theoretische Inhalte zu nasogastralen Sonden
- Wissen über die interdisziplinäre Gesundheitsversorgung

Simulation Learning Objectives

(Lernziele der Simulation)

General Objectives

(Allgemeine Ziele, welche durch die Simulation gefördert werden. Nicht jede Simulation wird alle angeführten Ziele beinhalten. Sobald die Auszubildenden ein Ziel erreicht haben, geht es darum, diese Kompetenzen beizubehalten.)

1. Befolgen Sie die Standardvorkehrungen.
2. Wenden Sie Strategien an, um das Risiko einer Schädigung des/der Patient*in zu verringern.
3. Führen Sie auf organisierte und systematische Weise Bewertungen durch, die für die Pflege des/der Patient*in angemessen sind.
4. Führen Sie auf der Grundlage der Bewertung und der klinischen Daten vorrangige Pflegemaßnahmen durch.
5. Bewerten Sie den Zustand des/der Patient*in nach den Pflegeinterventionen erneut und überwachen Sie diesen.
6. Kommunizieren Sie mit dem/der Patient*in und den Angehörigen auf eine Weise, die Fürsorge vermittelt, kulturelles Bewusstsein widerspiegelt und psychosoziale Bedürfnisse berücksichtigt.
7. Kommunizieren Sie mit anderen Mitgliedern des Gesundheitsteams auf angemessene, zeitnahe, organisierte und patientenspezifische Weise.
8. Treffen Sie klinische Beurteilungen und Entscheidungen, die evidenzbasiert sind.
9. Arbeiten Sie innerhalb des Pflege- und Betreuungsbereichs.
10. Zeigen Sie Kenntnisse über rechtliche und ethische Verpflichtungen.

1. Practice standard precautions.
2. Employ strategies to reduce risk of harm to the patient.
3. Conduct assessments appropriate for care of patient in an organized and systematic manner.
4. Perform priority nursing actions based on assessment and clinical data.
5. Reassess/monitor patient status following nursing interventions.
6. Communicate with patient and family in a manner that illustrates caring, reflects cultural awareness, and addresses psychosocial needs.
7. Communicate appropriately with other health care team members in a timely, organized, patient-specific manner.

8. Make clinical judgments and decisions that are evidence-based.
9. Practice within nursing scope of practice.
10. Demonstrate knowledge of legal and ethical obligations.

Simulation Scenario Objectives

(3–4 konkrete Ziele des vorliegenden Simulationsszenarios)

1. Die Auszubildenden legen die nasogastrale Sonde fachgerecht.
2. Die Auszubildenden der Logopädie führen den GUSS fachgerecht durch und kommunizieren im interdisziplinären Team.
3. Die Auszubildenden implementieren Maßnahmen zur Sicherstellung der Patientensicherheit.
4. Die Auszubildenden arbeiten effektiv mit den anderen Gesundheitsberufen zusammen, indem sie klar kommunizieren und ihre Kompetenzbereiche kennen.

Faculty Reference

(Referenzen, Richtlinien, Leitlinien, Fachliteratur ... welche für das Szenario verwendet werden)

- S1 Leitlinie Atemwegsmanagement 2023
- Pflegespezifische Fachbücher (z. B. Pflege Heute, Pflegetechnik, Pflege konkret ...)
- GUSS (Gugging Swallowing Screen)
- S3-Leitlinie der Deutschen Gesellschaft für Ernährungsmedizin (DGEM)
- Leitlinie der Deutschen Gesellschaft für Ernärungsmedizin (DGEM) in Zusammenarbeit mit der GESKES, der AKE, der DGN und der DGG Klinische Ernährung in der Neurologie – Teil des laufenden S3-Leitlinienprojektes Klinische Ernährung
- Universitätsklinikum Freiburg (2016). *Leitfaden Enterale Ernährung über Sonde bei Erwachsenen.*

Setting/Environment

(Simulationsumgebung)

☐ **Emergency Department** (Notfallaufnahme)	☐ **ICU** (Intensivstation)
☐ **Medical-Surgical Unit** (Chirurgische Station)	☐ **OR/PACU** (OP oder Aufwachraum)
☐ **Pediatric Unit** (Pädiatrie)	☐ **Rehabilitation Unit** (Rehabilitation)
☐ **Maternity Unit** (Geburtshilfe)	☐ **Home** (zu Hause)
☐ **Behavioral Health Unit** (Psychiatrische Station)	☐ **Outpatient Clinic** (extramuraler Bereich)
	☑ **Other** (Andere): Neurologie

Equipment/Supplies

(Ausrüstung/Hilfsmittel: Wählen Sie alle aus, die auf das vorliegende Szenario zutreffen)

Simulated Patient/Mannequin(s) needed (erforderliche simulierte Patient*in/Mannequin):	Weibliche Schauspielpatientin und weibliches Mannequin (z. B. Nursing Anne, Nursing Anne Simulator ...)
Recommended Mode for Simulator (empfohlener Modus für den Simulator, z. B. manuell, programmiert etc.):	Vitalzeichen für das Mannequin müssen manuell eingegeben werden, sind im Normbereich, Veränderungen der Vitalparameter bei Legung der NGS manuell einstellen (erhöhen von RR und Pulsfrequenz)
Other Props & Moulage (andere Requisiten und Moulage):	Magen des Mannequins füllen, um die Lagekontrolle mittels pH-Streifen oder Aspiration durchführen zu können

Equipment Attached to Mannequin/Simulated Patient (Ausrüstung an Patient*in/Simulator):

Ausrüstung am Simulator:

- ☐ Patientenidentifikationsarmband
- ☐ i. v. Zugang
- ☐ Patientenhemd nass
- ☐ Perücke ähnlich der SP

Ausrüstung SP:

- ☐ i. v. Zugang
- ☐ Patientenidentifikationsarmband
- ☐ Patientenhemd nass
- ☐ Zusätzliches Bett

Other Essential Equipment (weitere wesentliche Materialien):

- ☐ Etiketten zur Beschriftung (Pulsoxymeter, Fieberthermometer)
- ☐ Fieberkurve/Krankengeschichte mit Pflegeanamnese, Aufnahmelabor, Harnbefund
- ☐ GUSS Vordruck in die Patientenakte legen und Anordnung in der Kurve vermerken

Medications and Fluids (Medikamente und Flüssigkeiten):

- ☐ orale Medikation: Thrombo Ass 50 mg 0-1-0
- ☐ orale Medikation: Enalapril 20 mg 0-0-1
- ☐ orale Medikation: Statine 20 mg 0-0-1
- ☐ i. v. Medikation: Novalgin Kl 1-1-1
- ☐ i. v. Medikation: Elomel Isoton 500 mg 1-0-1
- ☐ i. v. Medikation: Pantoloc 40 mg 1-0-0

Equipment Available in Room (Ausrüstung im Zimmer):

- ☐ Pflegewagen mit ausreichend Wäsche, Pflegeutensilien für Mund- und Nasenpflege (Waschlappen, Handtücher, Pflegelotion, Waschschüssel ...)
- ☐ Händedesinfektionsmittel
- ☐ Flächendesinfektionsmittel
- ☐ Alkoholische Hautdesinfektion
- ☐ Sterile und unsterile Handschuhe in unterschiedlichen Größen
- ☐ Pulsoxymeter
- ☐ Sauerstoffanschluss
- ☐ RR-Manschette und Stethoskop für das Mannequin
- ☐ RR-Manschette und Stethoskop für die SP
- ☐ Vorbereiten (mehrfach): Brot, Aqua Nutilis, ThickenUP, Wasserkrug, Wasserglas, Müsliriegel, Löffel, Spritze
- ☐ Becher/Tasse
- ☐ Thermoskanne/Krug
- ☐ Fieberthermometer mit Schutzkappen
- ☐ Rufglocke beim Bett
- ☐ Bettkärtchen für beide Betten
- ☐ Telefon mit Rufnummern zur diensthabenden Pflege bzw. diensthabenden Ärztin
- ☐ Laptop für Befundung der Logopädie
- ☐ Stifte
- ☐ Einmalunterlage, Zellstoff, Nierentasse, Xylocain-Spray, Silikonspray Mannequin, unterschiedliche Magensonden, Stift/Steristrip, Stethoskop, Alexanderspritze, Indikatorpapier, pH-Streifen, Sondenfixierung
- ☐ Einmalschürzen
- ☐ Abwurf
- ☐ Verbandswagen

Roles
(Rollen)

☐ **Nurse 1** (Pflegeperson 1): Auszubildende*r 1 ☐ **Nurse 2** (Pflegeperson 2): Auszubildende*r 2 ☐ **Nurse 3** (Pflegeperson 3): ☐ **Provider (Ärzt*in)**: Lehrende*r 1 ☐ **Other Healthcare professionals** (Sonstige Gesundheitsberufe): Logopädie Auszubildende*r	☐ **Observer** (Beobachter*innen) restliche Gruppe ☐ **Standardized Patient** (Schauspielpatient*in): Laienschauspielerin ☐ **Teacher** (Lehrende*r): ☐ **Patient** (Patient*in) Lehrende*r 2 gibt Anweisung an SP

Guidelines/Information Related to Roles
(Information zu den Rollen: Vorab festlegen, wer welche Rolle übernimmt und für was verantwortlich ist. Informationen zu den Verhaltensweisen, Emotionalitäten etc. werden klar kommuniziert.)

Pflegeperson 1	Übernimmt die Kommunikationsrolle mit der Patientin und führt das Legen der nasogastralen Sonde durch
Pflegeperson 2	Übernimmt die Assistenz, fördert die interdisziplinäre Zusammenarbeit und führt die Dokumentation durch
Logopäd*in	Führt den GUSS durch
Ärzt*in	Reagiert bei Anruf entsprechend der Anfrage, gibt Anweisung zur weiteren pflegerischen und medizinischen Versorgung
Beobachter*innen	Aktive Beobachtung von: • Kommunikation mit der Patientin und im Team • Hygienischer Arbeitsweise • Handlungsempfehlung zum Legen der nasogastralen Sonde • Durchführung des GUSS
Lehrende*r	
Patientin	• Wohnt mit Gatten in einer kleinen Wohnung • Patientin ist orientiert in allen Ebenen • Kennwort: 28. März • Patientin kam liegend zur Aufnahme • Tagesablauf wurde bekanntgegeben • Schlafen ► Frau Burgbauer hat ein reduziertes Schlafbedürfnis, geht gegen 1:00 Uhr schlafen; schläft dann aber durch; sie trinkt abends Tee zur Beruhigung • Bewegung ► Jones Grad 0; Frau Burgbauer ist selbstständig mobil • Sich Sauberhalten und Kleiden ► Jones Grad 0; Hautzustand trocken, intakt • Essen und Trinken ► Jones Grad 0; isst und trinkt in letzter Zeit wenig, hat Gewicht verloren; Wunschkost • Ausscheidung ► Jones Grad 1; tlw. kontinent, gibt Inkontinenzepisoden an, Stuhlfrequenz alle 3 Tage, letzter Stuhlgang vor 2 Tagen • Körpertemperatur Regulieren ► derzeit Fieber durch die Infektion, schwitzt sehr stark, ist müde und erschöpft • Atmen ► fällt ihr schwer, Schmerzen beim Atmen; Sauerstoffsättigung auf Raumluft 89 %, sie gibt an, schwer Luft zu bekommen • Sicherheit ► Sturzrisiko mittel • Arbeiten und Spielen ► keine Angaben • Kommunikation ► Frau Burgbauer hat aufgrund ihres Mediainsultes (1998) noch leichte Sprachstörungen, welche aber nur zum Tragen kommen, wenn sie müde ist; manchmal ist das Sprechen verlangsamt und sie braucht Zeit, aber sie kann sich uneingeschränkt mitteilen • Rollenwahrnehmung ► nicht erhoben • Sterben/derzeitige Lebenssituation ► Gatte weiß Bescheid

Schauspielpatientin	**Allgemeine Informationen** • SP räuspert sich ständig, hustet unkontrolliert • Hat Angst, da sie die Körperhälfte nicht spüren kann (rechts Plegie) • Hat solchen Durst ► fragt immer wieder nach einem Getränk • Speichel rinnt ihr aus dem Mund (rechte Seite) • Feuchtes Patientenhemd anziehen lassen • Verschluckt sich ständig am Speichel • SP fragt immer wieder: „Was ist denn los? Bekomme ich was zu trinken?“, bis sie aufgeklärt ist, warum sie nichts trinken darf • ***Sollten Studierende der SP etwas zu trinken geben ► Aspiration vortäuschen und nicht aufhören, zu husten [Szenario wird dann abgebrochen und ggf. wiederholt]*** **Anweisung Simulationspatientin für den GUSS (indirekter Schluckversuch nicht möglich)** • Vigilanz • SP ansprechbar • Schon länger als 15 Minuten wach • Orientiert, durstig **Nach GUSS ► Ergebnis NPO** • Simulationspatientin unsicher • Hat Durst, möchte unbedingt etwas trinken • Wird erst nach der Aufklärung sicherer und ruhiger • Macht sich Sorgen, ob sie je wieder essen kann • Wird ruhig, wenn die Information kommt, dass sie nichts trinken darf

Pre-Briefing/Briefing (Vorbesprechung)

(Vor dem Szenario benötigen die Teilnehmenden ein Pre-Briefing/Briefing. Während dieser Zeit sollten die Vortragenden einen sicheren Rahmen für das Lernen schaffen, den Fiktionsvertrag und die Vertraulichkeit besprechen und die Teilnehmer*innen mit der Umgebung, den Rollen, der Zeiteinteilung und den Zielen vertraut machen.)

Vorbereitung	• Begrüßung der Teilnehmer*innen und für ein positives Lernklima sorgen • Wiederholen der vorab mitgeteilten Themenkomplexe, welche in der Simulation vorkommen könnten (Brainstorming) • Erwartungen klären und Grundregeln festlegen
Fiktionsvertrag	• Einlassen auf nicht reale Situationen, welche im Simulationstraining vorkommen, wie z. B. die Mimik des/der Patient*in oder mangelnde Anzeichen von Schweiß oder Hautveränderungen • Stärken und Schwächen des Simulators darstellen • Teilnehmer*innen bitten, in der Simulationsumgebung so zu handeln, wie sie es in der Praxis tun würden • Erklären, dass Instruktionen und Teilnehmer*innen gemeinsam Sorge tragen müssen, dass eine effektive Simulationsatmosphäre herrscht
Vertraulichkeit	• Bedeutung der Vertraulichkeit im Rahmen der Simulation besprechen – **Las Vegas Prinzip** ► „Was in Vegas passiert, bleibt in Vegas.“

Familiarisation/ Einarbeitung	◦ Orientierung schaffen • Raum zeigen, Ausrüstung und Simulator vorstellen • Einschränkungen besprechen (Fiktionsvertrag) • Zweck und Ziel der Simulation klären • Rollen zuweisen ▸ klären, wer den aktiven Part in der Simulation übernimmt (freiwillig, ausgewählt, reihum ...); Wer ist wer? Wer sind die anderen? Wo wird wer eingesetzt? • Technikcheck ▸ Überprüfen der technischen Gegebenheiten – Tonqualität, Übertragung ... ◦ Fallvorstellung • Hintergrund zum Fall (aktueller realistischer Fall) • Patientenakte vorbereiten
Sichere Lern-umgebung schaffen	◦ Wiederholen, dass davon ausgegangen wird, dass jede*r Einzelne sein Bestes gibt. ◦ Auf wertschätzende Kommunikation achten. ◦ Fehlerkultur besprechen ▸ Ein Training ohne Fehler ist kein Training. • Der Fehler ist erwünscht und in Ordnung. • Fehler sind Freunde, welche das Handlungspotenzial fördern • Es geht nicht darum, herauszufinden, wer an etwas schuld ist ▸ im Interesse steht, wie eine Situation im Kontext entsteht und welche Gedanken sich Beteiligte machen. ◦ Vorteile der Lernmethode = wie Lernen am eigenen Wissensstand. ◦ Wir glauben, dass jede Teilnehmerin intelligent ist, fähig in dem, was sie tut, ihr Bestes gibt und sich verbessern möchte. ◦ Teilnehmende können aus ihrer Komfortzone herausgehen, sich ganz auf die Diskussion und Reflexion einlassen.
Ziele der Simulation	◦ Zweck des Trainings, ohne auf die bevorstehenden Szenarien einzugehen. ◦ Den zeitlichen und organisatorischen Ablauf des Trainings besprechen. ◦ Teilnehmer*innen informieren, dass es KEINE Bewertung gibt.

Report Students Will Receive Before Simulation

(Informationen für die Auszubildenden vor der Simulation nach dem SBAR-Format)

Time (Zeit)	10 Minuten
Person providing report (welche Person übergibt die Informationen)	Lehrende*r
Situation (Situation)	Frau Burgbauer, Covid-positiv, wird aufgrund neu aufgetretener neurologischer Symptome zur Abklärung auf die Neurologie überstellt.
Background (Hintergrund)	Frau Burgbauer hat sich vor 2 Wochen mit Covid infiziert. Der Husten, die Halsschmerzen sowie das Fieber haben in den vergangenen Tagen stark zugenommen. Das Fieber ließ sich nicht mehr senken und die Atemprobleme nahmen zu. Der Gatte hat aus Angst die Rettung gerufen und Frau Burgbauer wurde ins Krankenhaus gebracht. Daraufhin wurde sie auf der medizinischen Abteilung aufgenommen und isoliert. Seit heute Morgen gibt es neurologische Defizite im Bereich der Sprache und rechtsseitige Parese.
Assessment (Bewertung, Einschätzung)	Frau Burgbauer wurde soeben auf die Neurologie überstellt. Der zuständige Neurologe veranlasste ein MRT, ein Lungenröntgen, ein aktuelles Labor und ein Logopädie-Konsil (GUSS). Frau Burgbauer hat Angst, dass es wieder ein Schlaganfall ist, kann den Aufforderungen aber folgen.

Recommendation (Maßnahmen)	Sie befinden sich auf der Neurologie im Praktikum und übernehmen Frau Burgbauer sowie die Organisation der weiteren Untersuchungen (Hinzuziehung der Logopädie für GUSS).
Medical history (Med. Vorgeschichte)	• St. p. apoplektischer Mediainsult (1998) mit leichter Sprachstörung • St. p. Covidinfektion • Hypercholesterinämie • Hypertonie • Gerinnungsstörung
Nursing Diagnosis (Pflegediagnose)	• Angst • Aspirationsgefahr

Scenario Progression Outline

(Szenarienverlauf)

Timing (approx.) (Zeitl. Planung)	**Mannequin/SP Actions** (Aktivitäten durch Simulator*in, Patient*in)	**Expected Interventions** (Erwartete Interventionen durch Auszubildende)	**May Use the Following Cues** (Hinweise/Life Saver)
Einstieg Beginn mit SP	SP ist im Bett, wach, ängstlich, sehr unsicher nach der Überstellung. • Hat Angst, dass es wieder ein Schlaganfall ist • Hustet ständig, räuspert sich • Drooling sichtbar • Patientenhemd ist nass • Spürt die rechte Körperhälfte nicht mehr	• Korrekt betreten • Patientin begrüßen und vorstellen • Händedesinfektion vor Patientenkontakt • Patientenidentifikation • Informationsweitergabe an Patientin	
Durchführung Maßnahme 1 ***Übernahme durch Pflege***	SP hat Durst: • Möchte ständig etwas trinken • Hustet und räuspert sich	• Übernahme der Patientin • Laufende Information der Patientin über weiteres Vorgehen • Beruhigende Kommunikation • Pflege kontaktiert die Logopädie	**Hinweis von Simulator*in:** • Patientin weist darauf hin, dass die Ärztin was von einem Test im Zusammenhang mit dem Schlucken gesagt hat.
Durchführung Maßnahme 2 ***Durchführung GUSS***	**Vortest GUSS:** • SP ansprechbar, schon länger als 15 Minuten wach • Ansprechbar und orientiert, durstig	• Logopäd*in kommt ins Zimmer • Vorstellung • Patientenidentifikation • Übergabe durch die Pflegeperson • Vorbereiten der Materialien • Durchführung GUSS • Dokumentation	***Geben die Studierenden der Patientin etwas zu trinken ▸ Abbruch des Szenarios, zwischen Debriefing dann Weiterführung des Szenarios!*** • Nothing per os (NPO) laut GUSS

Durchführung Maßnahme 3 ***nach GUSS***	• SP ist unsicher • Wird erst nach der Aufklärung sicherer und ruhiger • Macht sich Sorgen, ob sie je wieder essen kann	• Informationsweitergabe an Pflegeperson – NPO • Informationsweitergabe an die Patientin durch Logopädie und Pflege • Informationsweitergabe NPO durch die Pflege an Ärztin • Information an Patientin, dass Sie zum MRT fährt	• Anruf von der Stationsleitung im Zimmer, Patientin wird zum akut-MRT abgeholt • Krankentransport holt Patientin (Lehrende*r 1) • Anruf der Ärztin – MRT bestätigt Verdacht des Insults, Anlage NGS erbeten
Durchführung Maßnahme 4 ***Patienten-simulator kommt vom MRT zurück*** ***Legen der NGS***	**Mögliche Fragen der Patientin:** • Angst vor dem Legen der NGS • Fragt nach dem Grund, möchte alles genau wissen • „Wie lange brauche ich diese Sonde?" • „Wird das weh tun?" • „Wie hält das fest?"	• Übernahme Patientin vom MRT • Information über die Anlage der NGS • Material vorbereiten • Positionierung • Pulsoxymeter • Sondenlänge • Örtliche Betäubung • Legen der NGS • Lagenkontrolle • Fixierung	
Nachbereitung/Ausstieg/Verabschiedung	• Patientin ist froh, dass alles geklappt hat	• Patienteninfo • Positionierung • Ver- und Entsorgung des Materials • Dokumentation • Patientin auffordern, sich bei Bedarf zu melden • Verabschieden	
Szenarienende	Szenario ist beendet, wenn der GUSS durchgeführt und dokumentiert wurde, die NGS gelegt und die abschließende Pflegedokumentation durchgeführt wurde.		

Debriefing/Guided Reflection

(Nachbesprechung, geleitete Reflexion)

Note to Faculty

(Hinweis für Lehrpersonal und Trainer*innen)

Themes for this Scenario

(Debriefingthemen für dieses Szenario)

- Durchführung des GUSS-Tests zur Schluckdiagnostik
- Legen der nasogastralen Sonde
- Interprofessionelle Kommunikation
- Empathischer Umgang mit Patient*innen in akuten neurologischen Krisensituationen

Guided Debriefing Tool

(Leitfaden für die Nachbesprechung)

Die NLN hat ein Guided Debriefing Tool entwickelt, um eine Struktur zu schaffen, anhand derer Moderator*innen objektive Notizen über das Verhalten der Lernenden in der Simulation in direktem Zusammenhang mit den Lernergebnissen machen können. Laden Sie das NLN Guided Debriefing Tool hier herunter: https://www.nln.org/docs/default-source/uploadedfiles/professional-development-programs/sirc/guided-debriefing-tool.docx?sfvrsn=f659d27e_3

4.16 Umgang mit Medizinprodukten und Medikamentengabe

Allgemeine Informationen			
Date (Datum)		**Student Level** (Ausbildungsjahr)	Zweites Ausbildungsjahr
Discipline (Studiengang)	Gesundheits- und Krankenpflege	**Guided Reflection Time** (Debriefingdauer)	45 Minuten
Expected Simulation Run Time (Simulationsdauer)	15 Minuten	**Location for Reflection** (Ort des Debriefing)	Debriefingraum
Location (Ort der Simulation)	Skills Labs Pflege		

Brief Description of Patient (Patientendaten)			
Name (Name)	Magdalena Siebert	**Pronouns** (Pronomen)	Nicht relevant
Date of Birth (Geburtsdatum)	25.05.1976	**Age** (Alter)	49
Sex Assigned at Birth (Geschlecht bei Geburt)	Weiblich	**Gender Identity** (Geschlechtsidentität)	Weiblich
Sexual Orientation (sexuelle Orientierung)	Nicht relevant	**Marital Status** (Familienstand)	Verheiratet
Weight (Körpergewicht)	75 kg	**Height** (Körpergröße)	165 cm
Racial Group (kultureller Hintergrund)	Nicht relevant	**Language** (Sprache)	Deutsch
Employment Status (Beschäftigungsstatus)	Hausfrau	**Religion** (Religionszugehörigkeit)	Zeugin Jehovas
Veteran Status	Nicht relevant	**Insurance Status** (Versicherungsstatus)	ÖGK, beim Gatten mitversichert
Support Person (An- und Zugehörige*r)	Gatte Peter Siebert	**Support Phone** (Telefonnr. Angehörige*r)	0664 6411 235
Allergies (Allergien)	Penicillin und Bienen	**Immunisations** (Impfungen)	Keine Impfungen

Attending Provider/ Team (Hausärzt*in, häusliche Pflege)	Hausarzt Dr. Christian Münther	**Sonstiges**	Möchte keine Blutprodukte
Past Medical History (Med. Vorgeschichte)	Kolonkarzinom		
History of Present Illness (aktuelle Krankengeschichte)	Frau Siebert kam mit massiven Bauchschmerzen in die Ambulanz, das CT zeigte einen mechanischen Ileus		
Social History (sozialer Hintergrund)	Ist verheiratet, wohnt in einer Wohnung, 2 erwachsene Kinder		
Surgeries/Procedures & Dates (Operationen mit Datum)	Hemikolektomie rechts akut gestern		

Psychomotor Skills Required of Participants Prior to Simulation

(Psychomotorische Fähigkeiten, welche die Teilnehmenden vor der Simulation beherrschen müssen)

- Medikamentenmanagement
- Umgang mit Medizinprodukten (Perfusor)
- Infusionsmanagement
- Umgang mit venösen Kathetern
- Durchführung einer Schmerzeinschätzung

Cognitive Activities Required of Participants Prior to Simulation

(Kognitive Aktivitäten, welche die Teilnehmenden vor der Simulation absolvieren müssen)

- Theoretische Inhalte zum Schmerzmanagement
- Theoretische Inhalte zu Hygiene
- Theoretische Inhalte zu Pharmakologie und Medikamentenmanagement
- Dokumentationspflicht im Zusammenhang mit der Medikamentenverabreichung

Simulation Learning Objectives

(Lernziele der Simulation)

General Objectives

(Allgemeine Ziele, welche durch die Simulation gefördert werden. Nicht jede Simulation wird alle angeführten Ziele beinhalten. Sobald die Auszubildenden ein Ziel erreicht haben, geht es darum, diese Kompetenzen beizubehalten.)

1. Befolgen Sie die Standardvorkehrungen.
2. Wenden Sie Strategien an, um das Risiko einer Schädigung des/der Patient*in zu verringern.
3. Führen Sie auf organisierte und systematische Weise Bewertungen durch, die für die Pflege des/der Patient*in angemessen sind.

4. Führen Sie auf der Grundlage der Bewertung und der klinischen Daten vorrangige Pflegemaßnahmen durch.
5. Bewerten Sie den Zustand des/der Patient*in nach den Pflegeinterventionen erneut und überwachen Sie diesen.
6. Kommunizieren Sie mit dem/der Patient*in und den Angehörigen auf eine Weise, die Fürsorge vermittelt, kulturelles Bewusstsein widerspiegelt und psychosoziale Bedürfnisse berücksichtigt.
7. Kommunizieren Sie mit anderen Mitgliedern des Gesundheitsteams auf angemessene, zeitnahe, organisierte und patientenspezifische Weise.
8. Treffen Sie klinische Beurteilungen und Entscheidungen, die evidenzbasiert sind.
9. Arbeiten Sie innerhalb des Pflege- und Betreuungsbereichs.
10. Zeigen Sie Kenntnisse über rechtliche und ethische Verpflichtungen.

1. Practice standard precautions.
2. Employ strategies to reduce risk of harm to the patient.
3. Conduct assessments appropriate for care of patient in an organized and systematic manner.
4. Perform priority nursing actions based on assessment and clinical data.
5. Reassess/monitor patient status following nursing interventions.
6. Communicate with patient and family in a manner that illustrates caring, reflects cultural awareness, and addresses psychosocial needs.
7. Communicate appropriately with other health care team members in a timely, organized, patient-specific manner.
8. Make clinical judgments and decisions that are evidence-based.
9. Practice within nursing scope of practice.
10. Demonstrate knowledge of legal and ethical obligations.

Simulation Scenario Objectives

(3–4 konkrete Ziele des vorliegenden Simulationsszenarios)

1. Die Auszubildenden können den Schmerzperfusor sicher bedienen und den Wechsel unter Beachtung der 6-R-Regel zur Medikamentenverabreichung durchführen.
2. Die Auszubildenden können Maßnahmen zur Patientensicherheit im Rahmen der Schmerztherapie anwenden und die Medikation auf Korrektheit, Dosierung und Laufgeschwindigkeit überprüfen.
3. Die Auszubildenden können mit der Patientin sowie interdisziplinären Teammitgliedern fachlich und empathisch kommunizieren, um eine sichere Versorgung zu gewährleisten.
4. Die Auszubildenden können eine strukturierte Schmerzeinschätzung durchführen und darauf basierend angemessene Maßnahmen zur Schmerztherapie einleiten.

Faculty Reference

(Referenzen, Richtlinien, Leitlinien, Fachliteratur ... welche für das Szenario verwendet werden)

- Expertenstandard Schmerz DNQP (2020)
- Pflegespezifische Fachbücher (z. B. Pflegetechniken, Pflege Heute ...)
- Bedienungsanweisungen der verwendeten Medizinprodukte

Setting/Environment

(Simulationsumgebung)

☐ **Emergency Department** (Notfallaufnahme) ☑ **Medical-Surgical Unit** (Chirurgische Station) ☐ **Pediatric Unit** (Pädiatrie) ☐ **Maternity Unit** (Geburtshilfe) ☐ **Behavioral Health Unit** (Psychiatrische Station)	☐ **ICU** (Intensivstation) ☐ **OR/PACU** (OP oder Aufwachraum) ☐ **Rehabilitation Unit** (Rehabilitation) ☐ **Home** (zu Hause) ☐ **Outpatient Clinic** (extramuraler Bereich) ☐ **Other** (Andere):

Equipment/Supplies

(Ausrüstung/Hilfsmittel: Wählen Sie alle aus, die auf das vorliegende Szenario zutreffen)

Simulated Patient/Mannequin(s) Needed (erforderliche simulierte Patient*in/Mannequin):	Weibliches Mannequin
Recommended Mode for Simulator (empfohlener Modus für den Simulator, z. B. manuell, programmiert etc.):	Manuelle Eingabe der Vitalparameter (Normbereich erhöht)
Other Props & Moulage (andere Requisiten und Moulage):	2 periphere Venenverweilkanülen, 1 gerötete Magensonde mit Sekret, Bauchverband trocken

Equipment Attached to Mannequin/Simulated Patient (Ausrüstung an Patient*in/Simulator): ☐ Patientenidentifikationsarmband ☐ i. v. Zugang mit Folienverband 2 Stück (einer gerötet) ☐ Angeschlossene leere Perfusorspritze ☐ Wundverband trocken ☐ Ableitende Magensonde mit Sekret **Other Essential Equipment** (weitere wesentliche Materialien): ☐ Fieberkurve/Krankengeschichte vorausgefüllt ☐ Pflegeanamnese, Befunde … ☐ Etiketten zur Beschriftung von Pulsoxymeter, Fieberthermometer **Medications and Fluids** (Medikamente und Flüssigkeiten): ☐ orale Medikamente: keine ☐ i. v. Medikation: Pantoloc 40 mg 1-0-0 ☐ i. v. Medikation: Piritramid 30 mg ad 50 ml NaCl 0,9 % – Durchflussrate 2 ml/h ☐ s. c. Medikation: Lovenox 40 mg 0-0-1	**Equipment Available in Room** (Ausrüstung im Zimmer): ☐ Perfusor ☐ Sterile und unsterile Handschuhe in unterschiedlichen Größen ☐ Infusionsständer ☐ Händedesinfektionsmittel ☐ Edding, Kugelschreiber ☐ Etiketten zur Beschriftung der Perfusorspritze ☐ Flächendesinfektionsmittel ☐ Perfusorspritzen und Zubehör ☐ 2 ml, 5 ml, 10 ml Spritzen ☐ Aufziehkanülen unterschiedliche Größen ☐ Telefon mit Nummer von diensthabender Ärztin und DGKP ☐ Fieberthermometer ☐ Pulsoxymeter ☐ Blutdruckmessgerät ☐ Stethoskop ☐ Piritramid-Ampullen vorbereiten (Übungsampullen beschriften) mit unterschiedlichen mg/ml ☐ Rufglocke beim Bett ☐ Bettkärtchen ☐ Physiologische Kochsalzlösung ☐ Pflegewagen mit Bettwäsche zum Wechseln ☐ Nachtkästchen mit Getränk, Becher, Süßigkeiten, Serviette, Gesichtscreme, Smartphone in Schublade ☐ Verbandswagen mit ausreichend Verbandsmaterial

Roles
(Rollen)

☐ **Nurse 1** (Pflegeperson 1): Auszubildende*r 1 ☐ **Nurse 2** (Pflegeperson 2): Auszubildende*r 2 ☐ **Nurse 3** (Pflegeperson 3): ☐ **Provider** (Ärzt*in): Lehrende*r 1 ☐ **Other Healthcare professionals** (Sonstige Gesundheitsberufe):	☐ **Observer** (Beobachter*innen): restliche Gruppe ☐ **Standardized Patient** (Schauspielpatient*in): ☐ **Teacher** (Lehrende*r): ☐ **Patient** (Patient*in): Lehrende*r 2

Guidelines/Information Related to Roles
(Information zu den Rollen: Vorab festlegen, wer welche Rolle übernimmt und für was verantwortlich ist. Informationen zu den Verhaltensweisen, Emotionalitäten etc. werden klar kommuniziert.)

Pflegeperson 1	Die Auszubildende übernimmt die Hauptverantwortung für den Wechsel der Perfusorspritze
Pflegeperson 2	Die Auszubildende übernimmt die Kommunikationsrolle sowie die Assistenz beim Wechsel und die Kontrolle der Medikation und Dokumentation
Pflegeperson 3	
Ärzt*in	Reagiert bei Anruf entsprechend der Anfrage, gibt Anweisung
Beobachter*innen	Aktive Beobachtung von ∘ Kommunikation mit der Patientin und im Team ∘ Hygienischer Arbeitsweise ∘ Fachlicher Handlungsempfehlung zum Wechsel des Perfusors (6-R-Regeln, Handhabung ...)
Lehrende*r	
Patient	∘ Ist orientiert, wohnt mit dem Gatten gemeinsam in einer Wohnung ∘ Sie haben zwei gemeinsame Töchter ∘ Kennwort vereinbart ∘ Schlafen ▸ kann seit zwei Wochen schlecht schlafen, da sie erfahren hat, dass sie ein Kolonkarzinom hat; schläft wenig, maximal 5 Stunden pro Nacht ∘ Bewegung ▸ keine Einschränkungen ∘ Sich Sauberhalten und Kleiden ▸ Jones Grad 0, keine Dekubitus-Einschätzung nötig und keine chronischen Wunden ∘ Essen und Trinken ▸ Jones Grad 0, kein Zahnersatz, Appetitmangel seit 4 Monaten, muss sich zeitweise zum Essen zwingen, isst nur warme Mahlzeiten, Kostform: leichte Vollkost ∘ Ausscheidung ▸ Jones Grad 0, Stuhlgangfrequenz wechselt ständig, 3–4x täglich flüssiger Stuhl, dann ein paar Tage gar nichts; letzter Stuhlgang vor 7 Tagen ∘ Körpertemperatur Regulieren ▸ kein Gesundheitsdefizit ∘ Atmen ▸ kein Gesundheitsdefizit ∘ Für eine sichere Umgebung sorgen ▸ kein Gesundheitsdefizit ∘ Arbeiten und Spielen ▸ schafft den Haushalt nicht mehr alleine, braucht viele Pausen, derzeit helfen die Töchter zu Hause mit, Vereinstätigkeiten hat sie aufgrund von fehlender Motivation aufgegeben ∘ Kommunikation ▸ kein Gesundheitsdefizit ∘ Rollenwahrnehmung ▸ fühlt sich nutzlos, da sie derzeit so viel Hilfe braucht, hat Angst, wie der Alltag mit der Behandlung und dem Krebs zukünftig aussehen wird ∘ Sterben/derzeitige Lebenssituation ▸ nicht erhoben, da die Patientin derzeit mit der Diagnose überfordert ist ∘ Schmerz ▸ siehe Fieberkurve

Pre-Briefing/Briefing (Vorbesprechung)

(Vor dem Szenario benötigen die Teilnehmer*innen ein Pre-Briefing/Briefing. Während dieser Zeit sollten die Vortragenden einen sicheren Rahmen für das Lernen schaffen, den Fiktionsvertrag und die Vertraulichkeit besprechen und die Teilnehmer*innen mit der Umgebung, den Rollen, der Zeiteinteilung und den Zielen vertraut machen.)

Vorbereitung	• Begrüßung der Teilnehmer*innen und für ein positives Lernklima sorgen • Wiederholen der vorab mitgeteilten Themenkomplexe, welche in der Simulation vorkommen könnten (Brainstorming) • Erwartungen klären und Grundregeln festlegen
Fiktionsvertrag	• Einlassen auf nicht reale Situationen, welche im Simulationstraining vorkommen, wie z. B. die Mimik des/der Patient*in oder mangelnde Anzeichen von Schweiß oder Hautveränderungen • Stärken und Schwächen des Simulators darstellen • Teilnehmer*innen bitten, in der Simulationsumgebung so zu handeln, wie sie es in der Praxis tun würden • Erklären, dass Instruktionen und Teilnehmer*innen gemeinsam Sorge tragen müssen, dass eine effektive Simulationsatmosphäre herrscht
Vertraulichkeit	• Bedeutung der Vertraulichkeit im Rahmen der Simulation besprechen – **Las Vegas Prinzip** ► „Was in Vegas passiert, bleibt in Vegas."

Familiarisation/ Einarbeitung	• Orientierung schaffen
	  • Raum zeigen, Ausrüstung und Simulator vorstellen
	  • Einschränkungen besprechen (Fiktionsvertrag)
	  • Zweck und Ziel der Simulation klären
	  • Rollen zuweisen ► klären, wer den aktiven Part in der Simulation übernimmt (freiwillig, ausgewählt, reihum ...); Wer ist wer? Wer sind die anderen? Wo wird wer eingesetzt?
	  • Technikcheck ► Überprüfen der technischen Gegebenheiten – Tonqualität, Übertragung ...
	• Fallvorstellung
	  • Hintergrund zum Fall (aktueller realistischer Fall)
	  • Patientenakte vorbereiten

Sichere Lernumgebung schaffen	• Wiederholen, dass davon ausgegangen wird, dass jede*r Einzelne sein Bestes gibt.
	• Auf wertschätzende Kommunikation achten.
	• Fehlerkultur besprechen ► Ein Training ohne Fehler ist kein Training.
	  • Der Fehler ist erwünscht und in Ordnung.
	  • Fehler sind Freunde, welche das Handlungspotenzial fördern.
	  • Es geht nicht darum, herauszufinden, wer an etwas schuld ist ► im Interesse steht, wie eine Situation im Kontext entsteht und welche Gedanken sich Beteiligte machen.
	• Vorteile der Lernmethode = wie Lernen am eigenen Wissensstand.
	• Wir glauben, dass jede Teilnehmerin intelligent ist, fähig in dem, was sie tut, ihr Bestes gibt und sich verbessern möchte.
	• Teilnehmende können aus ihrer Komfortzone herausgehen, sich ganz auf die Diskussion und Reflexion einlassen.

Ziele der Simulation	• Zweck des Trainings, ohne auf die bevorstehenden Szenarien einzugehen. • Den zeitlichen und organisatorischen Ablauf des Trainings besprechen • Teilnehmer*innen informieren, dass es KEINE Bewertung gibt.

Report Students Will Receive Before Simulation

(Informationen für die Auszubildenden vor der Simulation nach dem SBAR-Format)

Time (Zeit)	5 Minuten
Person providing report (welche Person übergibt die Informationen)	Lehrende*r, die/der die Patientenrolle übernimmt
Situation (Situation)	Frau Siebert kam gestern über die Ambulanz zu Ihnen auf die Chirurgie. Aufgrund massiver Bauchschmerzen wurde sie in der Ambulanz vorstellig. Das CT ergab einen mechanischen Ileus, der noch am selben Tag akut operativ versorgt werden musste (Hemikolektomie rechts). Die Nacht verbrachte sie auf der Intensivstation, heute wird sie auf die normale Bettenstation überstellt.
Background (Hintergrund)	Seit 4 Monaten leidet sie an Appetitmangel und muss sich immer wieder zum Essen zwingen. Wenn sie isst, dann nur wenig leichte Vollkost, da diese leicht verträglich ist. Sie glaubt, sie hat an Gewicht verloren. Sie fühlt sich auch sehr müde und schlapp und kommt zu Hause nicht mehr alleine zurecht. Sie besuchte den Hausarzt vor einem Monat zur Abklärung der Symptome. Vor zwei Wochen erhielt Frau Siebert die Diagnose Kolonkarzinom. Sie ist zurzeit maßlos überfordert, die Gedanken kreisen und sie schläft sehr schlecht. Sie hat seit 7 Tagen keinen Stuhl mehr abgesetzt und wurde gestern akut in die chirurgische Ambulanz überstellt.
Assessment (Bewertung, Einschätzung)	Frau Siebert kommt gerade von der Intensivstation auf die chirurgische Station zurück. Der Krankentransport gibt den DGKP Bescheid, dass die Patientin zurück ist. Laut Übergabe ist sie ansprechbar, der Verband leicht durchgeblutet, die VZ im Normbereich, Schmerzen NRS 8, hierfür hat sie einen Schmerzperfusor erhalten. Dieser läuft über die periphere Venenverweilkanüle.
Recommendation (Maßnahmen)	Sie befinden sich im Praktikum auf der chirurgischen Station und werden von der diensthabenden DGKP gebeten, die Patientin zu übernehmen und den Schmerzperfusor zu wechseln.
Medical History (Med. Vorgeschichte)	• Akutes Abdomen, mechanischer Ileus • Kolonkarzinom
Nursing Diagnosis (Pflegediagnose)	• Schmerz akut • Rollenüberlastung • Angst

Scenario Progression Outline

(Szenarienverlauf)

Timing (approx.) (Zeitl. Planung)	**Mannequin/SP Actions** (Aktivitäten durch Simulator*in, Patient*in)	**Expected Interventions** (Erwartete Interventionen durch Auszubildende)	**May Use the Following Cues** (Hinweise/Life Saver)
Einstieg	• Patientin liegt mit geschlossenen Augen im Bett, Perfusor leer und piepsend. • Patientin äußert, dass sie sehr starke Schmerzen hat.	• Korrekt betreten (anklopfen) • Patientin begrüßen • Vorstellen • Händedesinfektion vor Patientenkontakt • Patienteninformation über das Prozedere • Patientenidentifikation durchführen	• Patientin bittet um rasche Schmerzmittelgabe: „Ich halte das nicht mehr aus!"

Durchführung Maßnahme/n	• Patientin gibt NRS 8 an. • „Brauche ich zwei Venenwege?" • „Der Venenweg tut mir weh!"	• Schmerzsituation erfragen • Medikamentenkontrolle • Vorbereitung der Medikation • 6-R-Regeln vor dem Perfusorwechel • Kontrolle der PVK • Entfernen der geröteten PVK • Durchführung des Perfusorwechsels	**Hinweis von Simulator*in:** • „... fragte mich beim letzten Mal nach einer Zahl."
Nachbereitung/Ausstieg/Verabschiedung		• Dokumentation der durchgeführten Maßnahme • Patientin auffordern, sich bei Bedarf zu melden • Hinweis zur Erhebung der Schmerzintensität in rund 15 Minuten geben	
Szenarienende	Szenario ist beendet, wenn der Wechsel der Perfusorspritze erfolgte, die Materialien entsorgt sowie die Dokumentation durchgeführt wurden.		

Debriefing/Guided Reflection

(Nachbesprechung, geleitete Reflexion)

Note to Faculty

(Hinweis für Lehrpersonal und Trainer*innen)

Themes for this Scenario

(Debriefingthemen für dieses Szenario)

- Umgang mit Medizinprodukten wie dem Perfusor
- Medikamentenmanagement
- Schmerzerhebung
- Patientenkommunikation

Guided Debriefing Tool

(Leitfaden für die Nachbesprechung)

Die NLN hat ein Guided Debriefing Tool entwickelt, um eine Struktur zu schaffen, anhand derer Moderator*innen objektive Notizen über das Verhalten der Lernenden in der Simulation in direktem Zusammenhang mit den Lernergebnissen machen können. Laden Sie das NLN Guided Debriefing Tool hier herunter: https://www.nln.org/docs/default-source/uploadedfiles/professional-development-programs/sirc/guided-debriefing-tool.docx?sfvrsn=f659d27e_3

4.17 Pflegeanamnese

Allgemeine Informationen			
Date (Datum)		**Student Level** (Ausbildungsjahr)	Erstes Ausbildungsjahr
Discipline (Studiengang)	Gesundheits- und Krankenpflege	**Guided Reflection Time** (Debriefingdauer)	60 Minuten
Expected Simulation Run Time (Simulationsdauer)	20 Minuten	**Location for Reflection** (Ort des Debriefing)	Debriefingraum
Location (Ort der Simulation)	Skills Labs Pflege		

Brief Description of Patient (Patientendaten)			
Name (Name)	Andreas Sonnwend	**Pronouns** (Pronomen)	Nicht relevant
Date of Birth (Geburtsdatum)	17.01.1968	**Age** (Alter)	57
Sex Assigned at Birth (Geschlecht bei Geburt)	Männlich	**Gender Identity** (Geschlechtsidentität)	Männlich
Sexual Orientation (sexuelle Orientierung)	Nicht relevant	**Marital Status** (Familienstand)	Verheiratet
Weight (Körpergewicht)	95 kg	**Height** (Körpergröße)	175 cm
Racial Group (kultureller Hintergrund)	Nicht relevant	**Language** (Sprache)	Deutsch
Employment Status (Beschäftigungsstatus)	Klempner in Rente	**Religion** (Religionszugehörigkeit)	Röm. Kath.
Veteran Status	Nicht relevant	**Insurance Status** (Versicherungsstatus)	ÖGK und Zusatzversicherung
Support Person (An- und Zugehörige*r)	Gattin Maureen Sonnwend	**Support Phone** (Telefonnr. Angehörige*r)	0650 8695 742
Allergies (Allergien)	Penicillin	**Immunisations** (Impfungen)	Nicht bekannt
Attending Provider/ Team (Hausärzt*in, häusliche Pflege)	Hausarzt Dr. Christian Münch	**Sonstiges**	
Past Medical History (Med. Vorgeschichte)	COPD Grad I, St. p. Apoplex mit Hemiparese rechts, primäre Hypertonie		
History of Present Illness (aktuelle Krankengeschichte)	Verdacht auf Covidinfektion		
Social History (sozialer Hintergrund)	Verheiratet, zwei Töchter, Reihenhaus mit Garten		
Surgeries/Procedures & Dates (Operationen mit Datum)	Covidtest durchgeführt, Schutzisolation angeordnet		

Psychomotor Skills Required of Participants Prior to Simulation

(Psychomotorische Fähigkeiten, welche die Teilnehmenden vor der Simulation beherrschen müssen)

- Erhebung der Vitalparameter
- Positionierungen bei Hemiparese
- Beurteilung der Atemveränderungen
- Kommunikationsstrategien mit Patient*innen mit Atemnot
- Einhaltung hygienischer Standards bei Isolationen
- Pflegeanamnese erheben

Cognitive Activities Required of Participants Prior to Simulation

(Kognitive Aktivitäten, welche die Teilnehmenden vor der Simulation absolvieren müssen)

- Theoretische Inhalte zum Kreislaufsystem und zur Atmung
- Theoretische Inhalte zum Pflegeprozess
- Theorie zur Kommunikation mit Menschen mit Angst und Atemnot
- Theoretische Inhalte zu unterschiedlichen Isolationsmöglichkeiten
- Theoretische Inhalte zu Positionierungen

Simulation Learning Objectives

(Lernziele der Simulation)

General Objectives

(Allgemeine Ziele, welche durch die Simulation gefördert werden. Nicht jede Simulation wird alle angeführten Ziele beinhalten. Sobald die Auszubildenden ein Ziel erreicht haben, geht es darum, diese Kompetenzen beizubehalten.)

1. Befolgen Sie die Standardvorkehrungen.
2. Wenden Sie Strategien an, um das Risiko einer Schädigung des/der Patient*in zu verringern.
3. Führen Sie auf organisierte und systematische Weise Bewertungen durch, die für die Pflege des/der Patient*in angemessen sind.
4. Führen Sie auf der Grundlage der Bewertung und der klinischen Daten vorrangige Pflegemaßnahmen durch.
5. Bewerten Sie den Zustand des/der Patient*in nach den Pflegeinterventionen erneut und überwachen Sie diesen.
6. Kommunizieren Sie mit dem/der Patient*in und den Angehörigen auf eine Weise, die Fürsorge vermittelt, kulturelles Bewusstsein widerspiegelt und psychosoziale Bedürfnisse berücksichtigt.
7. Kommunizieren Sie mit anderen Mitgliedern des Gesundheitsteams auf angemessene, zeitnahe, organisierte und patientenspezifische Weise.
8. Treffen Sie klinische Beurteilungen und Entscheidungen, die evidenzbasiert sind.
9. Arbeiten Sie innerhalb des Pflege- und Betreuungsbereichs
10. Zeigen Sie Kenntnisse über rechtliche und ethische Verpflichtungen.

1. Practice standard precautions.
2. Employ strategies to reduce risk of harm to the patient.
3. Conduct assessments appropriate for care of patient in an organized and systematic manner.
4. Perform priority nursing actions based on assessment and clinical data.
5. Reassess/monitor patient status following nursing interventions.
6. Communicate with patient and family in a manner that illustrates caring, reflects cultural awareness, and addresses psychosocial needs.
7. Communicate appropriately with other health care team members in a timely, organized, patient-specific manner.
8. Make clinical judgments and decisions that are evidence-based.
9. Practice within nursing scope of practice.
10. Demonstrate knowledge of legal and ethical obligations.

Simulation Scenario Objectives

(3–4 konkrete Ziele des vorliegenden Simulationsszenarios)

1. Die Auszubildenden erheben und dokumentieren Vitalzeichen.
2. Die Auszubildenden führen eine strukturierte Pflegeanamnese unter Berücksichtigung der bestehenden Diagnosen (COPD, Hemiparese) durch.
3. Die Auszubildenden setzen geeignete pflegerische Interventionen im Rahmen der Schutzisolation.

Faculty Reference

(Referenzen, Richtlinien, Leitlinien, Fachliteratur ... welche für das Szenario verwendet werden)

- Pflegespezifische Fachbücher (z. B. Pflege Heute, Pflegetechniken, Pflege konkret)
- Schraut, V. (2023). *Aufbauwissen Pflege. Kommunikation und Beratung.*
- Personenzentrierte Gesprächsführung nach Carl Rogers

Setting/Environment

(Simulationsumgebung)

☐ **Emergency Department** (Notfallaufnahme) ☐ **Medical-Surgical Unit** (Chirurgische Station) ☐ **Pediatric Unit** (Pädiatrie) ☐ **Maternity Unit** (Geburtshilfe) ☐ **Behavioral Health Unit** (Psychiatrische Station)	☐ **ICU** (Intensivstation) ☐ **OR/PACU** (OP oder Aufwachraum) ☐ **Rehabilitation Unit** (Rehabilitation) ☐ **Home** (zu Hause) ☐ **Outpatient Clinic** (extramuraler Bereich) ☑ **Other** (Andere): Internistische Abteilung

Equipment/Supplies

(Ausrüstung/Hilfsmittel: Wählen Sie alle aus, die auf das vorliegende Szenario zutreffen)

Simulated Patient/Mannequin(s) needed (erforderliche simulierte Patient*in/Mannequin):	Schauspielpatient
Recommended Mode for Simulator (empfohlener Modus für den Simulator, z. B. manuell, programmiert etc.):	Nicht relevant
Other Props & Moulage (andere Requisiten und Moulage):	Nicht relevant

Equipment Attached to Mannequin/Simulated Patient (Ausrüstung an Patient*in/Simulator):

- ☐ i. v. Zugang linker UA
- ☐ FFP-Maske aufsetzen
- ☐ Patiententasche mit persönlichen Gegenständen (Wäsche, Bücher, Kosmetikartikel, Smartphone, Geldbeutel ...)
- ☐ Einzelzimmer (Isolation)

Other Essential Equipment (weitere wesentliche Materialien):

- ☐ Patientenakte/-kurve, leerer Anamnesebogen, Anordnung Labor, Anordnung Covidtest
- ☐ Etiketten für Fieberthermometer
- ☐ Patientenetiketten und PIDA Leer

Medications and Fluids (Medikamente und Flüssigkeiten):

- ☐ orale Medikation: Mucobene 600 mg 1-0-1
- ☐ orale Medikation: Lisinopril 1-0-0
- ☐ s. c. Medikation: Lovenox 40 mg 1-0-0
- ☐ Inhalation: Combivent 3x tgl. 1-1-1
- ☐ Sauerstoff 2 l/min per Sauerstoffbrille bei Atemnot

Equipment Available in Room (Ausrüstung im Zimmer):

- ☐ Pflegewagen mit ausreichend Wäsche, Pflegeutensilien (Waschlappen, Handtücher, Pflegelotion, Waschschüssel ...)
- ☐ Händedesinfektionsmittel
- ☐ Separater Abwurf Wäsche und Müll (Isolierzimmer)
- ☐ FFP-Masken
- ☐ Persönliche Schutzausrüstung (Mantel/Haube/Brille ...)
- ☐ Becher/Tasse
- ☐ Thermoskanne/Krug
- ☐ RR-Manschette
- ☐ Stethoskop
- ☐ Fieberthermometer
- ☐ Rufglocke beim Bett
- ☐ Nachtkästchen
- ☐ Bettkärtchen
- ☐ Telefon mit Rufnummern zur diensthabenden Pflege bzw. diensthabenden Ärztin
- ☐ Flächendesinfektion
- ☐ Sterile und unsterile Handschuhe in unterschiedlichen Größen
- ☐ Verbandswagen gefüllt
- ☐ Sauerstoffanschluss, Aquapack und Sauerstoffmasken und -brillen
- ☐ Inhalationsgerät
- ☐ Einmalschürzen
- ☐ Abwurf
- ☐ Bild für die Türe – Angehörige bitte bei Station melden, bevor sie das Zimmer betreten
- ☐ Tisch und Stühle

Roles

(Rollen)

- ☐ **Nurse 1** (Pflegeperson 1): Auszubildende*r 1
- ☐ **Nurse 2** (Pflegeperson 2): Auszubildende*r 2
- ☐ **Nurse 3** (Pflegeperson 3):
- ☐ **Provider** (Ärzt*in): Lehrende*r 1
- ☐ **Other Healthcare professionals** (Sonstige Gesundheitsberufe):
- ☐ **Observer** (Beobachter*innen): restliche Gruppe
- ☐ **Standardized Patient** (Schauspielpatient*in): Schauspieler
- ☐ **Teacher** (Lehrende*r):
- ☐ **Patient** (Patient*in): Lehrende*r 2 gibt Anweisungen für den SP

Guidelines/Information Related to Roles

(Information zu den Rollen: Vorab festlegen, wer welche Rolle übernimmt und für was verantwortlich ist. Informationen zu den Verhaltensweisen, Emotionalitäten etc. werden klar kommuniziert.)

Pflegeperson 1	Übernimmt die Hauptaufgabe zur Patientenaufnahme und erhebt die Pflegeanamnese
Pflegeperson 2	Übernimmt die Rolle der Assistenz, räumt die Tasche des Patienten aus und führt im Anschluss die Vitalzeichenkontrolle durch
Pflegeperson 3	
Ärzt*in	Reagiert bei Anruf entsprechend der Anfrage, gibt Anweisung zur weiteren pflegerischen und medizinischen Versorgung
Beobachter*innen	Aktive Beobachtung von: • Kommunikation mit dem Patienten und im Team • Hygienischer Arbeitsweise • Fachlicher Handlungsempfehlung zur Informationssammlung und Erstellung der Pflegeanamnese
Lehrende*r	
Patient	• Ist orientiert und wach • Kennwort: Hasi25 • Telefonnummer Maureen: 0650 8695 742 **Sozialanamnese** • Verheiratet, zwei Töchter • Wohnt mit der Gattin gemeinsam in einem Reihenhaus mit Garten • Kümmert sich gerne um den Garten • Herr Sonnwend wird schnell müde, möchte aber seine Frau unterstützen • Schlafen ► kann nicht so gut schlafen wegen des Hustens, er muss sich ständig aufsetzen, kann sich aber mit der rechten Hand nicht unterstützen, wacht immer wieder auf • Bewegung ► rechte Körperseite gelähmt, kann aber mit Gehstock gehen • Sich Sauberhalten und Kleiden ► braucht Hilfe beim An- und Auskleiden sowie bei der Körperpflege, rechte Körperhälfte und Rücken müssen von einer anderen Person gewaschen werden, Socken und Hosen anziehen geht nicht alleine, macht zu Hause die Gattin • Essen und Trinken ► das Essen muss vorbereitet werden, kann aber selbstständig eingenommen werden, OK- und UK-Prothesen sitzen gut und werden täglich getragen; Patient trinkt gerne Tee und Wasser, manchmal ein kleines Bier zum Essen • Ausscheidung ► stuhl- und harnkontinent, Stuhlgang täglich; letzter Stuhlgang heute • Körpertemperatur Regulieren ► derzeit Fieber mit 38 °C • Atmen ► starker Husten mit Auswurf, Abhusten fällt schwer, Schmerzen im Thoraxbereich, Raucher – 1 Packung am Tag • Für eine sichere Umgebung sorgen ► hat gutes Schuhwerk an, Gehstock als Unterstützung, kein Schwindel, kein Sturz in letzter Zeit, gangsicher • Arbeiten und Spielen ► War Klempner und ist in Rente aufgrund des Insultes vor 3 Jahren; arbeitet gerne im Garten, ist aber schnell erschöpft und liest gerne, genießt das Leben bei einer guten Zigarette • Kommunikation ► uneingeschränkt möglich, kann sich mitteilen, hat eine Lesebrille • Rollenwahrnehmung ► fühlt sich nutzlos, da er seiner Frau nicht mehr so zur Hand gehen kann, wie er es möchte, da er sehr schnell außer Atem kommt und dann eine Pause braucht • Sterben/derzeitige Lebenssituation ► nicht erhoben, da der Patient das Thema Tod nicht ansprechen möchte

Pre-Briefing/Briefing (Vorbesprechung)

(Vor dem Szenario benötigen die Teilnehmenden ein Pre-Briefing/Briefing. Während dieser Zeit sollten die Vortragenden einen sicheren Rahmen für das Lernen schaffen, den Fiktionsvertrag und die Vertraulichkeit besprechen und die Teilnehmer*innen mit der Umgebung, den Rollen, der Zeiteinteilung und den Zielen vertraut machen.)

Vorbereitung	◦ Begrüßung der Teilnehmer*innen und für ein positives Lernklima sorgen ◦ Wiederholen der vorab mitgeteilten Themenkomplexe, welche in der Simulation vorkommen könnten (Brainstorming) ◦ Erwartungen klären und Grundregeln festlegen
Fiktionsvertrag	◦ Einlassen auf nicht reale Situationen, welche im Simulationstraining vorkommen, wie z. B. die Mimik des/der Patient*in oder mangelnde Anzeichen von Schweiß oder Hautveränderungen ◦ Stärken und Schwächen des Simulators darstellen ◦ Teilnehmer*innen bitten, in der Simulationsumgebung so zu handeln, wie sie es in der Praxis tun würden ◦ Erklären, dass Instruktionen und Teilnehmer*innen gemeinsam Sorge tragen müssen, dass eine effektive Simulationsatmosphäre herrscht
Vertraulichkeit	◦ Bedeutung der Vertraulichkeit im Rahmen der Simulation besprechen – **Las Vegas Prinzip** ► „Was in Vegas passiert, bleibt in Vegas."
Familiarisation/ Einarbeitung	◦ Orientierung schaffen • Raum zeigen, Ausrüstung und Simulator vorstellen • Einschränkungen besprechen (Fiktionsvertrag) • Zweck und Ziel der Simulation klären • Rollen zuweisen ► klären, wer den aktiven Part in der Simulation übernimmt (freiwillig, ausgewählt, reihum ...); Wer ist wer? Wer sind die anderen? Wo wird jede*r eingesetzt? • Technikcheck ► Überprüfen der technischen Gegebenheiten – Tonqualität, Übertragung ... ◦ Fallvorstellung ◦ Hintergrund zum Fall (aktueller realistischer Fall) ◦ Patientenakte vorbereiten
Sichere Lernumgebung schaffen	◦ Wiederholen, dass davon ausgegangen wird, dass jede*r Einzelne von uns sein Bestes gibt. ◦ Auf wertschätzende Kommunikation achten. ◦ Fehlerkultur besprechen ► Ein Training ohne Fehler ist kein Training. • Der Fehler ist erwünscht und in Ordnung. • Fehler sind Freunde, welche das Handlungspotenzial fördern. • Es geht nicht darum, herauszufinden, wer an etwas schuld ist ► im Interesse steht, wie eine Situation im Kontext entsteht und welche Gedanken sich Beteiligte machen. ◦ Vorteile der Lernmethode = wie Lernen am eigenen Wissensstand. ◦ Wir glauben, dass jede Teilnehmerin intelligent ist, fähig in dem, was sie tut, ihr Bestes gibt und sich verbessern möchte. ◦ Teilnehmende können aus ihrer Komfortzone herausgehen, sich ganz auf die Diskussion und Reflexion einlassen.
Ziele der Simulation	◦ Zweck des Trainings, ohne auf die bevorstehenden Szenarien einzugehen. ◦ Den zeitlichen und organisatorischen Ablauf des Trainings besprechen. ◦ Teilnehmer*innen informieren, dass es KEINE Bewertung gibt.

Report Students Will Receive Before Simulation

(Informationen für die Auszubildenden vor der Simulation nach dem SBAR-Format)

Time (Zeit)	5 Minuten
Person providing report (welche Person übergibt die Informationen)	Lehrende*r
Situation (Situation)	Herr Sonnwend kommt von der Ambulanz auf die interne Aufnahmestation wegen starkem Husten, gelblichem Auswurf, Gelenksschmerzen und Fieber bei bestehender COPD. Die Atemnot hat stark zugenommen. Der diensthabende Arzt Dr. Peters hat ihn mit der Verdachtsdiagnose Covid aufgenommen.
Background (Hintergrund)	Herr Sonnwend ist leidenschaftlicher Raucher und genießt seinen Tabak gerne in seinem Hängesessel im Garten. Das sind für ihn die wohlverdienten Entspannungsmomente nach getaner Gartenarbeit. Seit ein paar Tagen hat er zunehmend mit Atemnot sowie einem starken, produktiven Auswurf zu kämpfen. Er hat Schmerzen beim Atmen und seit gestern Nachmittag hat er auch Fieber und Gelenksschmerzen. Sein Hausarzt hat ihn auf die Ambulanz geschickt.
Assessment (Bewertung, Einschätzung)	Herr Sonnwend wird gerade vom Krankentransport von der Ambulanz sitzend in sein Zimmer gebracht. Er hat eine schwere Tasche mit und hat sichtlich Probleme mit der Atmung.
Recommendation (Maßnahmen)	Sie befinden sich im Praktikum auf der Station und werden von der DGKP gebeten, bei Herrn Sonnwend die Vitalzeichen zu ermitteln und die Pflegeanamnese durchzuführen.
Medical history (Med. Vorgeschichte)	• COPD (Schweregrad I) • St. p. Schlaganfall mit Hemiparese rechte • primäre Hypertonie
Nursing Diagnosis (Pflegediagnose)	Noch keine erstellt

Scenario Progression Outline

(Szenarienverlauf)

Timing (approx.) (Zeitl. Planung)	**Mannequin/SP Actions** (Aktivitäten durch Simulator*in, Patient*in)	**Expected Interventions** (Erwartete Interventionen durch Auszubildende)	**May Use the Following Cues** (Hinweise/Life Saver)
Einstieg	• Patient sitzt am Bett wurde gerade vom Krankentransport ins Zimmer gebracht • Patient hustet stark und atmet schwer und oberflächlich • „Der Arzt hat gesagt, ich bekomme ein Zimmer für mich allein und da darf niemand rein." • Patient hat die Maske unten, da er schwer Luft bekommt	• In der Schleuse die persönliche Schutzausrüstung anziehen • Korrekt betreten • Patient begrüßen • Vorstellen • Händedesinfektion vor Patientenkontakt • Patientenidentifikation durchführen • Den Patienten darauf hinweisen, die Maske zu tragen, wenn wer im Zimmer ist, und erklären warum • Information über das weitere Prozedere und Aufklärung zur Isolation	

Durchführung Maßnahme/n	• „Darf mich meine Familie besuchen kommen?" • „Darf ich rausgehen?" • „Wie lange muss ich „eingesperrt" bleiben?" • Husten nimmt zu – er hat kein Taschentuch	• Vitalzeichenerhebung • Ergonomisches Arbeiten • Erheben der Vitalparameter • Erkennen, dass Sauerstoff nötig ist, und Nasensonde anlegen **Aufnahme:** • PIDA anlegen • Bettkärtchen anbringen • Durchführung der Pflegeanamnese	• Atmung wird schwerer und schneller, wenn die Pflege keinen Sauerstoff gibt • Patient äußert, schwer Luft zu bekommen • Er ergänzt, dass er O_2 haben kann, da der Doktor in der Ambulanz darüber gesprochen hat. **Verlauf Pflegeanamnese:** • Patient gibt offene und ausschweifende Antworten, wenn das Gespräch auf Augenhöhe und emphatisch stattfindet und er bequem sitzt • Sonst eher kurze und knappe Antworten
Nachbereitung/ Ausstieg/ Verabschiedung		• Fachgerechte Ver- und Entsorgung der verwendeten Materialien • Rufglocke in Reichweite • Patient auffordern, sich bei Bedarf zu melden • Getränk reichen • Schutzkleidung beim Verlassen des Zimmers ablegen • Händedesinfektion	
Szenarienende	Szenario ist beendet, wenn die Pflegeanamnese erhoben und die Vitalzeichenkontrolle durchgeführt wurde.		

Debriefing/Guided Reflection

(Nachbesprechung, geleitete Reflexion)

Note to Faculty

(Hinweis für Lehrpersonal und Trainer*innen)

Themes for this Scenario

(Debriefingthemen für dieses Szenario)

- Durchführung der Pflegeanamnese
- Durchführung der Vitalzeichenerhebung
- Arbeitsaufteilung und Kommunikation im Team
- Hygienemaßnahmen im Rahmen der Schutzisolation

Guided Debriefing Tool

(Leitfaden für die Nachbesprechung)

Die NLN hat ein Guided Debriefing Tool entwickelt, um eine Struktur zu schaffen, anhand derer Moderator*innen objektive Notizen über das Verhalten der Lernenden in der Simulation in direktem Zusammenhang mit den Lernergebnissen machen können. Laden Sie das NLN Guided Debriefing Tool hier herunter: https://www.nln.org/docs/default-source/uploadedfiles/professional-development-programs/sirc/guided-debriefing-tool.docx?sfvrsn=f659d27e_3

4.18 Spezielle Mundpflege

Allgemeine Informationen			
Date (Datum)		**Student Level** (Ausbildungsjahr)	Erstes Ausbildungsjahr
Discipline (Studiengang)	Gesundheits- und Krankenpflege	**Guided Reflection Time** (Debriefingdauer)	30 Minuten
Expected Simulation Run Time (Simulationsdauer)	15 Minuten	**Location for Reflection** (Ort des Debriefing)	Debriefingraum
Location (Ort der Simulation)	Skills Labs Pflege		

Brief Description of Patient (Patientendaten)			
Name (Name)	Hilde Gruber	**Pronouns** (Pronomen)	Nicht relevant
Date of Birth (Geburtsdatum)	20.12.1939	**Age** (Alter)	86
Sex Assigned at Birth (Geschlecht bei Geburt)	Weiblich	**Gender Identity** (Geschlechtsidentität)	Weiblich
Sexual Orientation (sexuelle Orientierung)	Nicht relevant	**Marital Status** (Familienstand)	Verheiratet
Weight (Körpergewicht)	65 kg	**Height** (Körpergröße)	175 cm
Racial Group (kultureller Hintergrund)	Nicht relevant	**Language** (Sprache)	Deutsch
Employment Status (Beschäftigungsstatus)	Pensionistin	**Religion** (Religionszugehörigkeit)	Röm. Kath.
Veteran Status	Nicht relevant	**Insurance Status** (Versicherungsstatus)	VAEB
Support Person (An- und Zugehörige*r)	Gatte Anton Gruber	**Support Phone** (Telefonnr. Angehörige*r)	0660 3289 984
Allergies (Allergien)	Keine	**Immunisations** (Impfungen)	Nicht bekannt
Attending Provider/ Team (Hausärzt*in, häusliche Pflege)	Hausarzt Dr. Rudolf Minze	**Sonstiges**	

Past Medical History (Med. Vorgeschichte)	Mangelernährung	
History of Present Illness (aktuelle Krankengeschichte)	Fieberhafter broncho-pulmonaler Infekt	
Social History (sozialer Hintergrund)	Lebt mit dem Gatten im Seniorenheim, gesundheitlich geht es beiden gut, Einzug ins Heim, da zu Hause Garten und Hof zu groß wurden, Übernahme des Hofs durch die Kinder, guter Kontakt	
Surgeries/Procedures & Dates (Operationen mit Datum)	Start mit antibiotischer Therapie und Flüssigkeitssubstitution	

Psychomotor Skills Required of Participants Prior to Simulation

(Psychomotorische Fähigkeiten, welche die Teilnehmenden vor der Simulation beherrschen müssen)

- Vitalparameter erheben (Blutdruck, Puls, Temperatur, Sauerstoffsättigung)
- Durchführung fachgerechter Mundpflege
- Kommunikation mit älteren Patient*innen

Cognitive Activities Required of Participants Prior to Simulation

(Kognitive Aktivitäten, welche die Teilnehmenden vor der Simulation absolvieren müssen)

- Grundlagen von Atmung und Vitalzeichen
- Theoretische Inhalte zur Dehydratation
- Grundlegende Kenntnisse zu bronchopulmonalen Infekten und deren pflegerischer Betreuung
- Theoretische Inhalte zur Mundpflege
- Theoretische Inhalte zur patientenzentrierten Kommunikation

Simulation Learning Objectives

(Lernziele der Simulation)

General Objectives

(Allgemeine Ziele, welche durch die Simulation gefördert werden. Nicht jede Simulation wird alle angeführten Ziele beinhalten. Sobald die Auszubildenden ein Ziel erreicht haben, geht es darum, diese Kompetenzen beizubehalten.)

1. Befolgen Sie die Standardvorkehrungen.
2. Wenden Sie Strategien an, um das Risiko einer Schädigung des/der Patient*in zu verringern.
3. Führen Sie auf organisierte und systematische Weise Bewertungen durch, die für die Pflege des/der Patient*in angemessen sind.

4. Führen Sie auf der Grundlage der Bewertung und der klinischen Daten vorrangige Pflegemaßnahmen durch.
5. Bewerten Sie den Zustand des/der Patient*in nach den Pflegeinterventionen erneut und überwachen Sie diesen.
6. Kommunizieren Sie mit dem/der Patient*in und den Angehörigen auf eine Weise, die Fürsorge vermittelt, kulturelles Bewusstsein widerspiegelt und psychosoziale Bedürfnisse berücksichtigt.
7. Kommunizieren Sie mit anderen Mitgliedern des Gesundheitsteams auf angemessene, zeitnahe, organisierte und patientenspezifische Weise.
8. Treffen Sie klinische Beurteilungen und Entscheidungen, die evidenzbasiert sind.
9. Arbeiten Sie innerhalb des Pflege- und Betreuungsbereichs.
10. Zeigen Sie Kenntnisse über rechtliche und ethische Verpflichtungen.

1. Practice standard precautions.
2. Employ strategies to reduce risk of harm to the patient.
3. Conduct assessments appropriate for care of patient in an organized and systematic manner.
4. Perform priority nursing actions based on assessment and clinical data.
5. Reassess/monitor patient status following nursing interventions.
6. Communicate with patient and family in a manner that illustrates caring, reflects cultural awareness, and addresses psychosocial needs.
7. Communicate appropriately with other health care team members in a timely, organized, patient-specific manner.
8. Make clinical judgments and decisions that are evidence-based.
9. Practice within nursing scope of practice.
10. Demonstrate knowledge of legal and ethical obligations.

Simulation Scenario Objectives

(3–4 konkrete Ziele des vorliegenden Simulationsszenarios)

1. Die Auszubildenden erheben die Vitalzeichen, interpretieren die Werte im klinischen Kontext und leiten pflegerische Maßnahmen ab.
2. Die Auszubildenden bewerten den Zustand der Mundschleimhaut, erkennen Veränderungen und begründen pflegerische Interventionen.
3. Die Auszubildenden setzen Maßnahmen zur ausreichenden Flüssigkeitszufuhr und führen eine spezielle Mundpflege durch.

Faculty Reference

(Referenzen, Richtlinien, Leitlinien, Fachliteratur ... welche für das Szenario verwendet werden)

- DNQP Expertenstandard Förderung der Mundgesundheit in der Pflege
- Sirsch, E., Ludwig, E., Müller, K., Blumenberger, P., Nitschke, I. & Büscher Andreas (2022). Förderung der Mundgesundheit in der Pflege – ein interprofessioneller Expertenstandard. *Zeitschrift für Gerontologie und Geriatrie,* 55, 204–209. https://doi.org/10.1007/s00391-022-02053-3
- Pflegespezifische Fachbücher (z. B. Pflegetechniken, Pflege Heute ...)

Setting/Environment

(Simulationsumgebung)

☐ **Emergency Department** (Notfallaufnahme) ☐ **Medical-Surgical Unit** (Chirurgische Station) ☐ **Pediatric Unit** (Pädiatrie) ☐ **Maternity Unit** (Geburtshilfe) ☐ **Behavioral Health Unit** (Psychiatrische Station)	☐ **ICU** (Intensivstation) ☐ **OR/PACU** (OP oder Aufwachraum) ☐ **Rehabilitation Unit** (Rehabilitation) ☐ **Home** (zu Hause) ☐ **Outpatient Clinic** (extramuraler Bereich) ☑ **Other** (Andere): Internistische Station

Equipment/Supplies

(Ausrüstung/Hilfsmittel: Wählen Sie alle aus, die auf das vorliegende Szenario zutreffen)

Simulated Patient/Mannequin(s) Needed (erforderliche simulierte Patient*in/Mannequin):	Weibliches Mannequin (z. B. Nursing Anne mit herausnehmbaren OK- und UK-Zahnprothesen)
Recommended Mode for Simulator (empfohlener Modus für den Simulator, z. B. manuell, programmiert etc.):	Manuelle Eingabe der Vitalwerte (Normbereich) AF 25 Atemzüge pro Minute Körpertemperatur 38,5 °C
Other Props & Moulage (andere Requisiten und Moulage):	Borken anbringen, Mundwinkel Einrisse abbilden
Equipment Attached to Mannequin/Simulated Patient (Ausrüstung an Patient*in/Simulator): ☐ Patientenidentifikationsarmband ☐ i. v. Zugang ☐ Sauerstoffbrille **Other Essential Equipment** (weitere wesentliche Materialien): ☐ Etiketten zur Beschriftung (Pulsoxymeter, Fieberthermometer) ☐ Fieberkurve/Krankengeschichte inklusive Labor, Pflegeanamnese ... **Medications and Fluids** (Medikation und Flüssigkeiten): ☐ orale Medikation: Effortil Tropfen 20 gtt 1-0-1 ☐ orale Medikation: Mucobene 600 mg 1-0-0 ☐ i. v. Medikation: Elomel Isoton 500 ml 1-0-1 ☐ Inhalation: NaCl 0,9 % 1-1-1 ☐ i. v. Medikation: Amoxicillin 250 mg 1-1-1 ☐ i. v. Medikation: Novalgin 1 g Kl/ad 100 ml NaCl 1-1-1-1 ☐ i. v. Medikation: Pantoprazol 20 mg 1-0-0	**Equipment Available in Room** (Ausrüstung im Zimmer): ☐ Bettpfanne ☐ Pflegewagen mit Materialien für die Mundpflege: sterile Tupfer, Gaze, Spatel (steril und unsteril), Mundwasser, Nierentasse, Zellstoff, Klemme, Polyswabs, Einmalbecher, Zahnbürste ☐ Sauerstoffanschluss mit Acuapack ☐ Händedesinfektionsmittel ☐ Taschenlampe ☐ Blutdruckmanschette ☐ Stethoskop ☐ Pulsoxymeter und Fieberthermometer ☐ Handschuhe in unterschiedlichen Größen ☐ Haut- und Schleimhautdesinfektionsmittel ☐ Sauerstoffanschluss ☐ Nachtkästchen mit Getränk und Zeitung ☐ Bettkärtchen ☐ Rufglocke in Reichweite ☐ Telefon mit Nummern von diensthabender Ärztin und DGKP ☐ Abwurf ☐ Einmalschürze ☐ Zahnprothesenbecher

Roles

(Rollen)

☐ **Nurse 1** (Pflegeperson 1): Auszubildende*r 1 ☐ **Nurse 2** (Pflegeperson 2): Auszubildende*r 2 ☐ **Nurse 3** (Pflegeperson 3): ☐ **Provider** (Ärzt*in): Lehrende*r 1 ☐ **Other Healthcare professionals** (Sonstige Gesundheitsberufe):	☐ **Observer** (Beobachter*innen): restliche Gruppe ☐ **Standardized Patient** (Schauspielpatient*in): ☐ **Teacher** (Lehrende*r): ☐ **Patient** (Patient*in): Lehrende*r 2

Guidelines/Information Related to Roles

(Information zu den Rollen: Vorab festlegen, wer welche Rolle übernimmt und für was verantwortlich ist. Informationen zu den Verhaltensweisen, Emotionalitäten etc. werden klar kommuniziert.)

Pflegeperson 1	Übernimmt die Kommunikationsrolle mit der Patientin und führt die Pflegedokumentation durch
Pflegeperson 2	Übernimmt die Hauptaufgabe der Durchführung der speziellen Mundpflege und informiert die Patientin
Ärzt*in	Reagiert bei Anruf entsprechend der Anfrage, gibt Anweisung zur weiteren pflegerischen und medizinischen Versorgung
Beobachter*innen	Aktive Beobachtung von: • Kommunikation mit der Patientin und im Team • Hygienischer Arbeitsweise • Fachlicher Handlungsempfehlung zur speziellen Mundpflege
Lehrende*r	
Patientin	• Wohnt mit Gatten im Seniorenheim in Spittal • Patientin war bei der Aufnahme zeitlich und persönlich desorientiert • Ein Kennwort wurde vereinbart: Lachen • Patientin kam zur Aufnahme liegend mit der Rettung • Tagesablauf wurde bekanntgegeben • Hilfsmittel: Brille und voller Zahnersatz • Schlafen ▸ derzeit hält sie der Husten nachts wach, sie ist sehr müde und schlapp • Bewegung ▸ Jones Grad 1; derzeit kraftlos aufgrund des Infektes, der Kreislauf ist schwach, Schwindel • Sich Sauberhalten und Kleiden ▸ Jones Grad 1; derzeit auf Hilfe angewiesen • Essen und Trinken ▸ Jones Grad 1; derzeit auf Hilfe angewiesen, aber der Gatte übernimmt • Ausscheidung ▸ Jones Grad 0; manchmal muss es schnell zur Toilette gehen, da sie es nicht halten kann, ist aber kontinent • Körpertemperatur Regulieren ▸ derzeit fieberhafter Infekt mit 38,5 °C • Atmen ▸ hat seit einigen Tagen vermehrten Auswurf grünlich-gelblich, AF erhöht und die Atmung ist anstrengend, benötigt derzeit Sauerstoff 2 Liter per Sauerstoffbrille • Sicherheit ▸ derzeit Kreislauf instabil und schwach • Arbeiten und Spielen ▸ keine Angaben; braucht den Gatten als Beistand • Kommunikation ▸ uneingeschränkt möglich • Rollenwahrnehmung ▸ nicht relevant • Sterben/derzeitige Lebenssituation ▸ nicht relevant

Pre-Briefing/Briefing (Vorbesprechung)

(Vor dem Szenario benötigen die Teilnehmer*innen ein Pre-Briefing/Briefing. Während dieser Zeit sollten die Vortragenden einen sicheren Rahmen für das Lernen schaffen, den Fiktionsvertrag und die Vertraulichkeit besprechen und die Teilnehmer*innen mit der Umgebung, den Rollen, der Zeiteinteilung und den Zielen vertraut machen.)

Vorbereitung	• Begrüßung der Teilnehmer*innen und für ein positives Lernklima sorgen • Wiederholen der vorab mitgeteilten Themenkomplexe, welche in der Simulation vorkommen könnten (Brainstorming) • Erwartungen klären und Grundregeln festlegen
Fiktionsvertrag	• Einlassen auf nicht reale Situationen, welche im Simulationstraining vorkommen, wie z. B. die Mimik des/der Patient*in oder mangelnde Anzeichen von Schweiß oder Hautveränderungen • Stärken und Schwächen des Simulators darstellen • Teilnehmer*innen bitten, in der Simulationsumgebung so zu handeln, wie sie es in der Praxis tun würden • Erklären, dass Instruktioren und Teilnehmer*innen gemeinsam Sorge tragen müssen, dass eine effektive Simulationsatmosphäre herrscht
Vertraulichkeit	• Bedeutung der Vertraulichkeit im Rahmen der Simulation besprechen – **Las Vegas Prinzip** ► „Was in Vegas passiert, bleibt in Vegas."

Familiarisation/ Einarbeitung	• Orientierung schaffen
	  ▪ Raum zeigen, Ausrüstung und Simulator vorstellen
	  ▪ Einschränkungen besprechen (Fiktionsvertrag)
	  ▪ Zweck und Ziel der Simulation klären
	  ▪ Rollen zuweisen ► klären, wer den aktiven Part in der Simulation übernimmt (freiwillig, ausgewählt, reihum ...); Wer ist wer? Wer sind die anderen? Wo wird wer eingesetzt?
	  ▪ Technikcheck ► Überprüfen der technischen Gegebenheiten – Tonqualität Übertragung ...
	• Fallvorstellung
	  ▪ Hintergrund zum Fall (aktueller realistischer Fall)
	  ▪ Patientenakte vorbereiten

Sichere Lernumgebung schaffen	• Wiederholen, dass davon ausgegangen wird, dass jede*r Einzelne sein Bestes gibt.
	• Auf wertschätzende Kommunikation achten.
	• Fehlerkultur besprechen ► Ein Training ohne Fehler ist kein Training.
	  ▪ Der Fehler ist erwünscht und in Ordnung.
	  ▪ Fehler sind Freunde, welche das Handlungspotenzial fördern.
	  ▪ Es geht nicht darum, herauszufinden, wer an etwas schuld ist ► im Interesse steht, wie eine Situation im Kontext entsteht und welche Gedanken sich Beteiligte machen.
	• Vorteile der Lernmethode = wie Lernen am eigenen Wissensstand.
	• Wir glauben, dass jede Teilnehmerin intelligent ist, fähig in dem, was sie tut, ihr Bestes gibt und sich verbessern möchte.
	• Teilnehmende können aus ihrer Komfortzone herausgehen, sich ganz auf die Diskussion und Reflexion einlassen.

Ziele der Simulation	• Zweck des Trainings, ohne auf die bevorstehenden Szenarien einzugehen. • Den zeitlichen und organisatorischen Ablauf des Trainings besprechen. • Teilnehmer*innen informieren, dass es KEINE Bewertung gibt.

Report Students Will Receive Before Simulation

(Informationen für die Auszubildenden vor der Simulation nach dem SBAR-Format)

Time (Zeit)	5 Minuten
Person providing report (welche Person übergibt die Informationen)	Lehrende*r, die/der die Patientenrolle übernimmt
Situation (Situation)	Frau Gruber kam heute über die Ambulanz auf die medizinische Aufnahmestation. Der Hausarzt hat Frau Gruber aus dem Heim eingewiesen, da sich ihr Zustand zunehmend verschlechterte. Die AF ist erhöht und die Körpertemperatur liegt bei 38,5 °C trotz fiebersenkender Medikation. Der Husten nahm in den letzten Tagen stark zu und der Auswurf ist grünlich-gelblich. Frau Gruber wurde soeben stationär aufgenommen. Laut Angaben des Heims isst und trinkt Frau Gruber seit einigen Tagen sehr wenig.
Background (Hintergrund)	Frau Gruber hat bis letzte Woche ein sehr selbstständiges Leben im Altenheim geführt. Sie gab an, sich letzte Woche beim Spazierengehen verkühlt zu haben. Der Husten kam bereits am folgenden Tag und Frau Gruber wirkte müde. Die Symptomatik nahm zu und der trockene Husten wurde zu einem produktiven Husten mit gelblich-grünlichem Auswurf. Der Husten hält sie und den Gatten nachts wach. Die Schmerzen beim Husten sind mittlerweile unerträglich. Seit Tagen hat sie auch Fieber und der AZ verschlechterte sich zunehmend, sodass sie kaum noch isst und trinkt. Sie bleibt den ganzen Tag im Bett und gibt an, kraftlos zu sein.
Assessment (Bewertung, Einschätzung)	Eine DGKP hat soeben die Pflegeanamnese durchgeführt und stellt fest, dass Frau Gruber zeitlich und zur Person desorientiert erscheint. Laut Übergabe vom Pflegeheim ist sie normalerweise in allen Ebenen orientiert. Frau Gruber kann aufgrund der allgemeinen Schwäche wenig aktiv mitwirken und ihr Mund ist sehr trocken. Ihre Lippen wirkten rissig, die Zunge erschien gerötet und leicht belegt, und sie äußerte gelegentlich ein brennendes Gefühl im Mund. Auch sprach sie etwas undeutlicher als gewohnt, was möglicherweise auf die mangelnde Feuchtigkeit im Mundraum zurückzuführen war.
Recommendation (Maßnahmen)	Sie sind im Praktikum und werden gebeteben, noch die Vitalzeichen der Patientin zu erheben sowie eine Kontrolle der Mundschleimhaut durchzuführen.
Medical history (Med. Vorgeschichte)	• Bronchopulmonaler Infekt • Schwächeanfall • Mangelernährung
Nursing Diagnosis (Pflegediagnose)	• Flüssigkeitsdefizit • Geschädigte Mundschleimhaut • Sturzgefahr

Scenario Progression Outline

(Szenarienverlauf)

Timing (approx.) (Zeitl. Planung)	Mannequin/SP Actions (Aktivitäten durch Simulator*in, Patient*in)	Expected Interventions (Erwartete Interventionen durch Auszubildende)	May Use the Following Cues (Hinweise/Life Saver)
Einstieg	• Patientin liegt im Bett mit Sauerstoffbrille, die sie heruntergenommen hat • Patientin äußert, wenig Luft zu bekommen • Ist in allen Ebenen orientiert	• Korrekt betreten (anklopfen) • Patientin begrüßen • Vorstellen • Patientenidentifikation • Maßnahme erklären, Patienteninformation • Orientierungskontrolle mit W-Fragen (zeitlich, persönlich, situativ und örtlich)	• **Hinweis von Simulator*in:** • Patientin bittet um OK-Hochlagerung • Fragt, wer das ist, wenn sich Studierende nicht vorstellen
Durchführung Maßnahme/n	• Patientin hustet immer wieder • Möchte ausspucken (Ziel: Nierentasse zu erhalten) • Patientin äußert, einen trockenen Mund zu haben	**Vitalzeichenerhebung:** • Erhebung der Parameter • Schmerzsituation erfragen • Fragen zum Husten stellen (Auswurf) **Inspektion der Mundschleimhaut:** • Materialien vorbereiten • Patienteninformation • Durchführung **Mundpflege:** • Vorbereiten der Materialien • Durchführung der speziellen Mundpflege • Patienteninformation zur Soor- und Parotitisprophylaxe	**Hinweis von Simulator*in:** • Patientin äußert, einen komischen Geschmack im Mund zu haben • „Gestern hat die Pflegerin das so gut gemacht, danach war im Mund vieles angenehmer." • Schmerzen im Mundwinkel
Nachbereitung/Ausstieg/Verabschiedung		• Dokumentation • Patientin auffordern, sich bei Bedarf zu melden • Nierentassen mit Zellstoff reichen • Getränk anbieten • Rufglocke in Reichweite platzieren	

Debriefing/Guided Reflection

(Nachbesprechung, geleitete Reflexion)

Note to Faculty

(Hinweis für Lehrpersonal und Trainer*innen)

Themes for this Scenario

(Debriefingthemen für dieses Szenario)

- Korrekte Durchführung der Vitalzeichenerhebung
- Erkennen von Dehydratationsanzeichen und adäquate pflegerische Maßnahmen
- Kommunikationsstrategien mit desorientierten Patient*innen
- Durchführung der Mundpflege

Guided Debriefing Tool
(Leitfaden für die Nachbesprechung)

Die NLN hat ein Guided Debriefing Tool entwickelt, um eine Struktur zu schaffen, anhand derer Moderator*innen objektive Notizen über das Verhalten der Lernenden in der Simulation in direktem Zusammenhang mit den Lernergebnissen machen können. Laden Sie das NLN Guided Debriefing Tool hier herunter: https://www.nln.org/docs/default-source/uploadedfiles/professional-development-programs/sirc/guided-debriefing-tool.docx?sfvrsn=f659d27e_3

4.19 Patientenübernahme von der Intensivstation

Allgemeine Informationen			
Date (Datum)		**Student Level** (Ausbildungsjahr)	Zweites Ausbildungsjahr
Discipline (Studiengang)	Gesundheits- und Krankenpflege	**Guided Reflection Time** (Debriefingdauer)	45 Minuten
Expected Simulation Run Time (Simulationsdauer)	15 Minuten	**Location for Reflection** (Ort des Debriefing)	Debriefingraum
Location (Ort der Simulation)	Skills Labs Pflege		

Brief Description of Patient (Patientendaten)			
Name (Name)	Max Bauer	**Pronouns** (Pronomen)	er/sein
Date of Birth (Geburtsdatum)	15.06.1995	**Age** (Alter)	23 Jahre
Sex Assigned at Birth (Geschlecht bei Geburt)	Männlich	**Gender Identity** (Geschlechtsidentität)	Männlich
Sexual Orientation (sexuelle Orientierung)	Nicht relevant	**Marital Status** (Familienstand)	Ledig
Weight (Körpergewicht)	78 kg	**Height** (Körpergröße)	180 cm
Racial Group (kultureller Hintergrund)	Nicht relevant	**Language** (Sprache)	Deutsch
Employment Status (Beschäftigungsstatus)	Student	**Religion** (Religionszugehörigkeit)	Keine Angabe
Veteran Status	Nicht relevant	**Insurance Status** (Versicherungsstatus)	Bei der Mutter mitversichert
Support Person (An- und Zugehörige*r)	Mutter Gabriele Bauer	**Support Phone** (Telefonnr. Angehörige*r)	0456 4592 358
Allergies (Allergien)	Penicillin	**Immunisations** (Impfungen)	Nicht bekannt

Attending Provider/ Team (Hausärzt*in, häusliche Pflege)	Hausarzt Dr. Armin Meier	**Sonstiges**	
Past Medical History (Med. Vorgeschichte)	Keine Vorerkrankungen		
History of Present Illness (aktuelle Krankengeschichte)	St. p. Messerattacke im Oberbauch		
Social History (sozialer Hintergrund)	Lebt in einer WG, Nichtraucher, gelegentlicher Alkoholkonsum		
Surgeries/Procedures & Dates (Operationen mit Datum)	Explorative Laparotomie mit Milzteilresektion und Lebernaht (OP vor 3 Tagen)		

Psychomotor Skills Required of Participants Prior to Simulation

(Psychomotorische Fähigkeiten, welche die Teilnehmenden vor der Simulation beherrschen müssen)

- Vitalzeichenkontrolle (Blutdruck, Herzfrequenz, Sauerstoffsättigung)
- Interpretation von Monitorparametern
- Dokumentation der Übergabe und ärztlicher Anordnungen
- Management postoperativer Drainagen
- Kommunikation nach dem SBAR-Format
- Kinästhetische Arbeitsweise

Cognitive Activities Required of Participants Prior to Simulation

(Kognitive Aktivitäten, welche die Teilnehmenden vor der Simulation absolvieren müssen)

- Grundlagen der postoperativen Patientenversorgung
- Umgang mit Monitorüberwachung
- Interdisziplinäre Kommunikation und Teamarbeit
- Postoperative Übernahme und Überwachung

Simulation Learning Objectives

(Lernziele der Simulation)

General Objectives

(Allgemeine Ziele, welche durch die Simulation gefördert werden. Nicht jede Simulation wird alle angeführten Ziele beinhalten. Sobald die Auszubildenden ein Ziel erreicht haben, geht es darum, diese Kompetenzen beizubehalten.)

1. Befolgen Sie die Standardvorkehrungen.
2. Wenden Sie Strategien an, um das Risiko einer Schädigung des/der Patient*in zu verringern.

3. Führen Sie auf organisierte und systematische Weise Bewertungen durch, die für die Pflege des/der Patient*in angemessen sind.
4. Führen Sie auf der Grundlage der Bewertung und der klinischen Daten vorrangige Pflegemaßnahmen durch.
5. Bewerten Sie den Zustand des/der Patient*in nach den Pflegeinterventionen erneut und überwachen Sie diesen.
6. Kommunizieren Sie mit dem/der Patient*in und den Angehörigen auf eine Weise, die Fürsorge vermittelt, kulturelles Bewusstsein widerspiegelt und psychosoziale Bedürfnisse berücksichtigt.
7. Kommunizieren Sie mit anderen Mitgliedern des Gesundheitsteams auf angemessene, zeitnahe, organisierte und patientenspezifische Weise.
8. Treffen Sie klinische Beurteilungen und Entscheidungen, die evidenzbasiert sind.
9. Arbeiten Sie innerhalb des Pflege- und Betreuungsbereichs.
10. Zeigen Sie Kenntnisse über rechtliche und ethische Verpflichtungen.

1. Practice standard precautions.
2. Employ strategies to reduce risk of harm to the patient.
3. Conduct assessments appropriate for care of patient in an organized and systematic manner.
4. Perform priority nursing actions based on assessment and clinical data.
5. Reassess/monitor patient status following nursing interventions.
6. Communicate with patient and family in a manner that illustrates caring, reflects cultural awareness, and addresses psychosocial needs.
7. Communicate appropriately with other health care team members in a timely, organized, patient-specific manner.
8. Make clinical judgments and decisions that are evidence-based.
9. Practice within nursing scope of practice.
10. Demonstrate knowledge of legal and ethical obligations.

Simulation Scenario Objectives

(Konkrete Ziele des vorliegenden Simulationsszenarios)

1. Die Auszubildenden gewährleisten die Patientensicherheit bei der strukturierten Übergabe von der Intensivstation auf die allgemeine Bettenstation.
2. Die Auszubildenden beurteilen den Zustand eines postoperativen Patienten und leiten pflegerische Maßnahmen ab.

Faculty Reference

(Referenzen, Richtlinien, Leitlinien, Fachliteratur ... welche für das Szenario verwendet werden)

- SBAR-Kommunikationsleitfaden
- Pflegefachspezifische Bücher (z. B. Pflege Heute, Pflege konkret, Pflegetechniken ...)

Setting/Environment
(Simulationsumgebung)

☐ **Emergency Department** (Notfallaufnahme) ☐ **Medical-Surgical Unit** (Chirurgische Station) ☐ **Pediatric Unit** (Pädiatrie) ☐ **Maternity Unit** (Geburtshilfe) ☐ **Behavioral Health Unit** (Psychiatrische Station)	☑ **ICU** (Intensivstation) ☐ **OR/PACU** (OP oder Aufwachraum) ☐ **Rehabilitation Unit** (Rehabilitation) ☐ **Home** (zu Hause) ☐ **Outpatient Clinic** (extramuraler Bereich) ☐ **Other** (Andere):

Equipment/Supplies
(Ausrüstung/Hilfsmittel: Wählen Sie alle aus, die auf das vorliegende Szenario zutreffen)

Simulated Patient/Mannequin(s) needed (erforderliche simulierte Patient*in/Mannequin):	Männliches Mannequin (z. B. Nursing Anne Simulator, Nursing Anne ...)
Recommended Mode for Simulator (empfohlener Modus für den Simulator, z. B. manuell, programmiert etc.):	Vitalzeichen im Normbereich
Other Props & Moulage (andere Requisiten und Moulage):	Liegende Jackson-Pratt Drain intraabdominal, Wunde am Bauch, Verband leicht blutig

Equipment Attached to Mannequin/Simulated Patient (Ausrüstung an Patient*in/Simulator): ☐ Patientenidentifikationsarmband ☐ i. v. Zugang linker UA mit laufender Ringerlösung ☐ Monitor (EKG, RR-Manschette, ggf. Sauerstoff) ☐ Notfallkoffer ☐ Verband **Other Essential Equipment** (weitere wesentliche Materialien): ☐ Etiketten zur Beschriftung (Pulsoxymeter, Fieberthermometer) ☐ Fieberkurve/Krankengeschichte mit Pflegeanamnese **Medications and Fluids** (Medikamente und Flüssigkeiten): ☐ Piritramid 7,5 mg bei NRS > 3–4x tgl. ☐ i. v. Medikation: Paracetamol 1 g/KI 1-1-1-1 ☐ orale Medikation: Pantoloc 40 mg 1-0-0 ☐ s. c. Medikation: Lovenox 40 mg 1-0-0 ☐ i. v. Medikation: Ringerlösung 500 ml 1-1-0 ☐ i.v Medikation: Ceftraixon 2 g 1-0-1 für 5d	**Equipment Available in Room** (Ausrüstung im Zimmer): ☐ Pflegewagen mit ausreichend Wäsche, Pflegeutensilien (Waschlappen, Handtücher, Pflegelotion, Waschschüssel ...) ☐ Nachtkästchen ☐ Freier Bettplatz ☐ Zimmerkollege (Mannequin) ☐ RR-Manschette ☐ Stethoskop ☐ Fieberthermometer ☐ Sauerstoffanschluss mit Aquapak ☐ Telefon mit Rufnummern zur diensthabenden Pflege bzw. diensthabenden Ärztin ☐ Flächendesinfektion ☐ Handschuhe in unterschiedlichen Größen ☐ Händedesinfektionsmittel ☐ Einmalschürzen ☐ Abwurf ☐ Rufglocke ☐ Verbandswagen ☐ Stifte und Block

Roles
(Rollen)

☐ **Nurse 1** (Pflegeperson 1): Auszubildende*r 1 ☐ **Nurse 2** (Pflegeperson 2): Auszubildende*r 2 ☐ **Nurse 3** (Pflegeperson 3): Lehrende*r 1 (ICU DGKP) ☐ **Provider** (Ärzt*in): Lehrende*r 2 ☐ **Other Healthcare professionals** (Sonstige Gesundheitsberufe):	☐ **Observer** (Beobachter*innen): restliche Gruppe ☐ **Standardized Patient** (Schauspielpatient*in) ☐ **Teacher** (Lehrende*r): ☐ **Patient** (Patient*in): Lehrende*r 3

Guidelines/Information Related to Roles
(Information zu den Rollen: Vorab festlegen, wer welche Rolle übernimmt und für was verantwortlich ist. Informationen zu den Verhaltensweisen, Emotionalitäten etc. werden klar kommuniziert.)

Pflegeperson 1	Übernimmt den Patienten von der Kollegin, fragt gezielt nach den pflegerelevanten Informationen und führt die postoperative Übernahme fachgerecht durch
Pflegeperson 2	Übernimmt die Assistenzrolle und erhebt die Vitalparameter
Pflegeperson 3	Übergibt als DGKP den Patienten an die Kolleg*innen **Informationen für die Übergabe:** • Patient ist wach, orientiert, kreislaufstabil • 3. postoperativer Tag, liegende Jackson-Pratt Drain mit einer Fördermenge von 50 ml • Erstmobilisation erfolgt • Spontanharn mit Harnflasche möglich • Wunde bland, Verband trocken • Venenweg 3d bland • Antibiotika bis inklusive 5. postoperativen Tag • Derzeit Diarrhoe • Trinkt und isst ausreichend • Schmerzen unter der laufenden Therapie laut Patient NRS 2; im Einzelfall Piritramid 7,5 mg bis zu 4x tgl. möglich • Psyche – leidet nach wie vor unter dem Vorfall, geschockt, verängstigt, psychologisches Konsil für heute angefordert • Unterstützung bei der Ganzkörperwäsche nötig • Kraftlos • Mutter kommt täglich zu Besuch • Freund*innen wollte er bis jetzt nicht sehen • Polizei kommt morgen zur Befragung • Laborkontrolle für morgen geplant
Ärzt*in	Reagiert bei Anruf entsprechend der Anfrage, gibt Anweisung zur weiteren pflegerischen und medizinischen Versorgung
Beobachter*innen	Aktive Beobachtung von: • Kommunikation mit dem Patienten und im Team (Arbeitsteilung ...) • Hygienischer Arbeitsweise • Fachlicher postoperativer Übernahme
Lehrende*r	

Patient	• Lebt in einer WG • In allen Ebenen orientiert • Kennwort: Motorrad • Schlafen ▸ kein Defizit • Bewegung ▸ Patient ist selbstständig mobil, postoperativ braucht er leichte Unterstützung, noch schwach • Sich Sauberhalten und Kleiden ▸ Jones Grad 1, braucht leichte Unterstützung bei der Körperpflege • Essen und Trinken ▸ kein Gesundheitsdefizit • Ausscheidung ▸ kein Gesundheitsdefizit, letzter Stuhl vor 2 Tagen • Körpertemperatur Regulieren ▸ kein Gesundheitsdefizit • Atmen ▸ Patient klagt über Schmerzen im Hals- und Brustbereich, Schonatmung • Für eine sichere Umgebung sorgen ▸ kein Gesundheitsdefizit • Arbeiten und Spielen ▸ kein Gesundheitsdefizit • Kommunikation ▸ kein Gesundheitsdefizit • Rollenwahrnehmung ▸ kein Gesundheitsdefizit • Umgang mit existentiellen Erfahrungen ▸ derzeit verängstigt, hatte Angst, zu sterben, verunsichert

Pre-Briefing/Briefing (Vorbesprechung)

(Vor dem Szenario benötigen die Teilnehmenden ein Pre-Briefing/Briefing. Während dieser Zeit sollten die Vortragenden einen sicheren Rahmen für das Lernen schaffen, den Fiktionsvertrag und die Vertraulichkeit besprechen und die Teilnehmer*innen mit der Umgebung, den Rollen, der Zeiteinteilung und den Zielen vertraut machen.)

Vorbereitung	• Begrüßung der Teilnehmer*innen und für ein positives Lernklima sorgen • Wiederholen der vorab mitgeteilten Themenkomplexe, welche in der Simulation vorkommen könnten (Brainstorming) • Erwartungen klären und Grundregeln festlegen
Fiktionsvertrag	• Einlassen auf nicht reale Situationen, welche im Simulationstraining vorkommen, wie z. B. die Mimik des/der Patient*in oder mangelnde Anzeichen von Schweiß oder Hautveränderungen • Stärken und Schwächen des Simulators darstellen • Teilnehmer*innen bitten, in der Simulationsumgebung so zu handeln, wie sie es in der Praxis tun würden • Erklären, dass Instruktionen und Teilnehmer*innen gemeinsam Sorge tragen müssen, dass eine effektive Simulationsatmosphäre herrscht
Vertraulichkeit	• Bedeutung der Vertraulichkeit im Rahmen der Simulation besprechen – **Las Vegas Prinzip** ▸ „Was in Vegas passiert, bleibt in Vegas"

Familiarisation/ Einarbeitung	• Orientierung schaffen
	  • Raum zeigen, Ausrüstung und Simulator vorstellen
	  • Einschränkungen besprechen (Fiktionsvertrag)
	  • Zweck und Ziel der Simulation klären
	  • Rollen zuweisen ▸ klären, wer den aktiven Part in der Simulation übernimmt (freiwillig, ausgewählt, reihum ...); Wer ist wer? Wer sind die anderen? Wo wird wer eingesetzt?
	  • Technikcheck ▸ Überprüfen der technischen Gegebenheiten – Tonqualität, Übertragung ...
	• Fallvorstellung
	  • Hintergrund zum Fall (aktueller realistischer Fall)
	  • Patientenakte vorbereiten

Sichere Lernumgebung schaffen	▪ Wiederholen, dass davon ausgegangen wird, dass jede*r Einzelne sein Bestes gibt.
	▪ Auf wertschätzende Kommunikation achten.
	▪ Fehlerkultur besprechen ► Ein Training ohne Fehler ist kein Training.
	  • Der Fehler ist erwünscht und in Ordnung.
	  • Fehler sind Freunde, welche das Handlungspotenzial fördern.
	  • Es geht nicht darum, herauszufinden, wer an etwas schuld ist ► im Interesse steht, wie eine Situation im Kontext entsteht und welche Gedanken sich Beteiligte machen.
	▪ Vorteile der Lernmethode = wie Lernen am eigenen Wissensstand.
	▪ Wir glauben, dass jede Teilnehmerin intelligent ist, fähig in dem, was sie tut, ihr Bestes gibt und sich verbessern möchte.
	▪ Teilnehmende können aus ihrer Komfortzone herausgehen, sich ganz auf die Diskussion und Reflexion einlassen.

Ziele der Simulation	▪ Zweck des Trainings, ohne auf die bevorstehenden Szenarien einzugehen. ▪ Den zeitlichen und organisatorischen Ablauf des Trainings besprechen. ▪ Teilnehmer*innen informieren, dass es KEINE Bewertung gibt.

Report Students Will Receive Before Simulation

(Informationen für die Auszubildenden vor der Simulation nach dem SBAR-Format)

Time (Zeit)	5 Minuten
Person providing report (welche Person übergibt die Informationen)	Lehrende*r, die/der die Patientenrolle übernimmt
Situation (Situation)	Herr Bauer, 30 Jahre, wurde vor drei Tagen aufgrund multipler Stichverletzungen am Oberbauch operiert. Er war postoperativ stabil und wird nun mit Monitorüberwachung auf die chirurgische Station im stabilen Allgemeinzustand verlegt.
Background (Hintergrund)	Herr Bauer war abends unterwegs und wurde am Heimweg von einer Person überfallen und mit dem Messer angegriffen. Er hat versucht, den Angreifer abzuwehren, doch dieser stach ohne zu zögern zu. Er wurde von einer Passantin aufgefunden und mit der Rettung ins Krankenhaus überstellt. Eine sofortige Notfall-OP mit Milzteilresektion und Lebernaht wurde durchgeführt. Diese hat er gut überstanden.
Assessment (Bewertung, Einschätzung)	Herr Bauer wird laut dem diensthabenden Arzt von der ICU auf die normale Bettenstation überstellt.
Recommendation (Maßnahmen)	Eine DGKP von der Intensivstation bringt den Patienten zu Ihnen auf die Station. Sie werden von Ihrer diensthabenden DGKP gebeten, Herrn Bauer zu übernehmen.
Medical history (Med. Vorgeschichte)	▪ Stichverletzung am Oberbauch ▪ Explorative Laparotomie mit Milzteilresektion und Lebernaht vor 3 Tagen
Nursing Diagnosis (Pflegediagnose)	▪ Akuter Schmerz ▪ Infektionsrisiko ▪ Angst

Scenario Progression Outline
(Szenarienverlauf)

Timing (approx.) (Zeitl. Planung)	**Mannequin/SP Actions** (Aktivitäten durch Simulator*in, Patient*in)	**Expected Interventions** (Erwartete Interventionen durch Auszubildende)	**May Use the Following Cues** (Hinweise/Life Saver)
Einstieg	• Patient liegt in Rückenlage im Bett, monitorisiert • DGKP ICU bei Patient	• Auszubildende werden von der Kollegin ins Zimmer geschickt • Vorstellen beim Patienten und der Kollegin • Händedesinfektion	
Durchführung Maßnahme/n	Je nach Fragestellungen der Auszubildenden werden die Informationen weitergegeben. ***Was nicht gefragt wird, wird nicht weitergegeben!*** **Informationen zum Patienten:** • Patient ist wach, orientiert, kreislaufstabil • 3. postoperativer Tag, liegende Jackson-Pratt Drain mit einer Fördermenge von 50 ml • Erstmobilisation erfolgt • Spontanharn mit Harnflasche möglich • Wunde bland, Verband trocken • Venenweg 3d bland • Antibiotika bis inklusive 5. postoperativen Tag • Derzeit Diarrhoe • Trinkt und isst ausreichend • Schmerzen unter der laufenden Therapie laut Patient NRS 2; im Einzelfall Piritramid 7,5 mg bis 4x tgl. möglich • Psyche – leidet nach wie vor unter dem Vorfall, geschockt, verängstigt, psychologisches Konsil angefordert für heute • Unterstützung bei der Ganzkörperwäsche nötig • Kraftlos • Mutter kommt täglich zu Besuch • Freund*innen wollte er bis jetzt nicht sehen • Polizei kommt morgen zur Befragung • Laborkontrolle für morgen geplant	**Übergabe durch Kollegin:** • SBAR-Schema abfragen • Nach Übergabe Monitor abschließen, Kollegin verlässt den Raum **Übernahme Patient:** • PIDA-Kontrolle • Rufglocke anstecken • Nachtkästchen vorbereiten • Getränk anbieten **Durchführen der postoperativen Kontrollen:** • Wunde • Vitalparameter • Orientierung • Schmerz • Drainage • Positionierung	**Hinweise durch den Patienten:** • Patient ist kooperativ und ist überrascht, dass der Transport so schnell ging. • Äußert ein wenig ängstlich zu sein, da es hier keinen Monitor gibt. • „Werde ich hier auch gut überwacht?" • „Bin ich hier sicher?"

Nachbereitung/Ausstieg/Verabschiedung		◦ Patient nach Befinden fragen ◦ Ver- und Entsorgung der Materialien ◦ Dokumentation ◦ Patient auffordern, sich bei Bedarf zu melden	
Szenarienende	Szenario ist beendet, wenn der Patient übernommen wurde und die Vitalparameter in die Patientenkurve eingetragen wurden.		

Debriefing/Guided Reflection
(Nachbesprechung, geleitete Reflexion)

Note to Faculty
(Hinweis für Lehrpersonal und Trainer*innen)

Themes for this Scenario
(Debriefingthemen für dieses Szenario)

- Postoperative Übernahme des Patienten
- Patientenkommunikation und Patientenaufklärung
- Kommunikation im Team (SBAR ...)
- Kinästhetisches Arbeiten

Guided Debriefing Tool
(Leitfaden für die Nachbesprechung)

Die NLN hat ein Guided Debriefing Tool entwickelt, um eine Struktur zu schaffen, anhand derer Moderator*innen objektive Notizen über das Verhalten der Lernenden in der Simulation in direktem Zusammenhang mit den Lernergebnissen machen können. Laden Sie das NLN Guided Debriefing Tool hier herunter: https://www.nln.org/docs/default-source/uploadedfiles/professional-development-programs/sirc/guided-debriefing-tool.docx?sfvrsn=f659d27e_3

4.20 Stationäres Röntgen – interdisziplinär mit Radiologietechnologie

Allgemeine Informationen			
Date (Datum)		**Student Level** (Ausbildungsjahr)	Drittes Ausbildungsjahr
Discipline (Studiengang)	Gesundheits- und Krankenpflege & Radiologietechnologie	**Guided Reflection Time** (Debriefingdauer)	45 Minuten

Expected Simulation Run Time (Simulationsdauer)	15 Minuten	**Location for Reflection** (Ort des Debriefings)	Debriefingraum
Location (Ort der Simulation)	Skills Labs Pflege		

Brief Description of Patient (Patientendaten)			
Name (Name)	Markus Berger	**Pronouns** (Pronomen)	Nicht relevant
Date of Birth (Geburtsdatum)	15.05.1967	**Age** (Alter)	58
Sex Assigned at Birth (Geschlecht bei Geburt)	Männlich	**Gender Identity** (Geschlechtsidentität)	Männlich
Sexual Orientation (sexuelle Orientierung)	Nicht relevant	**Marital Status** (Familienstand)	Verheiratet
Weight (Körpergewicht)	85 kg	**Height** (Körpergröße)	180 cm
Racial Group (kultureller Hintergrund)	Nicht relevant	**Language** (Sprache)	Deutsch
Employment Status (Beschäftigungsstatus)	IT-Techniker	**Religion** (Religionszugehörigkeit)	Ohne Bekenntnis
Veteran Status	Nicht relevant	**Insurance Status** (Versicherungsstatus)	ÖGK
Support Person (An- und Zugehörige*r)	Gattin Kerstin Berger	**Support Phone** (Telefonnr. Angehörige*r)	+43 5675 588221
Allergies (Allergien)	Keine bekannt	**Immunisations** (Impfungen)	Siehe Impfkarte
Attending Provider/ Team (Hausärzt*in, häusliche Pflege)	Hausarzt Dr. Hans Michelitsch	**Sonstiges**	
Past Medical History (Med. Vorgeschichte)	Hyperlipidämie		
History of Present Illness (aktuelle Krankengeschichte)	Pneumonie mit akuter Verschlechterung (ARDS)		
Social History (sozialer Hintergrund)	Wohnt mit seiner Familie (Gattin, Tochter Anna, 16 Jahre, Sohn Max, 18 Jahre) in Klagenfurt in einer Eigentumswohnung		
Surgeries/Procedures & Dates (Operationen mit Datum)	Stationäre Aufnahme vor 5 Tagen, Verlegung auf die Überwachungsstation vor 2 Tagen		

Psychomotor Skills Required of Participants Prior to Simulation

(Psychomotorische Fähigkeiten, welche die Teilnehmenden vor der Simulation beherrschen müssen)

- Überwachung der Vitalparameter über den Monitor
- Sauerstoffverabreichung
- Medikamentenmanagement
- Umgang mit Medizinprodukten
- Umgang mit zentralvenösen Zugängen
- Patientenkommunikation
- Kinästhetische Arbeitsweise
- Dokumentationsmanagement
- Aufnahme Röntgen: Thorax
- Kommunikation im multiprofessionellen Team

Cognitive Activities Required of Participants Prior to Simulation

(Kognitive Aktivitäten, welche die Teilnehmenden vor der Simulation absolvieren müssen)

- Lungenerkrankungen
- Arbeiten im multiprofessionellen Team
- Venöse Zugänge
- Medikamentenmanagement
- Verabreichung von Sauerstoff
- Delegierbare ärztliche Tätigkeiten
- Einstelltechnik für die Röntgenaufnahme
- Techniken der Gesprächsführung

Simulation Learning Objectives

(Lernziele der Simulation)

General Objectives

(Allgemeine Ziele, welche durch die Simulation gefördert werden. Nicht jede Simulation wird alle angeführten Ziele beinhalten. Sobald die Auszubildenden ein Ziel erreicht haben, geht es darum, diese Kompetenzen beizubehalten.)

1. Befolgen Sie die Standardvorkehrungen.
2. Wenden Sie Strategien an, um das Risiko einer Schädigung des/der Patient*in zu verringern.
3. Führen Sie auf organisierte und systematische Weise Bewertungen durch, die für die Pflege des/der Patient*in angemessen sind.
4. Führen Sie auf der Grundlage der Bewertung und der klinischen Daten vorrangige Pflegemaßnahmen durch.
5. Bewerten Sie den Zustand des/der Patient*in nach den Pflegeinterventionen erneut und überwachen Sie diesen.
6. Kommunizieren Sie mit dem/der Patient*in und den Angehörigen auf eine Weise, die Fürsorge vermittelt, kulturelles Bewusstsein widerspiegelt und psychosoziale Bedürfnisse berücksichtigt.
7. Kommunizieren Sie mit anderen Mitgliedern des Gesundheitsteams auf angemessene, zeitnahe, organisierte und patientenspezifische Weise.

8. Treffen Sie klinische Beurteilungen und Entscheidungen, die evidenzbasiert sind
9. Arbeiten Sie innerhalb des Pflege- und Betreuungsbereichs.
10. Zeigen Sie Kenntnisse über rechtliche und ethische Verpflichtungen.

1. Practice standard precautions.
2. Employ strategies to reduce risk of harm to the patient.
3. Conduct assessments appropriate for care of patient in an organized and systematic manner.
4. Perform priority nursing actions based on assessment and clinical data.
5. Reassess/monitor patient status following nursing interventions.
6. Communicate with patient and family in a manner that illustrates caring, reflects cultural awareness, and addresses psychosocial needs.
7. Communicate appropriately with other health care team members in a timely, organized, patient-specific manner.
8. Make clinical judgments and decisions that are evidence-based.
9. Practice within nursing scope of practice.
10. Demonstrate knowledge of legal and ethical obligations.

Simulation Scenario Objectives

(3–4 konkrete Ziele des vorliegenden Simulationsszenarios)

1. Die Auszubildenden führen ein stationäres Thorax-Röntgen bei einem überwachungspflichtigen Patienten unter Einhaltung der Hygienestandards und Strahlenschutzmaßnahmen durch.
2. Die Auszubildenden bewerten kontinuierlich den Zustand des Patienten, identifizieren mögliche Komplikationen und leiten angemessene pflegerische Maßnahmen zur Sicherstellung der Privatsphäre und der Patientensicherheit ein.
3. Die Auszubildenden kommunizieren strukturiert und zielgerichtet im interprofessionellen Team, wahren dabei ihre Kompetenzen und setzen gemeinsam Prioritäten im Sinne des Patientenwohls.

Faculty Reference

(Referenzen, Richtlinien, Leitlinien, Fachliteratur … welche für das Szenario verwendet werden)

- Pflegespezifische Fachbücher (z. B. Pflegetechniken, Pflege Heute …)
- S3-Leitlinie Behandlung von erwachsenen Patienten mit ambulant erworbener Pneumonie (Stand 2021), AWMF Leitlinie
- Wiertz, M. (2017). Röntgenaufnahme der Lunge auf Intensivstation – Eine Übersicht für MTRA. *Radiopraxis,* 10, 77–89.

Setting/Environment

(Simulationsumgebung)

☐ **Emergency Department** (Notfallaufnahme)	☑ **ICU** (Intensivstation): IMC, Überwachungsstation
☐ **Medical-Surgical Unit** (Chirurgische Station)	☐ **OR/PACU** (OP oder Aufwachraum)
☐ **Pediatric Unit** (Pädiatrie)	☐ **Rehabilitation Unit** (Rehabilitation)
☐ **Maternity Unit** (Geburtshilfe)	☐ **Home** (zu Hause)
☐ **Behavioral Health Unit** (Psychiatrische Station)	☐ **Outpatient Clinic** (extramuraler Bereich)
	☐ **Other** (Andere):

Equipment/Supplies

(Ausrüstung/Hilfsmittel: Wählen Sie alle aus, die auf das vorliegende Szenario zutreffen)

Simulated Patient/Mannequin(s) needed (erforderliche simulierte Patient*in/Mannequin):	Männliches Mannequin (z. B. Nursing Anne Simulator ...)
Recommended Mode for Simulator (empfohlener Modus für den Simulator, z. B. manuell, programmiert etc.):	Manuelle Eingabe, Ausgangswerte: HF 92/min, RR 124/68, SpO_2 94 % unter Sauerstoffgabe, AF 18/min, Temp. 38,5 °C, Veränderungen bei der Umlagerung (von 30° OK-Hochlagerung in flache Rückenlage) SpO_2 sinkt auf 88–90 % (Verschlechterung der Oxygenierung in Rückenlage) HF steigt auf 100–110/min Blutdruck fällt leicht AF steigt leicht (Patient versucht, zu assistieren)
Other Props & Moulage (andere Requisiten und Moulage):	ZVK, Blasenverweilkatheter, EKG-Ableitung über Monitor, Perfusor

Equipment Attached to Mannequin/Simulated Patient (Ausrüstung an Patient*in/Simulator):

- ☐ Patientenidentifikationsarmband
- ☐ ZVK mit Elomel 500 ml, Perfusor mit Noradrenalin
- ☐ Patientenhemd
- ☐ Blasenverweilkatheter
- ☐ Sauerstoffbrille
- ☐ Ableitungen für Monitor (EKG, RR, O_2 ...)
- ☐ Monitor

Other Essential Equipment (weitere wesentliche Materialien):

- ☐ Etiketten zur Beschriftung (Blutzuckermessgerät, Fieberthermometer)
- ☐ Fieberkurve/Krankengeschichte mit Pflegeanamnese, Aufnahmelabor ...

Medications and Fluids (Medikamente und Flüssigkeiten):

- ☐ orale Medikamente: Pantoloc 40 mg 1-0-0
- ☐ i. v. Medikation: Elomel Isoton 500 ml 1-1-0
- ☐ i.v Medikation: Piperacillin/Tazobactam 4,5 g 1-1-1
- ☐ i.v Medikation: Noradrenalin 1 mg/50 ml NaCl mit 25 ml/h über Perfusor
- ☐ i.v Medikation: Dexamethason 6 mg/d
- ☐ i.v Medikation: Metamizol 1 g Kl bis zu 4× tgl.
- ☐ weitere Medikation: Enoxaparin 60 mg s. c. 0-0-0-1

Equipment Available in Room (Ausrüstung im Zimmer):

- ☐ Pflegewagen mit ausreichend Wäsche, Pflegeutensilien (Waschlappen, Handtücher, Pflegelotion, Waschschüssel ...)
- ☐ Händedesinfektionsmittel
- ☐ Unsterile und sterile Handschuhe in unterschiedlichen Größen
- ☐ Becher/Tasse
- ☐ Thermoskanne/Krug
- ☐ Utensilien für Vitalzeichenkontrolle: RR-Manschette, Stethoskop, Fieberthermometer, Pulsoxymeter ...
- ☐ Rufglocke beim Bett
- ☐ Nachtkästchen mit persönlichen Gegenständen
- ☐ Bettkärtchen
- ☐ Telefon mit Rufnummern zur diensthabenden Pflege bzw. diensthabenden Ärztin
- ☐ Flächendesinfektionsmittel
- ☐ Verbandswagen mit gängigen Verbandsmaterialien wie sterilen und unsterilen Kompressen, Wundschnellverbänden, Klebevlies ...
- ☐ Einmalschürzen
- ☐ Abwurf
- ☐ Notfallwagen mit Ambubeutel, Tubus ...
- ☐ Mobiles Röntgengerät
- ☐ Flache Detektorattrappe
- ☐ Bleischürzen
- ☐ Dosimeter
- ☐ Ausdruck oder digitales Röntgenbild
- ☐ Sauerstoffanschluss (Aquapak) oder ggf. Sauerstoffflasche
- ☐ Sauerstoffbrillen

Roles

(Rollen)

- ☐ **Nurse 1** (Pflegeperson 1): Auszubildende*r Pflege 1
- ☐ **Nurse 2** (Pflegeperson 2): Auszubildende*r Pflege 2
- ☐ **Nurse 3** (Pflegeperson 3):
- ☐ **Provider** (Ärzt*in): Lehrende*r 1
- ☐ **Other Healthcare professionals** (Sonstige Gesundheitsberufe): 2 Auszubildende Radiologietechnologie
- ☐ **Observer** (Beobachter*innen): restliche Gruppe
- ☐ **Standardized Patient** (Schauspielpatient*in):
- ☐ **Teacher** (Lehrende*r):
- ☐ **Patient** (Patient*in): Lehrende*r 2

Guidelines/Information Related to Roles

(Information zu den Rollen: Vorab festlegen, wer welche Rolle übernimmt und für was verantwortlich ist. Informationen zu den Verhaltensweisen, Emotionalitäten etc. werden klar kommuniziert.)

Pflegeperson 1 & 2	Übernehmen die pflegerische Betreuung des Patienten, unterstützen bei der Positionierung für das Röntgen und führen die kontinuierliche Überwachung während der Durchführung durch. Information des Patienten über die Untersuchung, Übergabe an die Kolleg*innen des Röntgens, Information bezüglich Patientenzustand (SBAR)
Radiologie-technolog*in 1 & 2	Übernehmen die Durchführung des stationären Thoraxröntgen, arbeiten mit der Pflege zusammen, um die entsprechende Lagerung des Patienten für eine ausreichende Bildqualität zu erreichen, Information des Patienten über die Untersuchung
Ärzt*in	Reagiert bei Anruf entsprechend der Anfrage, gibt Anweisung zur weiteren pflegerischen und medizinischen Versorgung, hinterfragt die Vitalparameter, durchgeführte Maßnahmen ... Anweisung, falls Frage auftritt, ob Röntgen abgebrochen wird: abhängig von gemessenen Vitalparametern und eingetretenen Veränderungen (SBAR) – Aufnahme zügig durchführen, Bild ist notwendig
Beobach-ter*innen	Aktive Beobachtung von: • Kommunikation mit dem Patienten, im (interdisziplinären) Team, mit Ärzt*in und Radiologietechnologieauszubildenden • Hygienischer Arbeitsweise • Fachlicher Handlungsempfehlung zur Durchführung des Röntgens und Überwachung des Patienten
Lehrende*r	
Patient	• In allen Ebenen orientiert • Wohnt mit seiner Familie (Gattin, Tochter Anna, 16 Jahre, Sohn Max, 18 Jahre) in Klagenfurt in einer Eigentumswohnung • PIDA rechtes Handgelenk • Keine Hilfsmittel • Schlafen ► kein Gesundheitsdefizit • Bewegung ► kein Gesundheitsdefizit bis zum KH-Aufenthalt, jetzt benötigt Patient aufgrund des schlechten AZ Unterstützung bei Positionierung und Mobilisation, Jones Grad 3 • Sich Sauberhalten und Kleiden ► kein Gesundheitsdefizit bei Aufnahme, jetzt Jones Grad 2, Unterstützung durch eine Pflegeperson notwendig • Essen und Trinken ► kein Gesundheitsdefizit, isst abends meist nur kleine Portionen, in der Früh Kaffee und Marmeladebrot • Ausscheidung ► kein Gesundheitsdefizit, letzter Stuhlgang vor 2 Tagen, Blasenverweilkatheter seit 2 Tagen, stuhlkontinent

Patient (Fortsetzung)	• Körpertemperatur ▶ Aufnahme wegen erhöhter Körpertemperatur und allgemeiner AZ-Verschlechterung, erst auf Pulmologie, jetzt Überwachungsstation • Atmen ▶ Nichtraucher, seit 1 Woche erhöhte Temperatur und Schmerzen bei der Atmung sowie schnell Atemnot bei Anstrengung • Für eine sichere Umgebung sorgen ▶ kein Gesundheitsdefizit, Räume erläutert, Tagesablauf bekanntgegeben • Arbeiten und Spielen ▶ Berufstätig im IT-Bereich, unternimmt am Wochenende viel mit der Familie und Freund*innen: Ausflüge, Konzerte, essen gehen ... • Kommunikation ▶ kein Gesundheitsdefizit, trägt eine Brille zum Lesen • Rollenwahrnehmung ▶ kein Gesundheitsdefizit • Sterben, derzeitige Lebenssituation ▶ ist vom Hausarzt ins Krankenhaus eingewiesen wurden wegen Verdacht auf Pneumonie, diese wurde bestätigt, im Laufe der letzten Tage Verschlechterung des AZ, Patient sehr ängstlich in Bezug auf weiteren Krankheitsverlauf – hat Familie zu versorgen, Angst vor dem Sterben

Pre-Briefing/Briefing (Vorbesprechung)

(Vor dem Szenario benötigen die Teilnehmenden ein Pre-Briefing/Briefing. Während dieser Zeit sollten die Vortragenden einen sicheren Rahmen für das Lernen schaffen, den Fiktionsvertrag und die Vertraulichkeit besprechen und die Teilnehmer*innen mit der Umgebung, den Rollen, der Zeiteinteilung und den Zielen vertraut machen.)

Vorbereitung	• Begrüßung der Teilnehmer*innen und für ein positives Lernklima sorgen • Wiederholen der vorab mitgeteilten Themenkomplexe, welche in der Simulation vorkommen könnten (Brainstorming) • Erwartungen klären und Grundregeln festlegen
Fiktionsvertrag	• Einlassen auf nicht reale Situationen, welche im Simulationstraining vorkommen, wie z. B. die Mimik des/der Patient*in oder mangelnde Anzeichen von Schweiß oder Hautveränderungen • Stärken und Schwächen des Simulators darstellen • Teilnehmer*innen bitten, in der Simulationsumgebung so zu handeln, wie sie es in der Praxis tun würden • Erklären, dass Instruktionen und Teilnehmer*innen gemeinsam Sorge tragen müssen, dass eine effektive Simulationsatmosphäre herrscht
Vertraulichkeit	• Bedeutung der Vertraulichkeit im Rahmen der Simulation besprechen – **Las Vegas Prinzip** ▶ „Was in Vegas passiert, bleibt in Vegas."

Familiarisation/ Einarbeitung	• Orientierung schaffen
	  • Raum zeigen, Ausrüstung und Simulator vorstellen
	  • Einschränkungen besprechen (Fiktionsvertrag)
	  • Zweck und Ziel der Simulation klären
	  • Rollen zuweisen ▶ klären, wer den aktiven Part in der Simulation übernimmt (freiwillig, ausgewählt, reihum ...); Wer ist wer? Wer sind die anderen? Wo wird wer eingesetzt?
	  • Technikcheck ▶ Überprüfen der technischen Gegebenheiten – Tonqualität, Übertragung ...
	• Fallvorstellung
	  • Hintergrund zum Fall (aktueller realistischer Fall)
	  • Patientenakte vorbereiten

Sichere Lernumgebung schaffen	• Wiederholen, dass davon ausgegangen wird, dass jede*r Einzelne sein Bestes gibt. • Auf wertschätzende Kommunikation achten. • Fehlerkultur besprechen ► Ein Training ohne Fehler ist kein Training. • Der Fehler ist erwünscht und in Ordnung. • Fehler sind Freunde, welche das Handlungspotenzial fördern. • Es geht nicht darum, herauszufinden, wer an etwas schuld ist ► im Interesse steht, wie eine Situation im Kontext entsteht und welche Gedanken sich Beteiligte machen. • Vorteile der Lernmethode = wie Lernen am eigenen Wissensstand. • Wir glauben, dass jede Teilnehmerin intelligent ist, fähig in dem, was sie tut, ihr Bestes gibt und sich verbessern möchte. • Teilnehmende können aus ihrer Komfortzone herausgehen, sich ganz auf die Diskussion und Reflexion einlassen.
Ziele der Simulation	• Zweck des Trainings, ohne auf die bevorstehenden Szenarien einzugehen. • Den zeitlichen und organisatorischen Ablauf des Trainings besprechen • Teilnehmer*innen informieren, dass es KEINE Bewertung gibt.

Report Students Will Receive Before Simulation

(Informationen für die Auszubildenden vor der Simulation nach dem SBAR-Format)

Time (Zeit)	10 Minuten
Person providing report (welche Person übergibt die Informationen)	Lehrende*r, die/der die Patientenrolle übernimmt
Situation (Situation)	Herr Berger, 58 Jahre, Diagnose Pneumonie, ist seit 2 Tagen auf der Überwachungsstation, da sich sein Gesundheitszustand verschlechtert hat. Nun soll zur Verlaufskontrolle ein stationäres Thoraxröntgen durchgeführt werden. Die Radiologie ist darüber informiert. Die Anforderung für die Untersuchung wurde bereits durchgeführt.
Background (Hintergrund)	Herr Berger wurde vor 5 Tagen auf der Station A (Pulmologie) stationär aufgenommen. Zu Hause hatte er seit ca. 1 Woche Fieber, Atemnot bei Anstrengung und zunehmende Schwäche empfunden. Sein Hausarzt hat ihn mit der Diagnose Verdacht auf Pneumonie eingewiesen. Diese hat sich bestätigt. Erst war Herr Berger auf der allgemeinen Bettenstation, aufgrund der Verschlechterung seines Zustandes wurde er vor 2 Tagen zur Monitorüberwachung auf die IMC verlegt. Herr Berger versorgte sich vor seiner Erkrankung selbstständig.
Assessment (Bewertung, Einschätzung)	Herr Berger braucht aufgrund seines geschwächten Allgemeinzustands Unterstützung bei der Positionierung und Mobilisation. Sein Kreislauf wird mittels Monitor überwacht, zur Kreislaufunterstützung bekommt Herr Berger über einen Perfusor Noradrenalin verabreicht. Die Infusionstherapie läuft über einen ZVK. Weiters wurde zur Bilanzierung vor 2 Tagen ein Blasenverweilkatheter gelegt. Bei Fieberanstieg erhält Herr Berger Metamizol bis zu 4 g/d. Herr Berger ist ansprechbar, benötigt aber kontinuierlich Sauerstoff über die Maske oder Brille. Kognitiv keine Einschränkungen
Recommendation (Maßnahmen)	Das stationäre Röntgen wird durch 2 Radiologietechnolog*innen durchgeführt. Die Pflegepersonen sind für die Überwachung des Patienten zuständig.

Medical history (Med. Vorgeschichte)	• Hyperlipidämie
Nursing Diagnosis (Pflegediagnose)	• Selbstversorgungsdefizit (Waschen und Sauberhalten, Kleiden) • Infektionsgefahr • Eingeschränkte Mobilität • Angst • Atemvorgang unwirksam

Scenario Progression Outline

(Szenarienverlauf)

Timing (approx.) (Zeitl. Planung)	**Mannequin/SP Actions** (Aktivitäten durch Simulator*in, Patient*in)	**Expected Interventions** (Erwartete Interventionen durch Auszubildende)	**May Use the Following Cues** (Hinweise/Life Saver)
Einstieg	• Patient liegt im Patientenhemd mit Sauerstoffbrille und am Monitor angeschlossen mit erhöhtem Oberkörper im Bett • Atmet schwer, Schwierigkeiten/Atemnot beim Sprechen	• Korrekt betreten (anklopfen) • Patient begrüßen und Vorstellung • Händedesinfektion vor Patientenkontakt • Information über die bevorstehende Tätigkeit • Patientenidentifikation durchführen	• Wenn die Pflegeauszubildenden den Patienten nicht über das Röntgen informieren, fragt der Patient nach, wann die Untersuchung, von der die Ärztin gesprochen hat, stattfindet.
Durchführung Maßnahme/n	• Patient macht sich Sorgen, wenn er flach liegen soll • Patient äußert auch immer wieder Sorgen und Ängste über seinen Gesundheitszustand – was bringt die Zukunft? • Dauert die Positionierung zu lange: Verschlechterung der Vitalparameter	• Pflegeauszubildende klären Patient über das Röntgen auf • Überprüfung der Vitalparameter vorab (Monitor) • Absprache mit den RT-Auszubildenden über die korrekte Positionierung des Patienten • Patient wird informiert, dass Positionsveränderung notwendig sei • Aufforderung an Patient, sich jederzeit zu melden • Auszubildende der RT unterstützen die Pflegeauszubildenden bei der Positionierung • RT gibt klare Anweisungen zur Positionierung • Bei Verschlechterung der Vitalparameter – Abbruch der Positionierung und atemerleichternde Lagerung durch Pflegeauszubildende • Bei Abbruch – Rückfrage an diensthabende Ärztin, was zu tun ist ► klare Informationsweitergabe nach SBAR, letzte gemessene Vitalparameter und Veränderungen im Rahmen der Positionierung werden weitergeleitet	**Mögliche Fragestellungen als Hilfe vonseiten des Patienten:** • „Ist es nicht möglich, das in einer anderen Position durchzuführen?" • „Kann ich nicht ein Medikament haben, damit das Atmen leichter fällt?" • „Können wir das nicht schneller machen?"

Durchführung Maßnahme/n Bei AO der Ärztin zur Röntgen-Aufnahme nach Veränderung der Vitalparameter	• „Warum müssen wir das noch einmal machen?" • „Ich bekomme so schwer Luft!" • „Ich habe Angst, zu ersticken!"	• Aufklärung über Dringlichkeit der Untersuchung • Eingehen auf Ängste • Evtl. Wechsel auf Sauerstoffmaske • Absprache der Reihenfolge zur Positionierung • Rascher Positionswechsel • Durchführung des Röntgen	• „Kann ich zum Atmen nicht die Maske haben?" • „Muss ich wirklich ganz flach liegen?"
Nachbereitung/Ausstieg/Verabschiedung	• Patient äußert Erleichterung bei Positionswechsel	• Pflegestudierende positionieren den Patienten atemerleichternd • Patient nach Befinden fragen • Vitalparameter kontrollieren • Perfusor kontrollieren • Auszubildende beider Berufsgruppen verabschieden sich vom Patienten	
Szenarienende	Szenario ist beendet, wenn das Röntgen durchgeführt, der Patient atemerleichternd positioniert wurde und die abgeleiteten Parameter entsprechend den Ausgangswerten sind.		

Debriefing/Guided Reflection

(Nachbesprechung, geleitete Reflexion)

Note to Faculty

(Hinweis für Lehrpersonal und Trainer*innen)

Themes for this Scenario

(Debriefingthemen für dieses Szenario):

- Überwachung bei kritischen Patient*innen
- Atemwegserkrankungen
- Patientenkommunikation
- Kommunikation und Zusammenarbeit im multiprofessionellen Team
- Durchführung stationäres Röntgen

Guided Debriefing Tool

(Leitfaden für die Nachbesprechung)

Die NLN hat ein Guided Debriefing Tool entwickelt, um eine Struktur zu schaffen, anhand derer Moderator*innen objektive Notizen über das Verhalten der Lernenden in der Simulation in direktem Zusammenhang mit den Lernergebnissen machen können. Laden Sie das NLN Guided Debriefing Tool hier herunter: https://www.nln.org/docs/default-source/uploadedfiles/professional-development-programs/sirc/guided-debriefing-tool.docx?sfvrsn=f659d27e_3

4.21 Postoperatives Delir nach H-TEP

Allgemeine Informationen			
Date (Datum)		**Student Level** (Ausbildungsjahr)	Drittes Ausbildungsjahr
Discipline (Studiengang)	Gesundheits- und Krankenpflege	**Guided Reflection Time** (Debriefingdauer)	45 Minuten
Expected Simulation Run Time (Simulations-dauer)	15 Minuten	**Location for Reflection** (Ort des Debriefing)	Debriefingraum
Location (Ort der Simulation)	Skills Labs Pflege		

Brief Description of Patient (Patientendaten)			
Name (Name)	Franz Müller	**Pronouns** (Pronomen)	Nicht relevant
Date of Birth (Geburts-datum)	02.04.1943	**Age** (Alter)	82 Jahre
Sex Assigned at Birth (Geschlecht bei Geburt)	Männlich	**Gender Identity** (Geschlechtsidentität)	Männlich
Sexual Orientation (sexuelle Orientierung)	Nicht relevant	**Marital Status** (Familienstand)	Verwitwet
Weight (Körpergewicht)	76 kg	**Height** (Körpergröße)	174 cm
Racial Group (kultureller Hintergrund)	Nicht relevant	**Language** (Sprache)	Deutsch
Employment Status (Beschäftigungsstatus)	Pensionierter Zahnarzt	**Religion** (Religions-zugehörigkeit)	Röm. Kath.
Veteran Status	Nicht relevant	**Insurance Status** (Versicherungsstatus)	PVA
Support Person (An- und Zugehörige*r)	Tochter Manuela Schrot	**Support Phone** (Telefonnr. Angehörige*r)	0665 4578 3498
Allergies (Allergien)	Keine	**Immunisations** (Impfungen)	Impfgegner
Attending Provider/ Team (Hausärzt*in, häusliche Pflege)	Hausärztin Dr. Maria Hellsonn, Reinigungsdienst zu Hause 1x/Woche	**Sonstiges**	
Past Medical History (Med. Vorgeschichte)	KHK (seit 10 Jahren), Stentversorgung 2018, arterielle Hypertonie, Hyperlipidämie, Prostatahyperplasie, grauer Star, Presbyakusis		
History of Present Illness (aktuelle Krankengeschichte)	Dislozierte mediale Schenkelhalsfraktur, St. p. Sturz		

Social History (sozialer Hintergrund)	Lebt allein, Eigentumswohnung 3. Stock möchte keinen Sozialdienst, Nachbarin ist da, Tochter im Ausland	
Surgeries/Procedures & Dates (Operationen mit Datum)	H-TEP zementiert vor 2 Tagen	

Psychomotor Skills Required of Participants Prior to Simulation

(Psychomotorische Fähigkeiten, welche die Teilnehmenden vor der Simulation beherrschen müssen)

- Mobilisation und Positionierung bei orthopädischen Patient*innen
- Erhebung der Vitalparameter
- Verbandstechniken
- Umgang mit akut verwirrten Menschen
- Dokumentation
- Drainagenmanagement

Cognitive Activities Required of Participants Prior to Simulation

(Kognitive Aktivitäten, welche die Teilnehmenden vor der Simulation absolvieren müssen)

- Theoretische Inhalte zum perioperativen Prozess
- Theoretische Inhalte zu Hygiene und Wundversorgung
- Strukturierte Informationsweitergabe (SBAR ...)
- Umgang mit demenziell veränderten Menschen (Validation, Orientierungshilfen, Verhaltensauffälligkeiten ...)
- Theoretische Inhalte zu chronischer und akuter Verwirrtheit
- Theoretische Inhalte zu unfall-orthopädischen Traumata

Simulation Learning Objectives

(Lernziele der Simulation)

General Objectives

(Allgemeine Ziele, welche durch die Simulation gefördert werden. Nicht jede Simulation wird alle angeführten Ziele beinhalten. Sobald die Auszubildenden ein Ziel erreicht haben, geht es darum, diese Kompetenzen beizubehalten.)

1. Befolgen Sie die Standardvorkehrungen.
2. Wenden Sie Strategien an, um das Risiko einer Schädigung des/der Patient*in zu verringern.
3. Führen Sie auf organisierte und systematische Weise Bewertungen durch, die für die Pflege des/der Patient*in angemessen sind.
4. Führen Sie auf der Grundlage der Bewertung und der klinischen Daten vorrangige Pflegemaßnahmen durch.

5. Bewerten Sie den Zustand des/der Patient*in nach den Pflegeinterventionen erneut und überwachen Sie diesen.
6. Kommunizieren Sie mit dem/der Patient*in und den Angehörigen auf eine Weise, die Fürsorge vermittelt, kulturelles Bewusstsein widerspiegelt und psychosoziale Bedürfnisse berücksichtigt.
7. Kommunizieren Sie mit anderen Mitgliedern des Gesundheitsteams auf angemessene, zeitnahe, organisierte und patientenspezifische Weise.
8. Treffen Sie klinische Beurteilungen und Entscheidungen, die evidenzbasiert sind.
9. Arbeiten Sie innerhalb des Pflege- und Betreuungsbereichs.
10. Zeigen Sie Kenntnisse über rechtliche und ethische Verpflichtungen.

1. Practice standard precautions.
2. Employ strategies to reduce risk of harm to the patient.
3. Conduct assessments appropriate for care of patient in an organized and systematic manner.
4. Perform priority nursing actions based on assessment and clinical data.
5. Reassess/monitor patient status following nursing interventions.
6. Communicate with patient and family in a manner that illustrates caring, reflects cultural awareness, and addresses psychosocial needs.
7. Communicate appropriately with other health care team members in a timely, organized, patient-specific manner.
8. Make clinical judgments and decisions that are evidence-based.
9. Practice within nursing scope of practice.
10. Demonstrate knowledge of legal and ethical obligations.

Simulation Scenario Objectives

(3–4 konkrete Ziele des vorliegenden Simulationsszenarios)

1. Die Auszubildenden erkennen das akute Delir.
2. Die Auszubildenden schätzen das Delir mittels standardisierten Assessmentinstrumenten ein und leiten priorisierende pflegerische Maßnahmen fachgerecht ab.
3. Die Auszubildende setzen nicht medikamentöse Maßnahmen zur Orientierung des Patienten ein.

Faculty Reference

(Referenzen, Richtlinien, Leitlinien, Fachliteratur ... welche für das Szenario verwendet werden)

- S3-Leitlinie Delir und Verwirrtheitszustände inklusive Alkoholentzugsdelir
- Leitlinie Delir: Empfehlung zur Prävention und Diagnostik und Therapie des Delirs im Alter
- Pflegerelavante Literatur (z. B. Pflege Heute, Pflege konkret, Pflegetechniken von A–Z ...)
- Rahman, S. (2024). *Delir kompakt. Delirmanagement bei akut neurokognitiv beeinträchtigten Menschen.*

Setting/Environment

(Simulationsumgebung)

☐ **Emergency Department** (Notfallaufnahme) ☑ **Medical-Surgical Unit** (Chirurgische Station) ☐ **Pediatric Unit** (Pädiatrie) ☐ **Maternity Unit** (Geburtshilfe) ☐ **Behavioral Health Unit** (Psychiatrische Station)	☐ **ICU** (Intensivstation) ☐ **OR/PACU** (OP oder Aufwachraum) ☐ **Rehabilitation Unit** (Rehabilitation) ☐ **Home** (zu Hause) ☐ **Outpatient Clinic** (extramuraler Bereich) ☐ **Other** (Andere): Internistische Abteilung

Equipment/Supplies

(Ausrüstung/Hilfsmittel: Wählen Sie alle aus, die auf das vorliegende Szenario zutreffen)

Simulated Patient/Mannequin(s) needed (erforderliche simulierte Patient*in/Mannequin):	Schauspielpatient
Recommended Mode for Simulator (empfohlener Modus für den Simulator, z. B. manuell, programmiert etc.):	
Other Props & Moulage (andere Requisiten und Moulage):	Redon Drain mit 150 ml blutiger Fördermenge, Wundverband rechte Hüfte

Equipment Attached to Mannequin/Simulated Patient (Ausrüstung an Patient*in/Simulator): ☐ Patientenidentifikationsarmband ☐ i. v. Zugang linker UA ☐ Redon Drain mit 150 ml Blut ☐ Wunde rechte Hüfte **Other Essential Equipment** (weitere wesentliche Materialien): ☐ Patientenakte, Befunde, Anästhesieprotokoll, chirurgische Aufklärung, BG, Konserven, AWZ- und OP-Protokoll, akut-Labor, Patientenkurve ausgefüllt ☐ Pflegeanamnese, präoperative DOSS ausgefüllt, präoperative Checkliste, DOSS in der Kurve hinterlegen, Braden-Skala, Huhn-Skala und MNA ausgefüllt, Pflegeplanung **Medications and Fluids** (Medikamente und Flüssigkeiten): ☐ orale Medikation: Ramipril 5 mg 1-0-0 ☐ orale Medikation: Metropolol ret. 47,5 mg 1-0-0 ☐ orale Medikation: Atovastin 20 mg 0-0-1 ☐ orale Medikation: Marcomar PAUSE ☐ orale Medikation: Pantoprazol 40 mg nü 1-0-0 ☐ orale Medikation: Tamulosin 0,4 mg 1-0-0 ☐ s.c Medikation: Enoxaparin 40 mg 0-0-1 ☐ i. v. Medikation: Paracetamol KI bei NRS > 4 bis 4x tgl. ☐ i.v Medikation: Metamizol 1 g KI 3x tgl.	**Equipment Available in Room** (Ausrüstung im Zimmer): ☐ Pflegewagen mit ausreichend Wäsche, Pflegeutensilien (Waschlappen, Handtücher, Pflegelotion Waschschüssel ...) ☐ Händedesinfektionsmittel ☐ SMI-Trainer ☐ Rufglocke beim Bett ☐ Becher/Tasse ☐ Thermoskanne/Krug ☐ RR-Manschette ☐ Stethoskop ☐ Fieberthermometer ☐ Pulsoxymeter ☐ Nachtkästchen vollgestellt mit Zeitungen und Hörgerät, Brille ☐ Bettkärtchen ☐ Telefon mit Rufnummern zur diensthabenden Pflege bzw. diensthabenden Ärztin und der Tochter ☐ Flächendesinfektion ☐ Sterile und unsterile Handschuhe in unterschiedlichen Größen ☐ Verbandswagen mit ausreichend Verbandsmaterial (Wundschnellverschluss, sterile Tupfer, Vliwasoft, sterile Pinzette, sterile Schere, Desinfektionsmittel [alkoholisch, Schleimhaut], Redonflaschen, Einmalunterlagen ...) ☐ Einmalschürzen ☐ Abwurf

	Equipment Available in Room (Ausrüstung im Zimmer) (Fortsetzung): ☐ Essenstablett, Kleidung, Uhr, Zeitungen, grelles Licht, Bücher, Getränke ☐ Lorezepam 1 mg als Bedarfsmedikation vorbereiten ☐ Fixierungen Gekalastbinden, 5-Punkt-Fixierung ☐ Brieftasche mit Bild von der Frau ☐ Tasche mit persönlichen Gegenständen ☐ Zimmer sehr unaufgeräumt, alles durcheinander

Roles

(Rollen)

☐ **Nurse 1** (Pflegeperson 1): Auszubildende*r 1 ☐ **Nurse 2** (Pflegeperson 2): Auszubildende*r 2 ☐ **Nurse 3** (Pflegeperson 3): ☐ **Provider** (Ärzt*in): Lehrende*r 1 ☐ **Other Healthcare professionals** (Sonstige Gesundheitsberufe):	☐ **Observer** (Beobachter*innen): restliche Gruppe ☐ **Standardized Patient** (Schauspielpatient*in): Laienschauspieler ☐ **Teacher** (Lehrende*r): ☐ **Patient** (Patient*in): Lehrende*r 2, der SP Anweisungen gibt

Guidelines/Information Related to Roles

(Information zu den Rollen: Vorab festlegen, wer welche Rolle übernimmt und für was verantwortlich ist. Informationen zu den Verhaltensweisen, Emotionalitäten etc. werden klar kommuniziert.)

Pflegeperson 1	Übernimmt die Hauptaufgabe und erkennt das Delir, nutzt das Screening-Instrument und führt reorientierende Maßnahmen durch
Pflegeperson 2	Erkennt die Notwendigkeit der Weiterleitung der Informationen zur diensthabenden Ärztin und übernimmt die Kommunikation interdisziplinär, hält sich im Hintergrund und unterstützt Kollegin, wenn angefordert
Pflegeperson 3	

Ärzt*in	Reagiert bei Anruf entsprechend der Anfrage, gibt Anweisung zur weiteren pflegerischen und medizinischen Versorgung:
	Kommunikation mit Ärztin ohne klare Information:
	• Unspezifische Kommunikation
	  • Ärztin reagiert kritisierend, schimpft: „Rufen Sie mich nicht wegen solchen Lappalien an!"
	  • „Sie werden doch noch mit einem Patienten umgehen können."
	  • „Ich habe keine Zeit, ich muss in den OP."
	  • „Ich melde mich später, was soll schon sein", legt auf.
	Kommunikation mit diensthabender Ärztin, SBAR-Übergabe:
	• **Situation:** Herr Müller, 2. Tag postop, nach Hüft-TEP, zeigt seit xx Minuten Unruhe, zur Zeit und zum Ort nicht orientiert
	• **Background:** leichte SDAT, keine Brille auf oder Hörgeräte eingesetzt, zuletzt unauffällige VZ, Nacht war ruhig
	• **Assessment:** vermute ein postoperatives Delir, Umgebung reizintensiv und er zeigt Hyperaktivität
	• **Recommendation:** bitte um ärztliche Einschätzung, bitte um medikamentöse Unterstützung, ich leite nebenher nicht pharmakologische Maßnahmen wie xx ein.
	• **Anordnung Ärztin:** Durchführung nicht medikamentöser MN & Screening (Brille, Hörgerät, Tochter ...) ► Dann wird die Situation mit nicht medikamentösen MN besser.

Ärzt*in (Fortsetzung)	**Alternative bei Verschlechterung des Delirs für die Handlung der Ärztin:** • Sie verordnet nach unklaren Angaben Lorazepam 1 mg • Medikamente werden verabreicht ► paradoxe Wirkung ► siehe Reaktion Patient unten • Erneuter Kontakt mit Ärztin nötig • Ärztin kommt • Kontaktaufnahme mit Herrn Müller gelingt gut: Gespräch über die Frau, die Tochter, und er fragt, ob die Ärztin einen guten Zahnarzt kennt • Patient wird ruhiger • Ärztin macht der Pflege Vorwurf, warum sie kein Delir-Screening durchführen und mit dem Patienten nicht umgehen können – es wird ein Gespräch mit der Stationsleitung gehen
Beobach-ter*innen	Aktive Beobachtung von: • Kommunikation mit dem Patienten und im Team • Hygienischer Arbeitsweise • Fachlicher Handlungsempfehlung zur Reorientierung bei akuter Verwirrtheit
Lehrende*r	
Patient	• Wohnt allein • Kam liegend mit der Rettung ins Krankenhaus • Pensionierter Zahnarzt • Tochter Ansprechperson • Bei der Aufnahme zur Person orientiert, zeitlich nicht orientiert, örtlich teilweise, zur Situation konnte er keine Angaben machen • Mitgebrachte Hilfsmittel: Brille, Hörgeräte und voller Zahnersatz • Schlafen ► Schlafstörungen, nächtliche Unruhe, Tag-Nacht-Rhythmus verändert • Bewegung ► St. p. Sturz, Gangunsicherheit, Rollator zu Hause, Sturzrisiko erhoben mit Assessment (Risiko hoch) • Sich Sauberhalten und Kleiden ► Jones Grad 3, wirkt ungepflegt, vergisst, sich zu waschen und kann sich ankleiden, aber nicht mehr situationsadäquat • Essen und Trinken ► Jones Grad 2, vergisst zu trinken und essen, kein geregelter Essensplan • Ausscheidung ► Jones Grad 2, erschwerte Miktion, Nykturie, Pollakisurie, LUTS, obstipiert, letzter Stuhlgang vor 2 Tagen, geht zu Hause selbstständig zur Toilette (teilweise nasse Unterwäsche/Uringeruch) • Körpertemperatur Regulieren ► kein Gesundheitsdefizit • Atmen ► kein Gesundheitsdefizit • Sicherheit ► alleine zu Hause, Stürze in der Vergangenheit, kein Hausnotruf, derzeit Sturzgefahr • Arbeiten und Spielen ► liest gerne, Interessenverlust, geht nicht mehr außer Haus, keine Tagesstruktur • Kommunikation ► besitzt Hörgeräte und Brille • Rollenwahrnehmung ► nicht relevant • Sterben/derzeitige Lebenssituation ► laut Tochter vermehrter Rückzug seit dem Tod der Mutter

Schauspiel-patient	**Bei nicht medikamentösen Maßnahmen entschleunigende Wirkung des Delirs:** • Wenn Delir-Screening durchgeführt wird, reagiert Patient kooperativ • Reduktion der Unruhe durch Reden über die Gattin und Tochter • Kontaktaufnahme erfolgt über Augenkontakt und Berührung, gleiches Niveau, Studierende sollten sich zum Patienten setzen • Wenn das Bild der Frau hergenommen wird, beruhigt sich der Patient • Ablenkung geht nur über Familienthemen oder die Arbeit als Zahnarzt • Beruhigende Umgebung schaffen: Licht ausschalten, Brille und Hörgeräte reichen, Orientierung schaffen • Dann wird die Situation mit nicht medikamentösen MN besser **Verschlechterung des Delirs bei:** • Keine nicht medikamentösen Maßnahmen eingeleitet ► Situation steigert sich auf Phase 3 • Patient wird ignoriert (wir messen nur VZ und wollen Redon ziehen, VW) **Bei Verabreichung von Bedarfsmedikation**: • „Warum sperren Sie mich ein?! Ich bin doch nicht krank!" • „Ich muss meine Frau holen – Sie haben sie versteckt!" • „Ich will jetzt sofort raus! Ich rufe die Polizei!" • „Sie haben mir etwas ins Essen getan!" • Gibt an, dass sein Herz so schnell schlägt und ihm ganz komisch wird

Pre-Briefing/Briefing (Vorbesprechung)

(Vor dem Szenario benötigen die Teilnehmenden ein Pre-Briefing/Briefing. Während dieser Zeit sollten die Vortragenden einen sicheren Rahmen für das Lernen schaffen, den Fiktionsvertrag und die Vertraulichkeit besprechen und die Teilnehmer*innen mit der Umgebung, den Rollen, der Zeiteinteilung und den Zielen vertraut machen.)

Vorbereitung	• Begrüßung der Teilnehmer*innen und für ein positives Lernklima sorgen • Wiederholen der vorab mitgeteilten Themenkomplexe, welche in der Simulation vorkommen könnten (Brainstorming) • Erwartungen klären und Grundregeln festlegen
Fiktionsvertrag	• Einlassen auf nicht reale Situationen, welche im Simulationstraining vorkommen, wie z. B. die Mimik des/der Patient*in oder mangelnde Anzeichen von Schweiß oder Hautveränderungen • Stärken und Schwächen des Simulators darstellen • Teilnehmer*innen bitten, in der Simulationsumgebung so zu handeln, wie sie es in der Praxis tun würden • Erklären, dass Instruktionen und Teilnehmer*innen gemeinsam Sorge tragen müssen, dass eine effektive Simulationsatmosphäre herrscht
Vertraulichkeit	• Bedeutung der Vertraulichkeit im Rahmen der Simulation besprechen – **Las Vegas Prinzip** ► „Was in Vegas passiert, bleibt in Vegas."

Familiarisation/ Einarbeitung	• Orientierung schaffen
	  • Raum zeigen, Ausrüstung und Simulator vorstellen
	  • Einschränkungen besprechen (Fiktionsvertrag)
	  • Zweck und Ziel der Simulation klären
	  • Rollen zuweisen ► klären, wer den aktiven Part in der Simulation übernimmt (freiwillig, ausgewählt, reihum ...); Wer ist wer? Wer sind die anderen? Wo wird wer eingesetzt?
	  • Technikcheck ► Überprüfen der technischen Gegebenheiten – Tonqualität, Übertragung ...
	• Fallvorstellung
	  • Hintergrund zum Fall (aktueller realistischer Fall)
	  • Patientenakte vorbereiten

Sichere Lernumgebung schaffen	◦ Wiederholen, dass davon ausgegangen wird, dass jede*r Einzelne sein Bestes gibt. ◦ Auf wertschätzende Kommunikation achten. ◦ Fehlerkultur besprechen ► Ein Training ohne Fehler ist kein Training. • Der Fehler ist erwünscht und in Ordnung. • Fehler sind Freunde, welche das Handlungspotenzial fördern. • Es geht nicht darum, herauszufinden, wer an etwas schuld ist ► im Interesse steht, wie eine Situation im Kontext entsteht und welche Gedanken sich Beteiligte machen. ◦ Vorteile der Lernmethode = wie Lernen am eigenen Wissensstand ◦ Wir glauben, dass jede Teilnehmerin intelligent ist, fähig in dem, was sie tut, ihr Bestes gibt und sich verbessern möchte. ◦ Teilnehmende können aus ihrer Komfortzone herausgehen, sich ganz auf die Diskussion und Reflexion einlassen.
Ziele der Simulation	◦ Zweck des Trainings, ohne auf die bevorstehenden Szenarien einzugehen. ◦ Den zeitlichen und organisatorischen Ablauf des Trainings besprechen. ◦ Teilnehmer*innen informieren, dass es KEINE Bewertung gibt.

Report Students Will Receive Before Simulation

(Informationen für die Auszubildenden vor der Simulation nach dem SBAR-Format)

Time (Zeit)	5 Minuten
Person providing report (welche Person übergibt die Informationen)	Lehrende*r
Situation (Situation)	Herr Müller, 82-jähriger Patient, hatte vor 2 Tagen eine H-TEP. OP ist gut verlaufen. Redondrainage liegt und sollte heute im Zuge der Visite entfernt werden. Der postoperative Verlauf war unauffällig.
Background (Hintergrund)	Herr Müller lebt alleine in einer Wohnung im dritten Stock. Vor 3 Tagen wurde er mit dem Rettungsdienst in die Notaufnahme gebracht. Die Nachbarin hat Herrn Müller am Boden liegend im Wohnzimmer vorgefunden. Sie hörte lautes Poltern und rief die Rettung, nachdem Herr Müller nicht auf ihr Klopfen reagierte. Der Patient war beim Eintreffen wach, aber desorientiert und klagte über starke Schmerzen in der rechten Hüfte. Die Tochter ist im Ausland, hat aber guten Kontakt zum Vater. Ist laut ihren Angaben immer telefonisch erreichbar. Herr Müller wurde erfolgreich an der Hüfte operiert.
Assessment (Bewertung, Einschätzung)	Die Operation ist gut verlaufen und Herr Müller wurde nach dem Aufenthalt im AWZ auf die Station F rücküberstellt. Die Redondrainage förderte bis zum zweiten postoperativen Tag 150 ml Blut. Diese soll heute im Zuge der Visite entfernt werden. Der erste postoperative Verbandswechsel wurde gestern durchgeführt, Nähte liegend und Wunde bland. Die Nacht war unauffällig und sein Essen hat er gerade erhalten.
Recommendation (Maßnahmen)	Laut der Dienstübergabe sollen Sie die Pflegevisite durchführen und die Redondrainage entfernen sowie den Verbandswechsel durchführen.
Medical history (Med. Vorgeschichte)	◦ KHK ◦ Stentversorgung 2018 ◦ Arterielle Hypertonie ◦ Hyperlipidämie ◦ Prostatahyperplasie ◦ Presbyakusis ◦ Grauer Star

Nursing Diagnosis (Pflegediagnose)	• Selbstfürsorgedefizit (Kleidung und Waschen, Essen und Trinken) • Sturzgefahr • Risiko eines Flüssigkeitsdefizits • Chronische Verstopfung • Schlafstörung

Scenario Progression Outline

(Szenarienverlauf)

Timing (approx.) (Zeitl. Planung)	**Mannequin/SP Actions** (Aktivitäten durch Simulator*in, Patient*in)	**Expected Interventions** (Erwartete Interventionen durch Auszubildende)	**May Use the Following Cues** (Hinweise/Life Saver)
Einstieg	• SP liegt im Bett, ist leicht unruhig, nestelt an der Bettdecke und ruft nach seiner Gattin Hildegard	• Korrektes Betreten des Zimmers • Patientenidentifikation • Vorstellen und begrüßen	

Durchführung Maßnahme/n
Phase 1: Reorientierung gelingt, Assessment wird durchgeführt
	• Tonfall gereizt laut, hektisch, ängstlich
	Patient beginnt mit folgenden Fragen/Aussagen:
	• „Wo ist denn meine Frau?"
	• „Hildegard war doch eben noch da..."
	• „Hat sie mich hier gelassen?"
	• „Ich will nach Hause!"
	• „Ich habe heute noch einen Termin beim Zahnarzt."
	• „Wie spät ist es überhaupt?"
	• „Es ist schon dunkel, oder?"
	• „Warum ist das Licht so grell? Können Sie das ausmachen?"
		• Delir-Screening durchführen
		Reorientierung:
		• „Herr Müller, Sie sind im Krankenhaus. Sie wurden an der Hüfte operiert."
		• „Heute ist Dienstagvormittag – Ihre Tochter hat sich gestern telefonisch gemeldet."
		• Eingehen auf die Biografie (Zahnarzt, Gattin, Tochter ...)
		• Brille & Hörgeräte anlegen
		• Körpersprache:
		  • Nur eine Person spricht aktiv mit dem Patienten, die andere zieht sich ruhig zurück
		  • Auf Augenhöhe sitzen, z. B. auf Stuhl neben dem Bett
		  • Offene Körperhaltung, langsame Bewegungen
		  • Beruhigende Berührung (z. B. Hand auf Hand)
		  • Augenkontakt bewusst einsetzen, freundlich, nicht starr oder streng
		• Umgebung:
		  • Licht anpassen
		  • Störquellen reduzieren
		  • Uhr, Kalender sichtbar platzieren
		  • Lagerung anpassen
			• Wenn keine Reorientierung und Assessment durchgeführt werden, weiter zu Phase 2 (siehe unten)

Durchführung Maßnahme/n ***Phase 2: Reorientierung gelingt nicht, Assessment wird nicht durchgeführt***	• Tonfall wird zunehmend lauter, gereizter, Pausen, oft atemlos, konfrontativ, angriffslustig **Reaktion Patient:** • „Was machen Sie da?" • „Fassen Sie mich nicht einfach an!" • „Sie sind doch gar keine Krankenschwester – wo ist Schwester Hildegard?" • „Das ist nicht mein Bett!" • „Das ist hier nicht mein Zimmer!" • „Ich habe nichts gemacht – lassen Sie mich in Ruhe!"	• Kontaktaufnahme Ärztin **Variante 1: gelingende Kommunikation mit der Ärztin:** • Anordnung reorientierende Maßnahmen (siehe Phase 1) • Assessment durchführen **Variante 2: nicht gelingende Kommunikation mit der Ärztin:** • Anordnung Medikamente (Lorazepam 1 mg) • Verabreichen der Medikation • 6-R-Regeln • Weiter zu Phase 3, Variante 1 (siehe unten) bei Medikamentenverabreichung	**Life Safer bei Überforderung der Auszubildenden:** • Tochter ruft an und möchte mit dem Vater sprechen • Vater wird ruhiger • Ärztin kommt
Durchführung Maßnahme/n ***Phase 3, Variante 1: Paradoxe Reaktion/ Eskalation***	• Tonfall wird lauter, bestimmter, reizbarer, wütend, schreiend • Satzabbrüche, Wortwiederholungen **Reaktion Patient:** • Plötzliche Themenwechsel, z. B. von „Zahnarzt" zu „Straßenbahn" • Wortfindungsstörungen – „Dings" • Satzbeginn wird immer unterbrochen ► „Ich … äh … ich wollte … Sie wissen schon … das … das … Dings zum Anziehen" • Statt konkretem Begriff vage beschreiben ► „Das Dings, mit dem ich … äh, Sie wissen schon, wo man … tut" • Füllwörter ► „Ähm, na Sie wissen schon" ► „Können Sie mir bitte … das … also …" • Wortverwechslungen ► statt Tasse/Topf komplett erfunden ► „Geben Sie mir bitte das … den … Schlucker, Sie wissen schon" • Abrupter Themenwechsel: ► Frust über Wortfindung ► anderes Thema wählen ► „Ich wollte eigentlich, ach ist egal, was gibt es zu essen?" • „Ich muss sofort hier raus – Sie halten mich gefangen!" • „Wo ist meine Frau?! SIE haben sie doch versteckt, geben Sie sie mir zurück!" • „Wenn Sie mir nicht sofort sagen, wo ich bin, rufe ich die Polizei!" • „Ich muss zur Straßenbahn – bringen Sie mich zur Haltestelle!"	• Erneute Kontaktaufnahme mit der Ärztin • Übergabe nach SBAR • Hilfe angefordert, auf Station kommen **Reorientierung durch Auszubildende:** • (siehe Phase 1)	***Abbruch, wenn Patient fixiert wird oder unreflektiert Medikamente gegeben werden!***

Durchführung Maßnahme/n *Phase 3, Variante 1: Paradoxe Reaktion/ Eskalation (Fortsetzung)*	**Reaktion Patient auf reorientierende Maßnahmen durch die Ärztin/ Auszubildende:**
	• Patient wird ruhig
	• Gespräch über
	  • Tochter
	  • Gattin
	  • Zahnarzttätigkeiten
		Ärztin kommt:
		• Setzt reorientierende Maßnahmen (Brille, Hörgerät, Gespräch Tochter und Frau, ruft Tochter an ...)
		• Anordnung an Studierende: DOSS durchführen	

Durchführung Maßnahme/n *Phase 3, Variante 2: Eskalation*	• Tonfall wird lauter, bestimmter, reizbarer, wütend, schreiend • Satzabbrüche, Wortwiederholungen • **Reaktion Patient:** • Plötzliche Themenwechsel, z. B. von „Zahnarzt" zu „Straßenbahn" • Wortfindungsstörungen – „Dings" • Satzbeginn wird immer unterbrochen ► „Ich ... äh ... ich wollte ... Sie wissen schon ... das ... das ... Dings zum Anziehen" • Statt konkretem Begriff vage beschreiben ► „Das Dings, mit dem ich ... äh, Sie wissen schon, wo man ... tut" • Füllwörter ► „Ähm, na Sie wissen schon" ► „Können Sie mir bitte ... das ... also ..." • Wortverwechslungen ► statt Tasse/Topf komplett erfunden ► „Geben Sie mir bitte das ... den ... Schlucker, Sie wissen schon" • Abrupter Themenwechsel: ► Frust über Wortfindung ► anderes Thema wählen ► „Ich wollte eigentlich, ach ist egal, was gibt es zu essen?" • „Ich muss sofort hier raus – Sie halten mich gefangen!" • „Wo ist meine Frau?! SIE haben sie doch versteckt, geben Sie sie mir zurück!" • „Wenn Sie mir nicht sofort sagen, wo ich bin, rufe ich die Polizei!" • „Ich muss zur Straßenbahn – bringen Sie mich zur Haltestelle!" **Reaktion Patient auf erneute Medikation:** • Patient wird müde • unsicher auf den Beinen • legt sich hin • lallt, schläft ein	• Erneute Kontaktaufnahme mit der Ärztin • Übergabe nach SBAR • Hilfe angefordert, auf Station kommen • Ordnet erneut Bedarfsmedikation Lorazepam 1 mg an • Verabreichung der Medikation • 6-R-Regeln • Positionierung des Patienten	

Nachbereitung/Ausstieg/Verabschiedung			• Dokumentation • Verabschieden	
Szenarienende	Szenario ist beendet, wenn der Patient durch gesetzte Maßnahmen ruhiger wird.			

Debriefing/Guided Reflection

(Nachbesprechung, geleitete Reflexion)

Note to Faculty

(Hinweis für Lehrpersonal und Trainer*innen)

Themes for this Scenario

(Debriefingthemen für dieses Szenario)

- Erkennen der akuten Verwirrtheit und Anwendung von Assessmentinstrumenten
- Pflegemaßnahmen bei akuter Verwirrtheit (Reorientierung)
- Kommunikation im interdisziplinären Team
- Personenzentrierte Haltung in der Pflege
- Arbeitsteilung im Team
- Umgang mit (über)fordernden Situationen

Guided Debriefing Tool

(Leitfaden für die Nachbesprechung)

Die NLN hat ein Guided Debriefing Tool entwickelt, um eine Struktur zu schaffen, anhand derer Moderator*innen objektive Notizen über das Verhalten der Lernenden in der Simulation in direktem Zusammenhang mit den Lernergebnissen machen können. Laden Sie das NLN Guided Debriefing Tool hier herunter: https://www.nln.org/docs/default-source/uploadedfiles/professional-development-programs/sirc/guided-debriefing-tool.docx?sfvrsn=f659d27e_3

5 Schlusswort

Dieses Buch bietet einen praxisnahen Leitfaden zur Entwicklung und Anwendung von Simulationsszenarien. Es richtet sich an Personen in der Pflegeaus- und Weiterbildung, die Simulationsprozesse fundiert und nachhaltig gestalten möchten. Standardisierte Szenarien sind dabei mehr als nur strukturierte Abläufe, sie sind die Basis für ein sicheres, praxisnahes und lernförderndes Simulationstraining. In einer Zeit, in der Pflegepersonen und Auszubildende mit zunehmend komplexeren Situationen konfrontiert werden, bieten standardisierte Vorlagen eine Grundlage für die Vorbereitung auf diese und unterstützen Lehrende bei der Gestaltung von Lernprozessen.

Die Nutzung von standardisierten Szenarien ist eine Möglichkeit, die zukünftigen Pflegepersonen auf die notwendigen Kompetenzen in der Berufspraxis vorzubereiten. Da die geforderten Berufskompetenzen und Kenntnisse in der Praxis einheitlich sein sollten, liegt es nahe, diese Vergleichbarkeit bereits in der Ausbildung zu leben. Einheitliche, gut strukturierte Szenarien sparen Zeit und Ressourcen und schaffen Raum für das, worauf es wirklich ankommt: die individuelle Betreuung von Lernenden, didaktische Weiterentwicklung sowie Qualitätssicherung.

Das vorliegende Buch sollte als Einladung gesehen werden, sich gemeinsam weiterzuentwickeln, Szenarien zu teilen und voneinander zu lernen. Denn ebenso wie optimale Pflege in der Praxis nur im gemeinsamen Tun gelingen kann, entsteht auch gute Pflegeausbildung im Miteinander.

Lassen Sie uns gemeinsam daran arbeiten, Simulation als wirkungsvolles und ressourcenschonendes Lerninstrument weiter zu stärken. Für die Pflege von morgen.

6 Literaturverzeichnis

Al Sabei, S. D. & Lasater, K. (2016). Simulation debriefing for clinical judgment development: A concept analysis. *Nurse education today,* 45, 42–47. http://dx.doi.org/10.1016/j.nedt.2016.06.008

Alinier, G., Hunt, B., Gordon, R. & Harwood, C. (2006). Effectiveness of intermediate-fidelity simulation training technology in undergraduate nursing education. *Journal of Advanced Nursing*, 54(3), 359–369. https://doi.org/10.1111/j.1365-2648.2006.03810.x

Bensmann, K. & Schwermann, M. (2024). *Leitlinie. Simulation als Lehr-Lernmethode*. 2. Überarbeitung SimNAT Pflege e. V. Leitlinie 2020. https://www.simnat.de/download-file?file_code=695049fd75&file_id=519 (04.08.2025).

Brett-Fleegler, M., Rudolph, J., Eppich, W., Monuteaux, M., Fleegler, E., Cheng, A. & Simon, R. (2012). Debriefing assessment for simulation in Healthcare: Development and Psychometric Properties. *Simulation in Healthcare: The Journal of the Society for Simulation in Healthcare*, 7(5), 288–294. https://doi.org/10.1097/SIH.0b013e3182620228

Cant, R. P. & Cooper, S. J. (2010). Simulation-based learning in nurse education: Systematic review. *Journal of Advanced Nursing*, 66(1), 3–15. https://doi.org/10.1111/j.1365-2648.2009.05240.x

Chabrera, C., Dobrowolska, B., Jackson, C., Kane, R., Kasimovskaya, N., Kennedy, S., Lovrić, R., Palese, A., Treslova, M. & Cabrera, E. (2021). Simulation in Nursing Education Programs: Findings From an International Exploratory Study. *Clinical Simulation in Nursing*, 59, 23–31. https://doi.org/10.1016/j.ecns.2021.05.004

Childs, J. C., Sepples, S. & Chambers, K. (2007). Designing simulations for nursing education. In: P. R. Jeffries (Ed.): *Simulation in nursing education: From conceptualization to evaluation*. S. 42–58. National League for Nursing.

Cooper, S., Cant, R., Porter, J., Bogossian, F., McKenna, L., Brady, S. & Fox-Young, S. (2012). Simulation based learning in midwifery education: A systematic review. *Women and birth,* 25(2), 64–78. https://doi.org/10.1016/j.wombi.2011.03.004

Cordeau, M. A. (2010). The Lived Experience of Clinical Simulation of Novice Nursing Students. *International Journal for Human Caring,* 14(2), 9–15. https://doi.org/10.20467/1091-5710 14.2.8

Dreifuerst K. T., Bradley C. S. & Johnson B. K. (2021). Using Debriefing for Meaningful Learning With Screen-Based Simulation. *Nurse Educator,* 46(4), 239–244. DOI: 10.1097/NNE.0000000000000930.

Dreifuerst, K. T. (2015). Getting Started With Debriefing for Meaningful Learning. *Clinical Simulation in Nursing*, 11, 268–275. http://dx.doi.org/10.1016/j.ecns.2015.01.005

Forneris, S. G., Neal, D. O., Tiffany, J., Kuehn, M. B., Meyer, H. M., Blazovich, L. M., Holland, A. E. & Smerillo, M. (2015). Enhancing Clinical Reasoning Through Simulation Debriefing: A Multisite Study. *Nursing Education Perspectives*, 36(5), 304–10. DOI: 10.5480/15-1672.

INACSL Standards Committee (2016). INACSL Standards of Best Practice: SimulationSM Simulation Design. *Clinical Simulation in Nursing*, 12, 5–12. https://doi.org/10.1016/j.ecns.2016.09.005

INACSL (2024). *INACSL Healthcare Simulation Standards of Best Practice with the support and input of the global community*. https://www.inacsl.org/Healthcare-simulation-standards (04.08.2025)

Decker, S., Alinier, G., Crawford, S. B., Gordon, R. M., Jenkins, D. & Wilson, C. (2021). Healthcare Simulation Standards of Best Practice™. The Debriefing Process. *Clinical Simulation in Nursing*, 58, 27–32. https://doi.org/10.1016/j.ecns.2021.08 011

Watts, P. I., McDermott, D. S., Alinier, G., Charnetski, M., Horsley, E. & Nawathe, P. A. (2021). Healthcare Simulation Standards of Best Practice™ Simulation Design. *Clinical Simulation in Nursing*, 58, 14–21. https://doi.org/10.1016/j.ecns.2021.08.009

Jaye, P., Thomas, L. & Reedy, G. (2015). The Diamond: a structure for simulation debrief. *The Clinical Teacher,* 12(3), 171–175. https://doi.org/10.1111/tct.12300

Kardong-Edgren, S. E., Starkweather, A. R. & Ward, L. D. (2008). The integration of simulation into a clinical foundations of nursing course: Student and faculty perspectives. *International Journal of Nursing Education Scholarship*, 5(1). DOI: 10.2202/1548-923X.1603.

Kirsten, A. & Kagermann, D. (2018). Simulation in der Berufsausbildung der Pflege. In: M. St. Pierre & G. Breuer (Hrsg.): *Simulation in der Medizin*. S. 445–465. Springer.

Lavoie, P., Pepin, J. & Cossette, S. (2015). Development of a post-simulation debriefing intervention to prepare nurses and nursing students to care for deteriorating patients. *Nurse Education in Practice,* 15(3), 181–191. https://doi.org/10.1016/j.nepr.2015.01.006

Moran, V., Wunderlich, R. & Rubbelke, C. (2018). *Simulation: Best Practices in Nursing Education*. Springer.

Mulvogue, J., Ryan, C. & Cesare, P. (2019). Nurse simulation facilitator experiences learning open dialogue techniques to encourage self-reflection in debriefing. *Nurse Education Today,* 79, 142–146. https://doi.org/10.1016/j.nedt.2019.05.021

Nehring, W. M. & Lashley, F. R. (2009). Nursing Simulation: A Review of the past 40 years. *Simulation & Gaming*, 40(4), 528–552. https://doi.org/10.1177/1046878109332282

National League for Nursing (NLN) (2015). *A Vison for Teaching with Simulation. A Living Document from the National League for Nursing.* https://www.nln.org/docs/default-source/uploadedfiles/about/nln-vision-series-position-statements/vision-statement-a-vision-for-teaching-with-simulation.pdf (02.10.2025).

Nwankwo, U. & Hayes, C. (2016). Practise on plastic: The impact of high fidelity simulation on learning and teaching. *British Journal of Healthcare Assistants*, 10(9), 434–441. https://doi.org/10.12968/bjha.2016.10.9.434

Orledge, J., Phillips, W. J., Murray, W. B. & Lerant, A. (2012). The use of simulation in Healthcare from systems issues, to team building, to task training, to education and high stakes examinations. *Current Opinion in Critical Care,* 18(4), 326–332. https://doi.org/10.1097/MCC.0b013e328353fb49

Qayumi, K., Pachev, G., Zheng, B., Ziv, A., Koval, V., Badiei, S. & Cheng, A. (2014). Status of simulation in health care education: an international survey. *Advances in Medical Education and Practice*, 5, 457–467. https://doi.org/10.2147/AMEP.S65451

Radl, K. S., Breznik, M. & Wilhelmer, I. (2022). *Simulation in der Ausbildung von Gesundheitsberufen*. Facultas.

Regener, H. (2016a). Szenarienplanung leicht gemacht. In: A. Hackstein, V. Hagemann, F. v. Kaufmann & H. Regener (Hrsg.): *Handbuch Simulation.* S. 140–155. Stumpf & Kossendey.

Regener, H. (2016b). Wie funktioniert das eigentlich – Simulation? In: A. Hackstein, V. Hagemann, F. v. Kaufmann & H. Regener (Hrsg.): *Handbuch Simulation.* S. 126–139. Stumpf & Kossendey.

Reierson, I. Å., Haukedal, T. A., Hedeman, H. & Bjørk, I. T. (2017). Structured debriefing: What difference does it make? *Nurse Education in Practice,* 25, 104–110. https://doi.org/10.1016/j.nepr.2017.04.013

Roberts, D. & Greene, L. (2011). The theatre of high-fidelity simulation education. *Nurse Education Today,* 31(7), 694–698. https://doi.org/10.1016/j.nedt.2010.06.003

Ryoo, E. N. & Ha, E.-H. (2015). The Importance of Debriefing in Simulation-Based Learning: Comparison Between Debriefing and No Debriefing. *Computers Informatics Nursing,* 33(12), 538–545. DOI: 10.1097/CIN.0000000000000194.

Schwermann, M. & Loewenhardt, C. (2021). SimNAT Pflege – Simulations-Netzwerk Ausbildung und Training in der Pflege. In: A. Kerres, C. Wissing & B. Wershofen (Hrsg.): *Skillslab in Pflege und Gesundheitsfachberufen: Intra- und interprofessionelle Lehrformate* (1–12). Springer.

Secheresse, T., Lima, L. & Pansu, P. (2021). Focusing on explicit debriefing for novice learners in Healthcare simulations: A randomized prospective study. *Nurse Education in Practice*, 51, 102914. https://doi.org/10.1016/j.nepr.2020.102914

Shin, S., Park, J. H. & Kim, J. H. (2015). Effectiveness of patient simulation in nursing education: Meta-analysis. *Nurse Education Today*, 35(1), 176–182. https://doi.org/10.1016/j.nedt.2014.09.009

Steinacker, A. C., Kreiss, V. & Herchet, D. (2022). *Simulationsszenarien für Aus- und Weiterbildung in der Pflege*. Springer.

Torkshavand, G., Khatiban, M. & Soltanian, A. R. (2020). Simulation-based learning to enhance students' knowledge and skills in educating older patients. *Nurse Education in Practice*, 42, 102678. https://doi.org/10.1016/j.nepr.2019.102678

World Health Organization (WHO) (2010). *Framework for Action on Interprofessional Education & Collaborative Practice.* https://iris.who.int/handle/10665/70185 (04.08.2025).

Zarifsanaiey, N., Amini, M. & Saadat, F. (2016). A comparison of educational strategies for the acquisition of nursing student's performance and critical thinking: simulation-based training vs. integrated training (simulation and critical thinking strategies). *BMC Medical Education,* 16, 294, 1–7. https://doi.org/10.1186/s12909-016-0812-0

7 Abbildungsverzeichnis

8 Abkürzungsverzeichnis

AF	Atemfrequenz
ARDS	Acute Respiratory Distress Syndrome
AWZ	Aufwachzimmer
AZ	Allgemeinzustand
BVAEB	Versicherungsanstalt öffentlich Bediensteter, Eisenbahner und Bergbau
CED	Chronisch entzündliche Darmerkrankung
CH	Charrière
/d	Pro Tag
DGKP	Diplomierte Gesundheits- und Krankenpflegeperson
DM	Diabetes Mellitus
DML	Debriefing for Meaningful Learning
DNQP	Deutsches Netzwerk für Qualitätssicherung in der Pflege
DOSS	Delirium Observation Scale
FFP	Filtering Face Piece
GuKG	Gesundheits- und Krankenpflegegesetz
GUSS	Gugging Swallowing Screen
H-TEP	Hüfttotalendoprothese
HF	Herzfrequenz
HNO	Hals, Nasen, Ohren
HWI	Harnwegsinfekt
ICU	Intensive Care Unit
ID	Identifikation
IMC	Intermediate Care
INACSL	International Nursing Association for Clinical Simulation und Learning
KH	Krankenhaus
KI	Kurzinfusion
li	links
MN	Maßnahmen
MTS	Medizinische Thrombosestrümpfe
NGS	Nasogastrale Sonde

NLN	National League for Nursing
NPO	nil per os/nothing by mouth
NRS	Numerische Rating Skala
OE	Obere Extremität
ÖGK	Österreichische Gesundheitskasse
OK	Oberkiefer
OK	Oberkörper
PEARLS	Promoting Excellence and Reflective Learning in Simulation
PIDA	Patientenidentifikationsarmband
POC	Point of Care
PVA	Pensionsversicherungsanstalt
PVK	Periphere Venenverweilkanüle
RKI	Robert Koch Institut
SBAR	Situation, Background, Assessment and Recommendations
SBL	Simulationsbasierte Lehre
SDAT	Senile Demenz vom Alzheimer-Typ
SMI	Sustained Maximal Inspiration
SP	Schauspielpatient*in
SPH	Spontanharn
Temp.	Temperatur
UA	Unterarm
UK	Unterkiefer
V.	Vena/Vene
VAS	Visuelle Analogskala
VAT	Videoassistierte Thorakotomie
VW	Verbandswechsel
VZ	Vitalzeichen
WG	Wohngemeinschaft
WHO	World Health Organisation
WO	Woche
ZVK	Zentralvenöser Katheter